shiatsu

Gerhard Leibold

shiatsu

Die fernöstliche Fingerdrucktherapie

Bassermann

Der Text dieses Buches entspricht den Regeln der neuen deutschen Rechtschreibung.

ISBN 3 8094 1505 7

© 2003 by Bassermann Verlag, einem Unternehmen der
Verlagsgruppe Random House GmbH, 81673 München
© der Originalausgabe by FALKEN Verlag, einem Unternehmen der
Verlagsgruppe Random House GmbH, 81673 München

Umschlaggestaltung: Epsilon2, Konzept & Gestaltung, Augsburg
Projektleitung: Carina Janßen
Gesamtproducing: Epsilon2, Konzept & Gestaltung, Augsburg
Herstellung: Elke Cramer
Zeichnungen: Helga Henkel: S. 30, 31, 75, 76, 77, 78, 80, 81, 82, 83, 84, 85, 86, 87, 89,
90, 91, 92, 93; alle übrigen: Olivier Baurain, Graphik und Illustration, Frankfurt am Main
Layout: Epsilon2, Konzept & Gestaltung, Augsburg

Satz: Epsilon2, Konzept & Gestaltung, Augsburg
Druck: Tesinska Tiskárna, a. s., Cesky Tesin
Printed in the Czech Republic

006150590X817 2635 4453 6271

Inhaltsverzeichnis

Vorwort

Die moderne westliche Medizin errang in unserem Jahrhundert triumphale Erfolge in der Diagnose und Behandlung von Krankheiten, die früher zum Tode oder lebenslangem Siechtum führten. Aber trotz dieser wichtigen, unbestrittenen Fortschritte erkranken die Menschen heute häufiger als früher. Deshalb wenden sich – nicht zuletzt auch unter dem Eindruck der Arzneimittelskandale um Contergan und andere chemische Medikamente – die Menschen zunehmend wieder der Naturheilkunde und »exotischen« Heilverfahren aus Asien zu. Westliche Naturheilkunde versucht, die Krankheit vor allem durch Pflanzen- und Wasseranwendungen, Homöopathie, Bewegung und Ernährung zu heilen. In der asiatischen Heilkunst spielt daneben die Energie eine zentrale Rolle, deren Strömung im Körper bei Erkrankungen in verschiedener Weise gestört sein kann. Harmonisierung der Energieströme durch Akupunktur, Yoga oder Shiatsu – um nur einige der asiatischen Heilverfahren zu nennen – steht deshalb im Vordergrund der Therapie.

Gemeinsames Fundament asiatischer wie europäischer Naturheilkunde bildet die Einsicht, dass Krankheiten nur zu heilen sind, indem man im Körper wieder normale Verhältnisse herstellt. Der normal funktionierende Organismus wird dann mit Erkrankungen selbst fertig. Die Behandlung kann die Abwehrfunktionen nur in die richtigen Bahnen lenken.

Manche der Anschauungen asiatischer Heilkunde mögen auf den Europäer kurios wirken, weil sie aus einem anderen Kulturkreis stammen. Daraus entstehen leicht Vorurteile, die einer Synthese von westlicher und asiatischer Medizin im Weg stehen. Andere erwarten »Wunder« von der östlichen Heilkunde, die sie als seriöse Medizin weder versprechen noch vollbringen kann. Falsch sind beide Einstellungen. Sie müssen durch sachliche Information über die fremdartige asiatische Heilkunde überwunden werden. Erst dann können auch die östlichen Naturheilverfahren in unsere Medizin integriert werden und einen wichtigen Beitrag zur Überwindung vieler Krankheiten leisten. Shiatsu-Selbstmassage eignet sich vor allem zur Behandlung leichterer Gesundheitsstörungen des Alltags und zur täglichen Vorbeugung von Krankheiten durch Harmonisierung der Energie im Körper. Bei unklaren oder ernsteren Erkrankungen kann Shiatsu zwar auch allein oder ergänzend zu den anderen Therapiemethoden angewendet werden, am Anfang muss dann aber die richtige Diagnose stehen, die nur der Arzt oder Heilpraktiker stellen kann. Wer in solchen Fällen Shiatsu zur Selbstbehandlung missbraucht, läuft oft Gefahr, den Beginn einer notwendigen anderen Therapie zu verzögern, bis es dann vielleicht zu spät ist.

Asiatische Medizin – Scharlatanerie oder überlegene Heilkunst?

Der Mensch neigt dazu, dem Unbekannten, Unverstandenen mit Misstrauen und Vorurteilen zu begegnen. Deshalb steht auch die asiatische Heilkunst bis heute im Ruf, eine okkulte Heilmethode zu sein.

Für den Patienten hat das zur Folge, dass die gesetzlichen Krankenkassen die Kosten einer Behandlung grundsätzlich auch dann nicht übernehmen, wenn sie zum Erfolg führte. Da eine Shiatsu-Behandlung durch den Fachmann recht teuer werden kann, versteht es sich von selbst, dass der Patient vor der Entscheidung für oder gegen eine solche Therapie über die Wirkungsweise und Aussichten aufgeklärt werden will. Diese Information ist eine Aufgabe des vorliegenden Buches.

Zunächst aber wollen wir die Grundlagen der asiatischen Medizin untersuchen und dabei beweisen, dass sie nichts mit Okkultismus oder Scharlatanerie zu tun hat. Sie beruhen auf einer wohl überlegten, durch Erfahrungen bewiesenen Theorie, die bei vorurteilsfreier Betrachtung durchaus auch vom Europäer verstanden werden kann.

Die Wurzeln asiatischer Naturheilkunde

Die abendländische Philosophie zeichnet sich durch kühne theoretische Gedankengebäude aus. Im asiatischen Kulturkreis dagegen schufen die Denker eine Naturphilosophie für den »täglichen Gebrauch«. Auch die asiatische Medizin basiert auf dieser Naturphilosophie, die alles Sein aus einem gemeinsamen »Urprinzip« **(Tao)** erklärt. Der Begriff des Tao kann kaum in unsere Sprache übersetzt werden. Am ehesten entspricht er noch dem westlichen Gottesbegriff, ohne damit identisch zu sein.

Das Tao bringt zwei Kräfte hervor, das **Yin** (weiblich) und das **Yang** (männlich). Aus der unterschiedlichen Mischung dieser beiden Prinzipien entwickelten sich die verschiedenen Formen des Seins, angefangen bei der unbelebten Materie über Pflanzen, Tiere und Menschen bis hin zu Gefühlen und kosmischen Energien.

In der asiatischen Heilkunde spielt diese Philosophie eine hervorragende Rolle. Da alles Sein – auch der Mensch – auf einen gemeinsamen Ursprung zurückzuführen ist, stehen auch wir mit der übrigen lebenden und unbelebten Welt in ständiger Wechselbeziehung. Das gilt für den Mikrokosmos, zum Beispiel die Welt der Bakterien und Viren, ebenso wie für den Makrokosmos, im weitesten Sinne also das Weltall.

Diese Auffassung mag okkult klingen, Bestätigungen für einen Zusammenhang zwischen kosmischen Energien und unserem Befinden fand aber auch die westliche Medizin. Typisches Beispiel dafür ist die Wetterfühligkeit.

Die asiatische Medizin weiß um solche Beziehungen schon seit Jahrtausenden, die westliche geht erst heute daran, sie mit ihren exakten wissenschaftlichen Methoden nachzuweisen. Das macht die Überlegenheit der vorwissenschaftlichen traditionellen asiatischen Wissenschaft aus und bietet viele Ansatzpunkte für eine fruchtbare Zusammenarbeit.

Das Prinzip der Ganzheit

Aus dem umfassenden Verständnis des Menschen als kleines Teil im Universum ergibt sich für die asiatische Medizin ein im Vergleich zur europäischen Naturheilkunde noch wesentlich erweitertes Ganzheitsprinzip.

Für den asiatischen Mediziner stehen die Symptome einer Krankheit im Hintergrund. Ihn interessiert bei der Untersuchung eines Kranken vor allem die Frage, ob und wie die Energieströmungen gestört sind. Sobald sich der asiatische Heilkundige ein Bild vom Energiezustand seines Patienten verschafft hat, stellt sich für ihn die Frage nach den Ursachen dieser Störung. Sie kann zum Beispiel durch dauernde Überanstrengung, falsche Ernährung oder seelische Störungen entstanden sein, Kriterien also, die auch dem westlichen Arzt geläufig sind.

Vielleicht dringen aber auch kosmische Energien von außen in den Organismus ein; man denke wieder an das Beispiel der Wetterfühligkeit mit ihren vielfältigen organischen und seelisch-nervösen Beschwerden, die der westliche Mediziner erst ungenügend kennt und unzulänglich behandeln kann. Für den asiatischen Arzt bedeutet der Einfluß kosmischer Energien eine Störung, die von außen – zum Beispiel durch Shiatsu über bestimmte Körperzonen – wieder harmonisiert werden kann. Schmerztabletten, Beruhigungsmittel und ähnliche Medikamente, die bei uns häufig gegen die Wetterfühligkeit verordnet werden, sind in der asiatischen Medizin entbehrlich und lindern ohnehin nur die Symptome der Energiestörung. Asiatische Heilkunst kann die Ursachen der Wetterfühligkeit – die in den Organismus eingedrungenen kosmischen Energien – beseitigen.

Grenzen asiatischer Heilkunst

Wie alle Heilmittel kann auch Shiatsu nur bei bestimmten Heilanzeigen erfolgreich angewendet werden. Eine Domäne der Massagetechnik sind die bei uns verbreiteten Funktionsstörungen innerer Organe und manche Zivilisationskrankheiten. Ihre Grenzen findet die japanische Zen-Massage dort, wo akute schwere Krankheiten – vor allem Infektionskrankheiten – den manchmal lebensrettenden Einsatz chemischer Arzneimittel oder chirurgische Eingriffe zwingend notwendig machen. Wer diese Grenzen missachtet, schadet seiner Gesundheit und bringt überdies noch Shiatsu in Verruf.

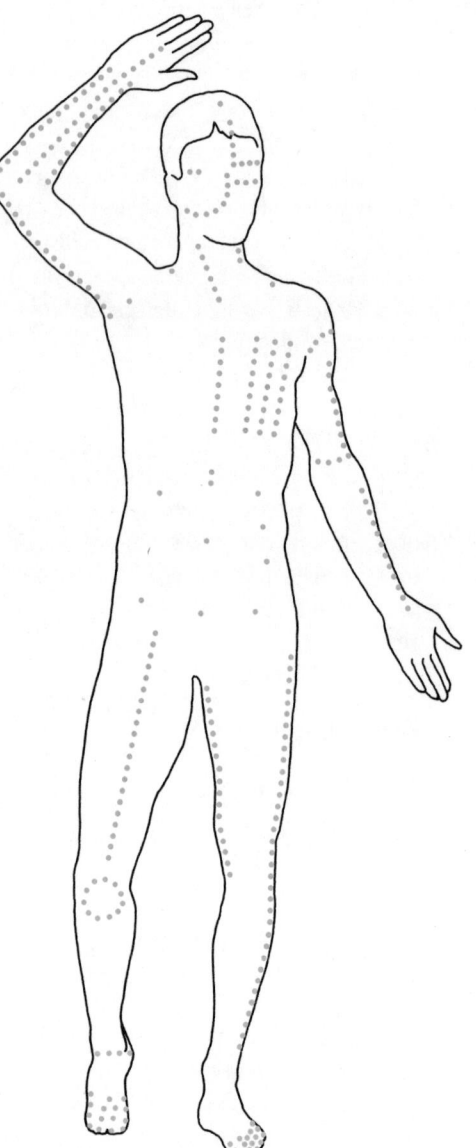

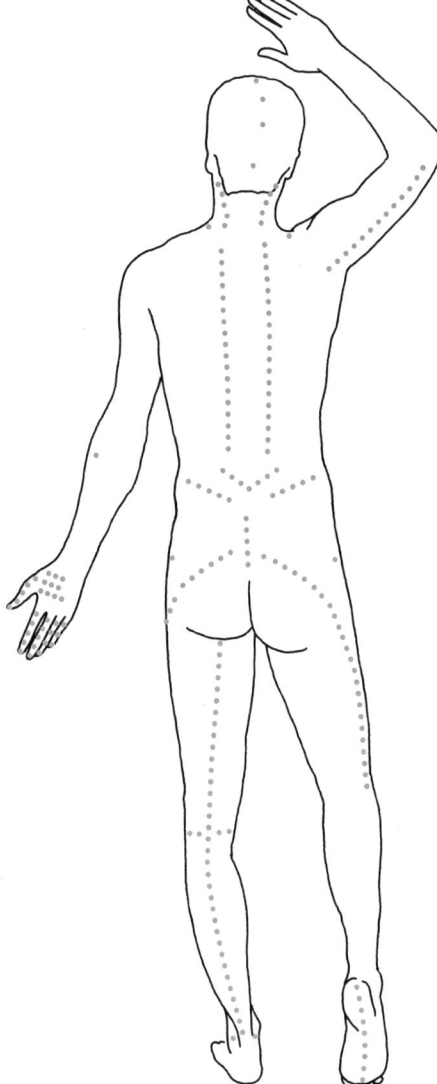

Wie in der europäischen Naturheilkunde gilt auch für die Shiatsu-Therapie der Grundsatz: Besser einmal mit einer unklaren banalen Erkrankung umsonst den Therapeuten aufsuchen, als eine schwere Krankheit selbst falsch behandeln, bis es zur wirksamen Therapie vielleicht zu spät ist.

Unterstützend kann Shiatsu auch neben vielen anderen Behandlungsmethoden angewendet werden. Nicht selten führt erst diese ergänzende Therapie durch Normalisierung der bei jeder Krankheit gestörten Energieströmungen im Körper zur völligen, dauerhaften Heilung. Die Anwendung sollte aber mit dem behandelnden Fachmann besprochen werden.

Grundlagen der Shiatsu-Massage

Die Shiatsu-Technik wurde zu Beginn des 20. Jahrhunderts in Japan aus den traditionellen chinesischen Heilmethoden »Anma« und »Do-In« entwickelt. Anma ähnelt der bei uns üblichen Massage, Do-In ist nahe mit dem indischen Yoga verwandt.

Somit kombiniert Shiatsu zwei seit Jahrtausenden bewährte Heilverfahren und hat trotz seiner »Jugend« teil an den Erfahrungen der alten asiatischen Heilkunst.

Die asiatische Energielehre

Wenn die westliche Medizin von Energie spricht, dann meint sie damit die Arbeitsleistung, die ein Organismus auf Grund physikalischer und biochemischer Vorgänge erbringen kann. Auch die seelische Energie – das Temperament – hängt hauptsächlich von der biochemisch erzeugten Kraft eines Menschen ab. Zugeführt wird die Energie mit der Nahrung, die im Stoffwechsel zu Energie und Baustoffen für den Körper verarbeitet wird.

Asiatische Medizin legt den Begriff der Energie (im Japanischen als **Ki** bezeichnet) nicht so eng aus. Natürlich spielen Verdauung und Stoffwechsel als Energiequellen auch eine wichtige, aber nicht wie bei uns die entscheidende Rolle.

Energie entsteht zunächst aus dem Zusammenwirken von Yin und Yang. In der japanischen Heilkunde, aus der Shiatsu hervorging, nennt man diese beiden Prinzipien **Kyo** (Yin) und **Jitsu** (Yang). Der Einfachheit halber werden wir aber stets von Yin und Yang als allgemein gebrauchten Oberbegriffen ausgehen.

Yin und Yang erzeugten zuerst die vier chinesischen Elemente und die Erde, die sich in der Mitte der vier Himmelsrichtungen befindet. Dann schufen sie pflanzliche und tierische Lebewesen, schließlich den Menschen. Beim Menschen bedeutet Yang das Bewusstsein, Yin die Gestalt, die von Yang erst belebt wird. Solange beide harmonisch im Körper wirken, fühlt sich der Mensch gesund. Störungen in dieser Harmonie führen zur Krankheit; Trennung des Yang vom Yin bedeutet Tod.

Das durch Yang belebte Yin kann selbst wieder Energie erzeugen, eine Aufgabe von Verdauung, Stoffwechsel und Atmung. Hier trifft sich die asiatische Vorstellungswelt wieder mit westlichen Erkenntnissen, nach denen Atmung und Verarbeitung der Nahrung lebenserhaltende Funktionen darstellen.

Die Konsequenzen der Energielehre für die Diagnose und Therapie von Krankheiten lernen wir später noch ausführlicher kennen.

Das System der Meridiane

Energie zirkuliert nach der Ansicht der asiatischen Medizin in Kanälen durch den Organismus, die als **Meridiane** bezeichnet werden. Die westliche Heilkunde kennt solche Energiebahnen nicht, und es gelang ihr bisher auch nicht, sie anatomisch nachzuweisen, wie man Blutgefäße oder Nerven freilegen kann. Die Erfahrungen beweisen aber, dass solche Energiemeridiane in unserem Körper tatsächlich vorhanden sein müssen. In der japanischen Shiatsu-Massage unterscheiden wir zwölf »reguläre Meridiane«. Außerdem gibt es noch acht weitere Energiebahnen mit besonderen Aufgaben, die wir hier nicht weiter untersuchen wollen. Viele der regulären Meridiane stehen in Verbindung zu den Funktionen innerer Organe und ermöglichen die Behandlung krankhafter Störungen dieser Organe von außen. Beim gesunden Menschen strömt in den Meridianen die Energie ungehindert in ausgewogenem Yin-Yang-Verhältnis durch den Organismus.

Mit den organischen und seelischen Funktionen und den Störungen der zwölf regulären Meridiane wollen wir uns jetzt näher beschäftigen.

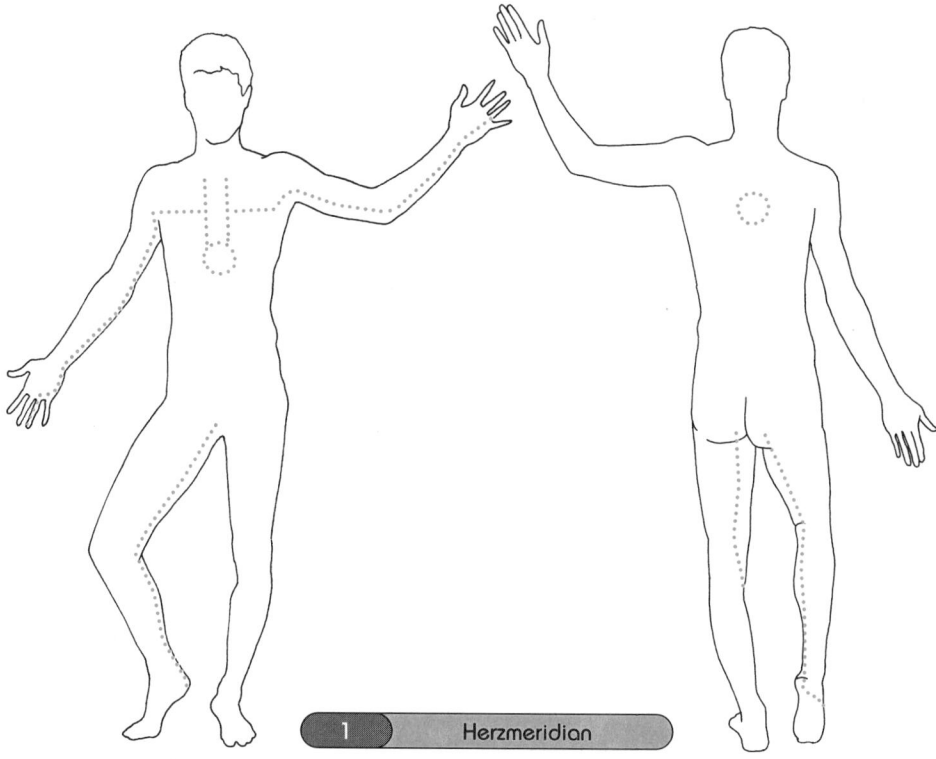

1 Herzmeridian

Herzmeridian

Er beeinflusst Herz, Seele und geistige Funktionen, also auch die Gefühle und das Denken, unsere fünf Sinne und die Blutzirkulation (Abb. 1).

Störungen wirken sich auf Körper und Seelenleben aus. Typische Folgen sind Nervosität, Überempfindlichkeit, Unruhe, nervöse Erschöpfung, Willensschwäche, Verkrampfungen vor allem der Brust- und Bauchorgane, ferner natürlich Herzbeschwerden organischer und nervöser Ursache, aber auch Verdauungsbeschwerden, Überempfind-lichkeit der Haut, Veränderungen an der Zunge und abnorm rasche Ermüdbarkeit auch nach geringer körperlicher Anstrengung.

Kreislaufmeridian

Diese Energiebahn kontrolliert vor allem das Kreislaufsystem, also die Blutgefäße einschließlich Herzkranzgefäßen und Herzbeutel. Ferner nimmt sie Einfluss auf die Verdauung.

Gestörte Funktionen machen sich vor allem bemerkbar durch zu hohen oder zu niedrigen Blutdruck, Herzfunktionsstö-

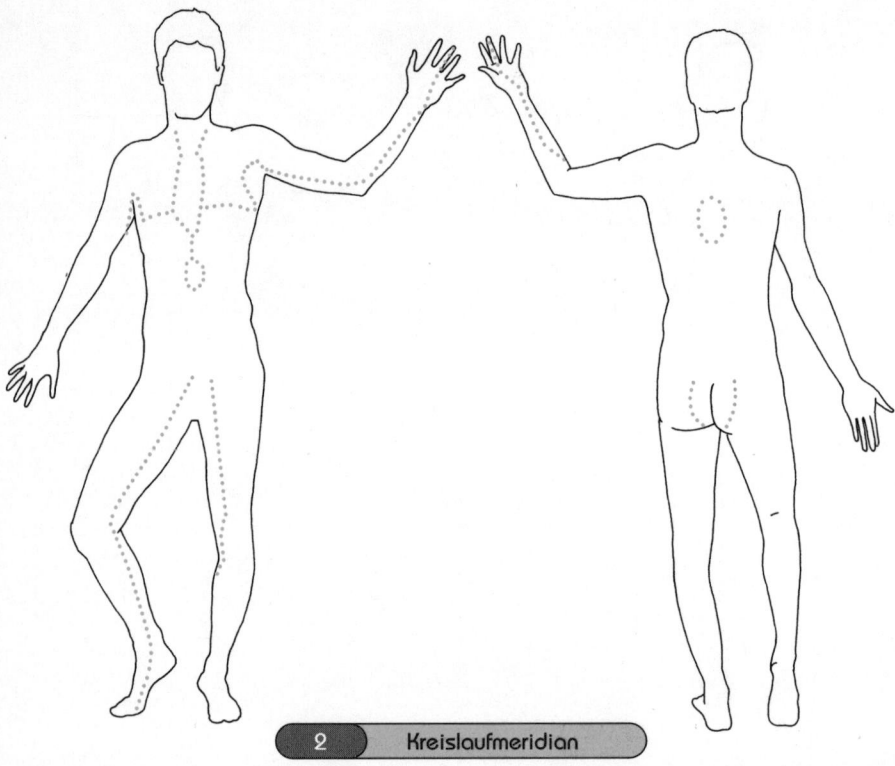

2 ▶ Kreislaufmeridian

rungen bis hin zu Angina-pectoris-Anfällen, Brustschmerzen, Kopfschmerzen, abnorm rasche Ermüdbarkeit, Neigung zu Durchfällen oder Stuhlverstopfung, Kribbeln in den Fingern, Kurzatmigkeit und Schlafstörungen. Die Betroffenen sind überempfindlich, unruhig und nervös, neigen zu Tagträumen, Konzentrations- und Gedächtnisschwäche (Abb. 2).

Lungenmeridian

Er beherrscht die Verwertung der lebenswichtigen, mit der Luft eingeatmeten kosmischen Energie und die Ausatmung. Außerdem beeinflusst er die körpereigenen Abwehrkräfte.

Störungen führen unter anderem zu Atembeschwerden, Neigung zu Infektionen der oberen Luftwege (Erkältung, Bronchitis), Bronchialasthma, Durchblutungsstörungen und rheumatischen Schmerzen vor allem in den Schultern. Im seelischen Bereich kommen Überängstlichkeit, Überempfindlichkeit, Verhaltensstörungen, abnorme Erlebnisreaktionen, manchmal auch »Nervenzusammenbruch« vor (Abb. 3).

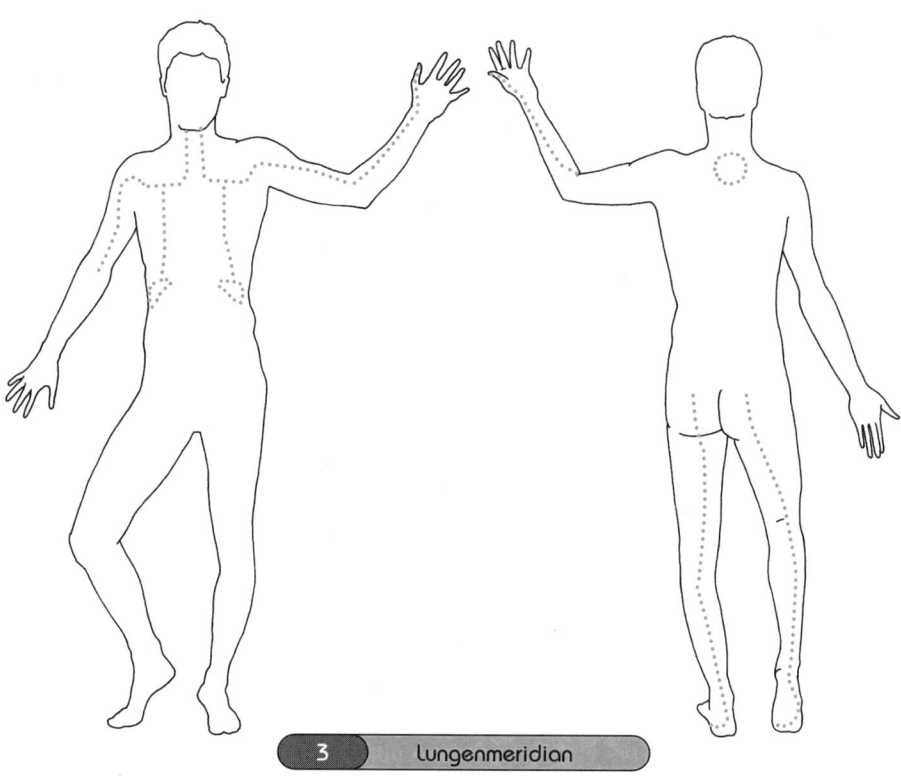

3 Lungenmeridian

Lebermeridian

Diese Energiebahn wirkt vor allem bei der Verdauungs- und Stoffwechselarbeit mit, trägt also zur Gewinnung von Energie für körperliche Leistungen bei, stärkt die Abwehrfunktionen und beeinflusst die Zusammensetzung des Blutes.

Gestörte Funktionen führen zum Beispiel zu Sehstörungen, mangelhafter Entgiftung des Körpers über die Leber, Verdauungsschwäche durch Leberfunktionsstörungen, Appetitmangel, rheumatischen Schmerzen im Kreuz, Neigung zu Fieber ohne erkennbare Ursache, Muskelversteifung, Hämorriden, Impotenz, Prostataerkrankungen, Frigidität der Frau und Neigungen zu Übergewicht durch zu reichlichen Verzehr von Süßigkeiten. Außerdem können nervöse Überempfindlichkeit und Übererregbarkeit, leichte Gefühlserregung, eine gewisse Pedanterie und Alkoholabhängigkeit auf Störungen des Lebermeridians hinweisen (Abb. 4).

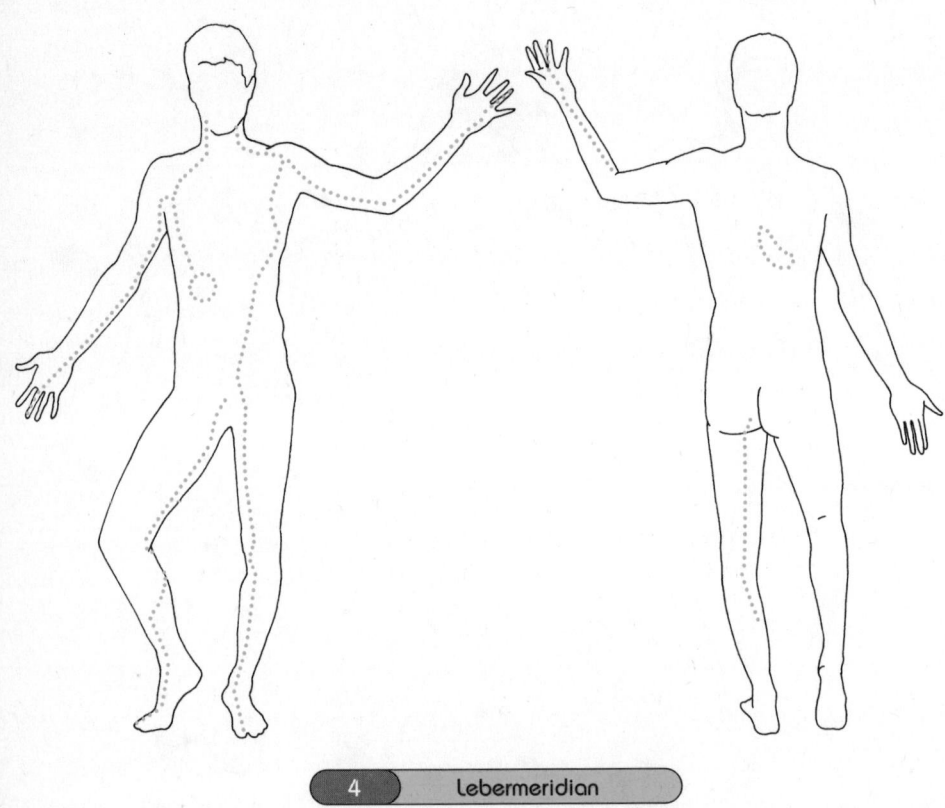

4 Lebermeridian

Gallenblasenmeridian

Seine Hauptaufgabe besteht in der Steuerung des gesamten Drüsensystems und der Gallenblasenfunktionen, also der Absonderungen von Speichel und anderen Verdauungssäften des Magens, Darms und der Bauchspeicheldrüse (auch Insulin) sowie der verschiedenen anderen Hormone.

Auf Störungen weisen vor allem Gelbsucht (oft nur am Weißen der Augen erkennbar), Gallensteine und -koliken, Fettverdauungsstörungen, Muskel- und Gelenkversteifungen, Geschmacksstörungen im Mund, Brennen in der Brust, Schulterschmerzen, Appetitmangel, Blutarmut, Magensäureüberproduktion oder -mangel, rasche Ermüdbarkeit und nervöse Erschöpfung hin. Das Sehvermögen kann gestört, der Schlaf behindert werden. Im seelischen Bereich trifft man oft auf Kleinigkeitskrämerei, Frieren von innen heraus ohne äußere Ursachen, Überempfindlichkeit, leichte Erregbarkeit und »Arbeitswut« (Abb. 5).

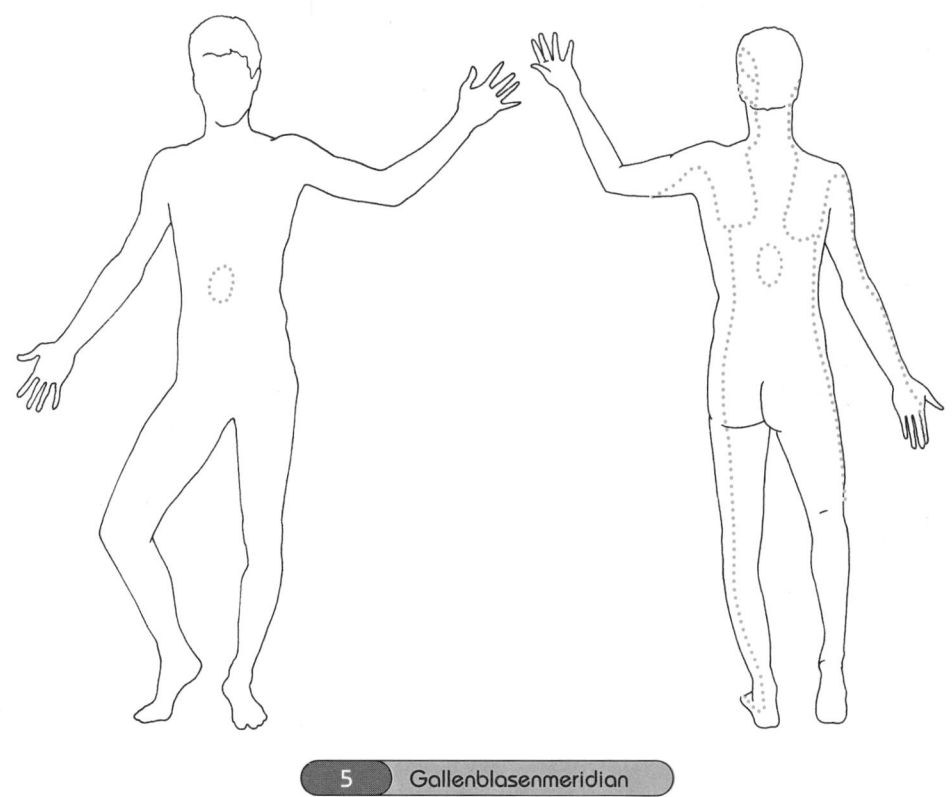

5 Gallenblasenmeridian

Magenmeridian

Seine Aufgaben beschränken sich nicht nur auf die Steuerung der Funktionen von Magen, Zwöffingerdarm und Speiseröhre. Er beeinflusst auch die Eierstockfunktionen, die Monatsblutung der Frau und natürlich den Appetit.

Gestörte Tätigkeit des Meridians erzeugt unter anderem chronische Magenbeschwerden mit Übersäuerung, Verdauungsstörungen anderer Art, wie Aufstoßen, Blähungen, Erbrechen, Sodbrennen und Übelkeit, Appetitmangel oder Überernährung, Neigung zur Blut-

armut, Durchblutungsstörungen, Essen aus Langeweile oder bei Enttäuschungen, »Arbeitswut« und neurotische Störungen (Abb. 6).

Drei-Erwärmer-Meridian

Das Drei-Erwärmer-Organ kennt die westliche Medizin nicht. Die asiatischen Ärzte beschreiben dieses Organ aber am Magen und geben an, dass es aus dem oberen Erwärmer am Mageneingang, dem mittleren Erwärmer am Mittelteil des Magens und dem unteren Erwärmer am Magenausgang besteht. An den an-

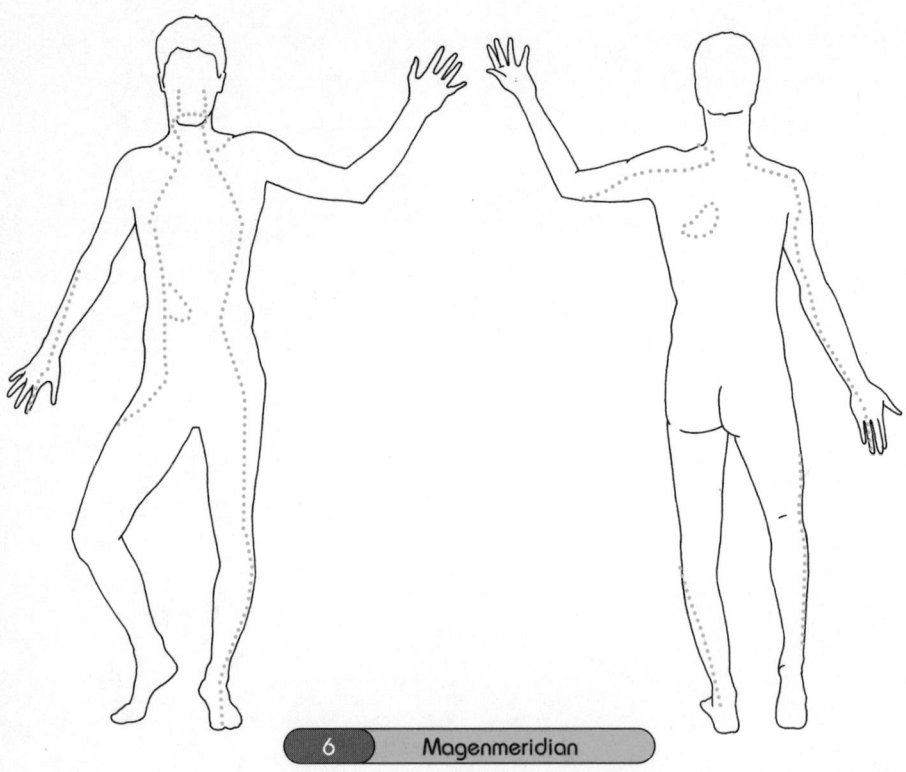

6   Magenmeridian

gegebenen Stellen treten nach den Erfahrungen westlicher Medizin besonders häufig Magengeschwüre auf, die Zusammenhänge wurden aber noch nicht erforscht.

Aufgabe des Drei-Erwärmer-Organs ist es, die Nahrung am mittleren Erwärmer teilweise in Energie umzusetzen. Dabei entsteht reine Energie, die über den oberen Erwärmer zu den Lungen gelangt und mit der Atemenergie vermischt in den Körper tritt. Die flüssige, unreine Energie dagegen gelangt über den unteren Erwärmer zu den Nieren, wird hier gereinigt und tritt dann erst ins Meridiansystem des Körpers ein. Ferner steuert der Drei-Erwärmer-Meridian die Durchblutung vor allem der unteren Körperteile und unterstützt das für die Abwehrfunktionen wichtige Lymphsystem. Störungen äußern sich unter anderem durch Schwellungen der Lymphknoten, Lymphstauungen, Mandelentzündungen, erhöhte Erkältungsanfälligkeit, Neigung zu Allergien und Hautkrankheiten, Hinterkopfschmerzen, Blutdruckstörungen, Ohrensausen, innere Verspannungen, Kälteempfindlichkeit und übertriebene Vorsicht in allen Lebenslagen (Abb. 7).

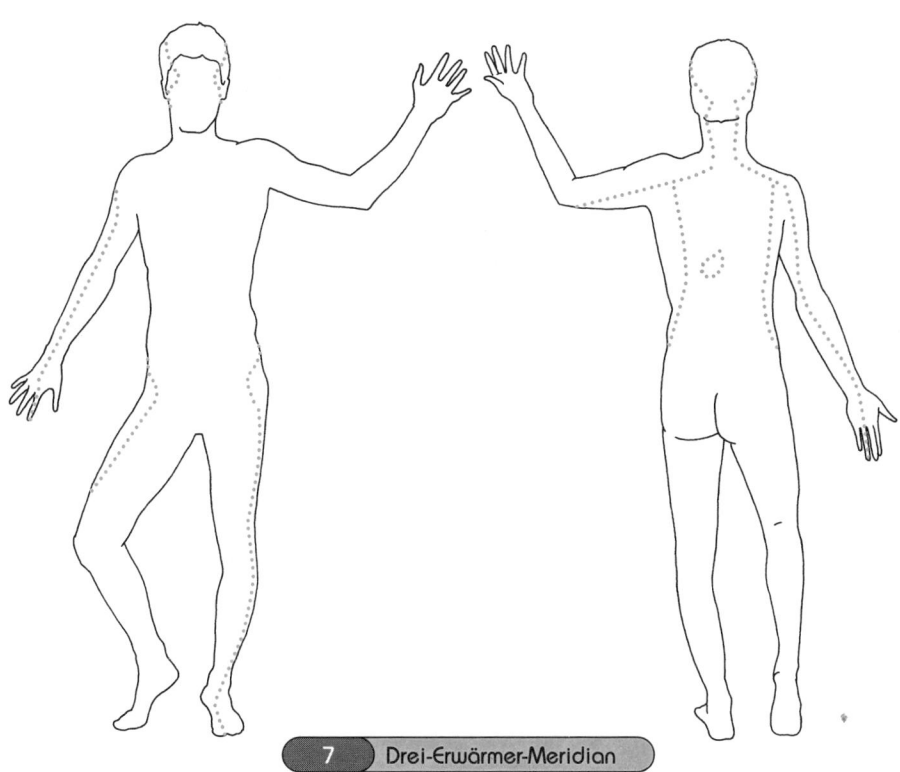

7 Drei-Erwärmer-Meridian

Dickdarmmeridian

Er unterstützt hauptsächlich die Funktionen der Atmungsorgane und die Ausscheidung von Schlacken aus dem Körper. Außerdem können über diesen Meridian Energiestauungen beseitigt werden.

Gestörte Funktionen machen sich bemerkbar mit Neigung zu Stuhlverstopfung oder Durchfall, Hämorriden, Neigung zur Überernährung, Kopfschmerzen, Erkältungsanfälligkeit, häufigen Mandelentzündungen, rheumatischen Beschwerden in Schultern und Armen, trockener, verstopfter oder laufender, manchmal blutender Nase, Epilepsie. Im seelischen Bereich weisen erhöhtes Bedürfnis nach Geborgenheit und Sicherheit, Vereinsamung und Entschlusslosigkeit auf Energiestörungen im Dickdarmmeridian hin (Abb. 8).

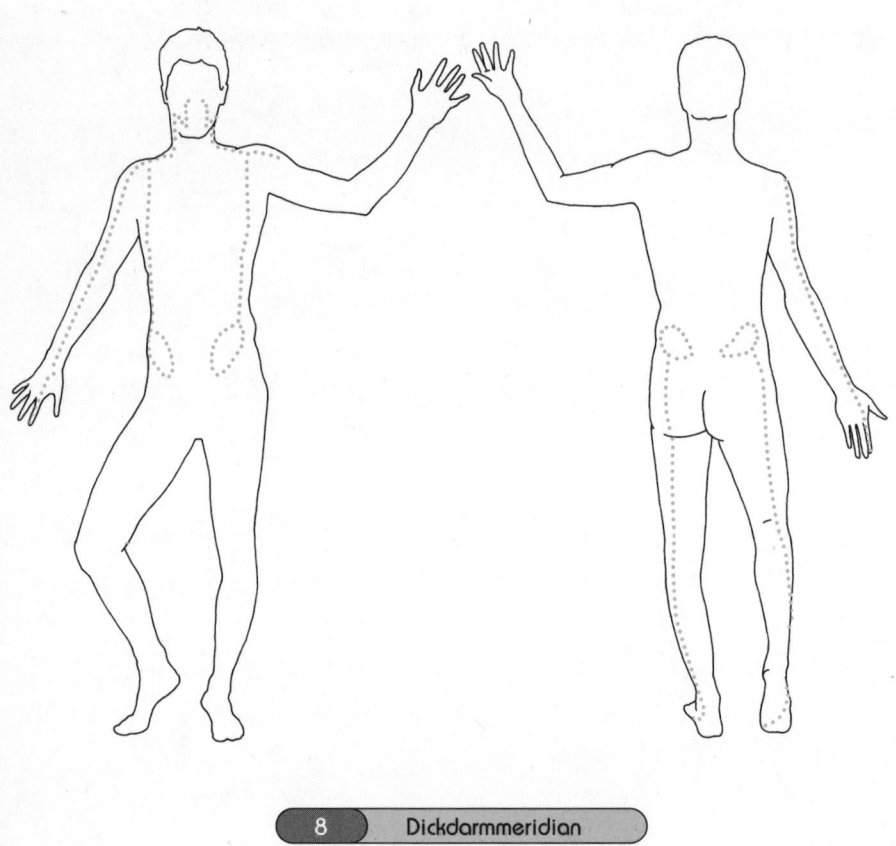

8   Dickdarmmeridian

Dünndarmmeridian

Er beeinflusst über die Verdauung und den Stoffwechsel den gesamten Organismus einschließlich der Durchblutung und der geistig-seelischen Funktionen.

Störungen seiner Aufgaben führen unter anderem zur Blutarmut infolge ungenügender Verwertung der Nahrung, zu Durchblutungsstörungen, Migräne oder Kopfschmerzen, Augen- und Oh-renstörungen, Menstruationsbeschwer-den, Versteifung von Gelenken und Muskeln, Kältegefühl im Körper ohne äußere Ursachen, rascher Ermüdbarkeit, Neigung zur Überarbeitung, Unruhe, Depressionen, Überempfindlichkeit und Ängstlichkeit (Abb. 9).

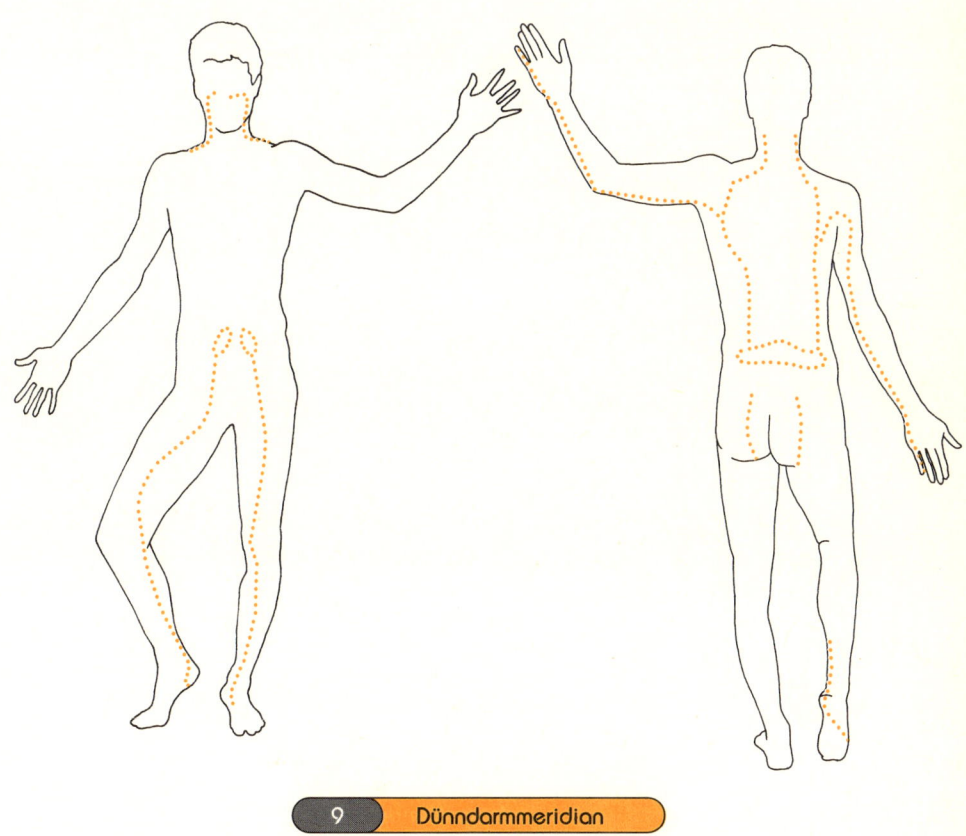

9 Dünndarmmeridian

Milzmeridian

Diese Energieströmung spielt eine wichtige Rolle bei der Verdauung im Dünndarm. Ferner beeinflusst der Meridian die Hormondrüsen, vor allem die Eierstöcke der Frau, und das Gefühlsleben.

Als Zeichen gestörter Funktionen kommt es zum Beispiel zu Mangel an Speichel und Magensäure, Appetitmangel, Verdauungsschwäche, nervösen Magenbeschwerden, unangenehmem Geschmack im Mund ohne äußere Ursache, Wirbelsäulen- und Gelenkbeschwerden, »Unruhe« in den Beinen und Neigung zur Überernährung. Im psychischen Bereich unterdrückt die Vorherrschaft geistiger Funktionen das Gefühlsleben. Weitere seelische Beschwerden sind Schlafstörungen, Menschenscheu, Überängstlichkeit, übermäßige Vorsicht, Unruhe, Verlangen nach Süßigkeiten (Abb. 10).

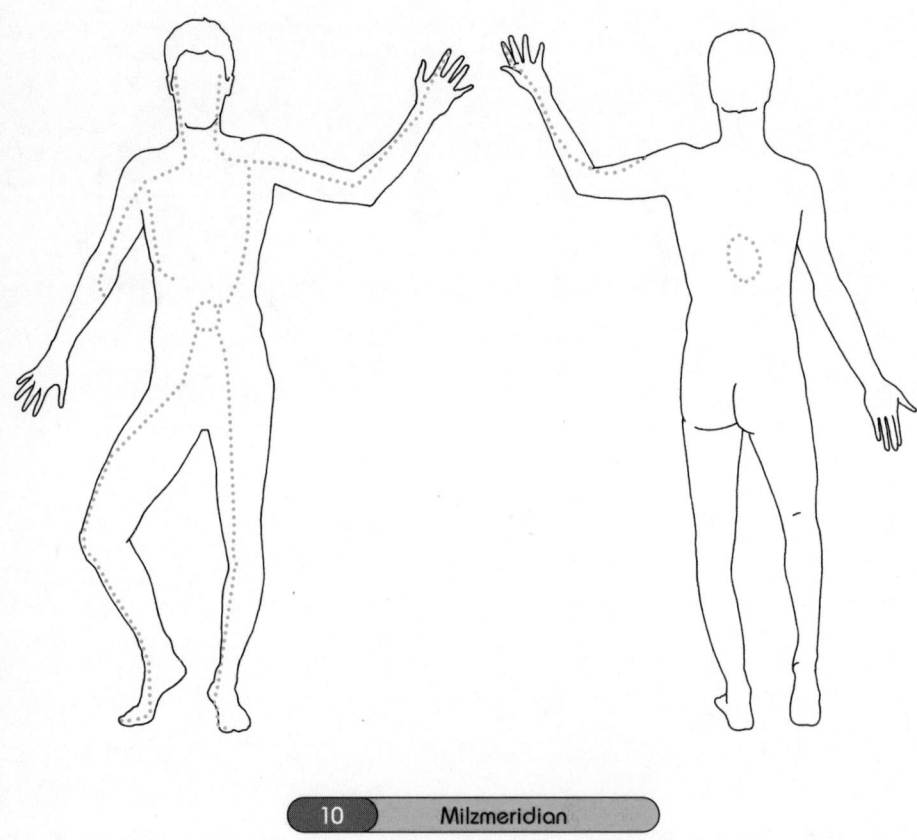

10 ⟩ Milzmeridian

Harnblasenmeridian

Er dient der Ausscheidung von Schlacken mit dem Urin. Weitere Beziehungen bestehen zum Hormondrüsenhaushalt und vegetativen Nervensystem.

Bei gestörten Funktionen treten Kopfschmerzen, Migräne, Sehstörungen, Harndrang, Harnentleerungsstörungen nervöser Ursache, Blasenent-zündungen, rheumaartige Beschwerden an der Wirbelsäule, in Schultern und Nacken, verstopfte Nase, Prostataerkrankungen und Funktionsstörungen des vegetativen Nervensystems auf. Die Betroffenen neigen zur Überempfindlichkeit, Unruhe, ärgern sich leicht über Kleinigkeiten, nachts kann Angstschweiß auftreten, die Träume sind oft sehr bewegt (Abb. 11).

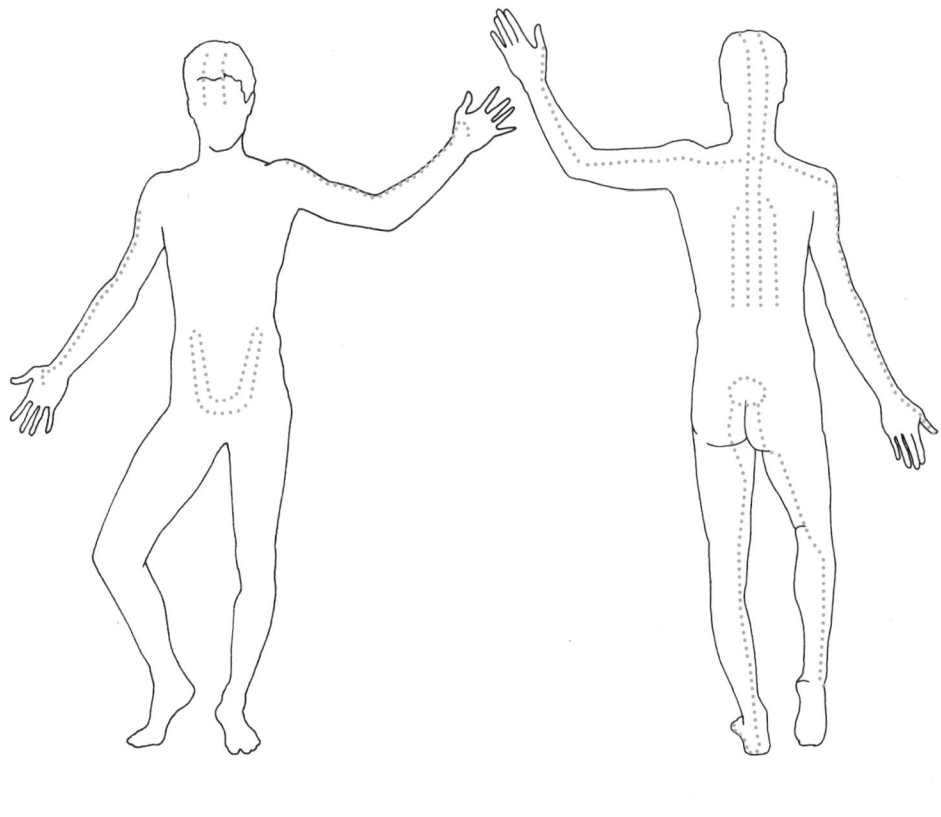

11 Harnblasenmeridian

Nierenmeridian

Er beeinflusst den Energiefluss im gesamten Körper und verschiedene geistige Funktionen. Außerdem ist er an den Stressreaktionen beteiligt, insbesondere an der Ausschüttung von Stresshormonen aus den Nebennieren. Schließlich steuert er natürlich die Urinausscheidung und beeinflusst die Blutzusammensetzung indirekt mit.

Auf Störungen deuten hormonelle Fehlfunktionen, Schlafmangel, sexuelle Störungen, Rücken- und Rippenschmerzen, Neigung zu Entzündungen, Brech-

reiz, Ohrensausen, bitterer Geschmack im Mund ohne äußere Ursache, Unruhe, Ängstlichkeit, Pessimismus, Unfähigkeit zur Entspannung, seelisch-nervöse Erschöpfung und Mangel an Entschlusskraft hin (Abb. 12).

Damit kennen wir nun die zwölf regulären Meridiane, in denen nach asiatischer Auffassung die Energie für Organfunktionen und seelisch-geistige Vorgänge durch den Körper zirkuliert. Für die Shiatsu-Massage sind sie sehr bedeutungsvoll, weil man über die Energiebahnen von außen Einfluss auf Körperfunktionen nehmen kann.

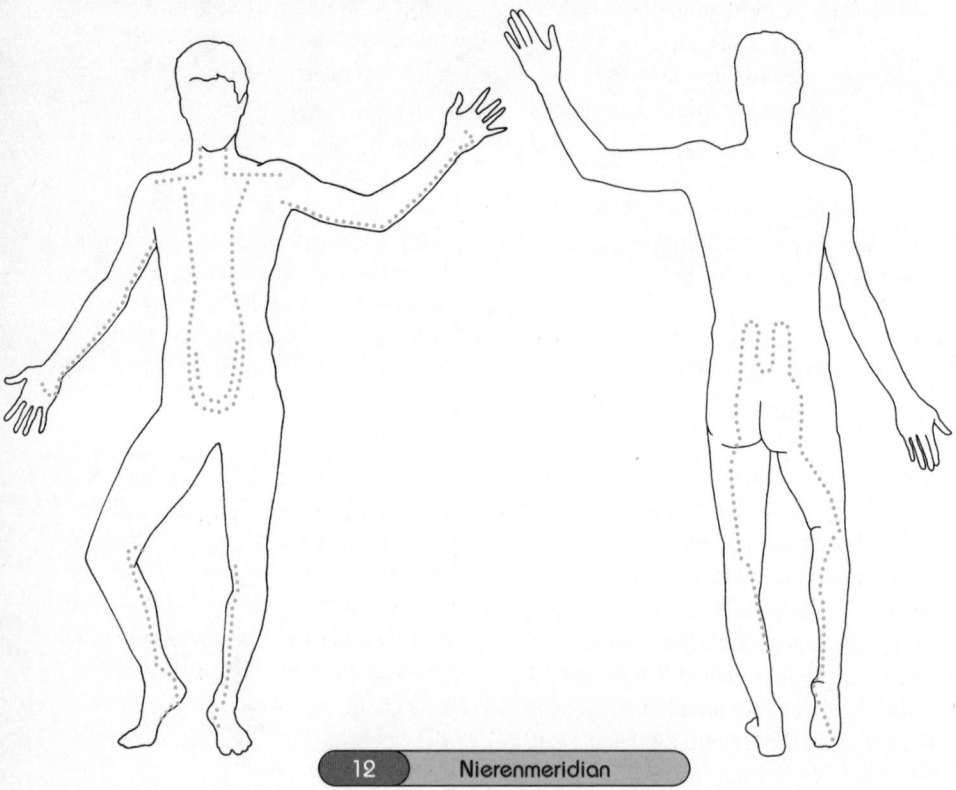

12   Nierenmeridian

Umfassende Diagnose durch Shiatsu

Erfolgreiche Behandlung von Krankheiten setzt immer die richtige Diagnose voraus.

Die asiatische Medizin kennt vier diagnostische Hauptmethoden:

- **Bo-shin**, die Gesamtdiagnose durch die Beobachtung des Patienten.

- **Bun-shin**, die Diagnose durch Abhören von Körpergeräuschen.

- **Mon-shin**, die Befragung des Patienten nach den augenblicklichen Beschwerden, dem Verlauf der Krankheit und ihrer Vorgeschichte in der Vergangenheit.

- **Setsu-shin**, die Erkennung von Energiestörungen durch Berührung und Betasten des Patienten (wichtigste Methode).

Diagnose durch Setsu-shin gibt dem erfahrenen Therapeuten Auskunft über den Energiezustand im Körper des Patienten. Dabei spielt auch die Pulsdiagnostik eine bedeutende Rolle. Durch Druck mit den Fingerkuppen auf bestimmte Punkte der Speichenarterie, an der auch der europäische Arzt den Puls fühlt, erhält der asiatische Therapeut Aufschluss über den Energiezustand in jedem einzelnen der zwölf regulären Meridiane. Danach richtet sich dann die weitere Behandlung. In ähnlicher Weise kann man auch an verschiedenen anderen Diagnosepunkten am Körper des Patienten den Energiezustand beurteilen.

Da Energiemeridiane und das aus Sympathikus und Parasympathikus bestehende vegetative Nervensystem gemeinsam die Körperfunktionen steuern, zeigt die Setsu-shin-Diagnose gleichzeitig an, wie dieses unserer Willenssteuerung nicht unterworfene Nervensystem arbeitet. Neben Setsu-shin, der unentbehrlichen Diagnosetechnik bei jeder Shiatsu-Behandlung, wird der Therapeut natürlich auch die anderen drei diagnostischen Möglichkeiten nutzen, um sich ein vollständiges Bild von den Ursachen einer Krankheit verschaffen zu können.

Nach beendeter Shiatsu-Behandlung wird der Therapeut im Allgemeinen wieder durch Setsu-shin-Diagnostik überprüfen, ob die Therapie den Energiefluss in den Meridianen auch tatsächlich günstig verändert hat.

Bei der Selbstbehandlung einfacher Gesundheitsstörungen ist die Diagnose durch Setsu-shin nicht möglich und auch entbehrlich.

Behandlung durch Tonisierung und Sedierung

Beim gesunden Menschen fließt die Energie ungestört und in ausgewogenem Verhältnis von Yin und Yang durch die Meridiane. Zur Krankheit kann es im Prinzip aus folgenden Ursachen kommen:

- Die Energieströme sind in einem oder mehreren Meridianen zu schwach oder gestaut. Verursacht wird das zum Beispiel auch durch falsche Ernährung.

● In einem oder mehreren Meridianen ist zu viel Energie vorhanden oder sie zirkuliert zu schnell. Das ist unter anderem dann der Fall, wenn Umweltenergie in den Organismus eindrang, man denke an Nässe und Kälte im Herbst, die als Krankheitsenergien häufig zu Erkältung, Rheuma oder anderen typischen Krankheiten führen können.

Sobald der Therapeut die vorliegende Energiestörung als Krankheitsursache diagnostiziert hat, stehen ihm zwei Behandlungsmöglichkeiten zur Verfügung: Tonisierung und Sedierung.

Den Begriff **Tonisieren** (Tonus = Spannung) kennen wir auch in der westlichen Medizin. In der Shiatsu-Therapie versteht man darunter die Anregung geschwächter oder gestauter Energieströme in den Meridianen durch Massage der entsprechenden Körperzonen.

Sedierung leitet sich von dem lateinischen Wort sedare ab und bedeutet in der westlichen Medizin beruhigen. Der japanische Shiatsu-Therapeut sediert durch Massage von außen die zu rasch strömende Energie in den Meridianen oder leitet zu reichlich vorhandene Energie in die Umgebung aus, normalisiert also die Yang-Energie.

Sedierung und Tonisierung durch Shiatsu normalisiert also stets den gestörten Energiezustand im Meridiansystem. Im Grunde könnten auf diese Weise alle Krankheiten gebessert werden. Sobald im Körper wieder harmonische Energieverhältnisse bestehen, kann dieser die Erkrankung ohne weiteres selbst überwinden.

Trotzdem ist Shiatsu nur in der Theorie ein Allheilmittel. Es genügt nämlich nicht immer, nur die Energien zu harmonisieren, um eine Krankheit zu heilen. Neben Energiestörungen tragen noch andere Faktoren zur Gesundheit oder Krankheit eines Menschen bei, die durch Shiatsu nicht beeinflusst werden.

Nur der erfahrene Mediziner kann sie erkennen und bei Bedarf die Shiatsu-Therapie mit anderen Heilverfahren kombinieren. Manchmal dauert es auch zu lange, bis der schwer kranke Organismus durch Shiatsu in die Lage versetzt werden könnte, eine Erkrankung aus eigener Kraft zu überwinden. Auch in solchen Fällen wird der Therapeut zur Überbrückung Arzneimittel und andere, rascher wirkende Heilmethoden verordnen.

Diese Überlegungen machen die Warnung vor der Selbstbehandlung mit Shiatsu ohne Verlaufskontrolle durch den Fachmann verständlich, wenn es sich nicht offensichtlich um leichte Gesundheitsstörungen handelt. Shiatsu kann auch bei schweren Erkrankungen angezeigt sein. Aber der Patient vermag nie selbst zu beurteilen, ob nicht noch andere therapeutische Maßnahmen erforderlich sind.

Die Technik der Shiatsu-Massage

Shiatsu soll schwache Energieströme anregen, überschießende Energie aber sedieren. Dazu kennt es verschiedene Massagetechniken und Grundeinstellungen des Patienten mit unterschiedlichen Wirkungen. Die richtige Technik kann über Erfolg oder Misserfolg der Behandlung entscheiden.

Grundvoraussetzungen richtiger Massage

Bevor die Shiatsu-Therapie beginnt, müssen drei wichtige Voraussetzungen geschaffen werden. Missachtet man diese Regel, dann tritt die erhoffte Wirkung nur schwach oder überhaupt nicht ein.

Anwärmen des Körpers

Zunächst werden die Muskeln und Bänder des ganzen Körpers durch sanfte Streichmassage gelockert und besser durchblutet, also angewärmt. Dazu legt man die Hände mit leichtem Druck auf die Haut und massiert immer herzwärts, also von den Beinen aufwärts und von den Fingerspitzen Richtung Schulter. Bei dieser Massage ertastet man zugleich mit den Fingern die Spannung der Muskulatur und Bänder und kann druck- oder schmerzempfindliche Punkte ermitteln, die auf krankhafte Veränderungen hinweisen. Die Behandlung sollte – wie übrigens jede andere Massage auch – stets im gut durchwärmten, zugluftfreien Raum erfolgen.

Entspannende Streckung der Muskeln

Durch maximale Streckung und Rückkehr in die normale Stellung entspannt man vor der Behandlung die Muskulatur. Das gelingt allerdings nur bei Muskelgruppen, die passiv, das heißt ohne Bewegung der Muskulatur, durch die Hände bewegt werden können, zum Beispiel an Armen und Beinen, aber nicht bei der Bauchmuskulatur.

Die Entspannung bleibt nicht auf die unmittelbar behandelten Muskelgruppen beschränkt, sondern setzt sich über das vegetative Nervensystem auch in benachbarte Muskeln fort.

Die Behandlung erfolgt, indem man mit einer Hand das zu lockernde Glied erfasst und es mit der anderen so weit wie möglich bewegt, um die Muskeln zu strecken. Der Patient soll dabei zwar den Zug in den Muskeln spüren, sich aber wohl fühlen. Man verharrt kurz in dieser Stellung und kehrt dann langsam wieder zur normalen Haltung zurück.

Besonders wichtig ist, dass keine schnellen, ruckartigen Bewegungen durchgeführt werden. Die Bewegungsabläufe folgen einander langsam und fließend, sonst kann es zu Verkrampfungen kommen.

Festsetzen eines Stützpunkts

Als weitere wichtige Voraussetzung schreibt die Shiatsu-Technik vor, dass man den Körper des Patienten abstützt. Dies geschieht während der Therapie mit einer Hand, während die andere mühelos die Massage durchführt. Welche Hand man auf den Stützpunkt legt, ist im Grunde gleichgültig. Zur Massage wird man meist die geschicktere Hand wählen. Erfolgt die Massage mit beiden Händen, dann übernimmt die Unterlage, auf der man bei der Anwendung sitzt oder liegt, die Funktionen der stützenden Hand.

Erst wenn diese drei Grundbedingungen erfüllt sind, beginnt man mit der eigentlichen Shiatsu-Behandlung. Vorher hat die Therapie wenig Sinn, weil im ungenügend entspannten Körper der Energiefluss kaum richtig in Gang gebracht werden kann. Auch die bei uns übliche Massage bereitet den Patienten zunächst durch Entspannung und Durchwärmung auf die Anwendung vor.

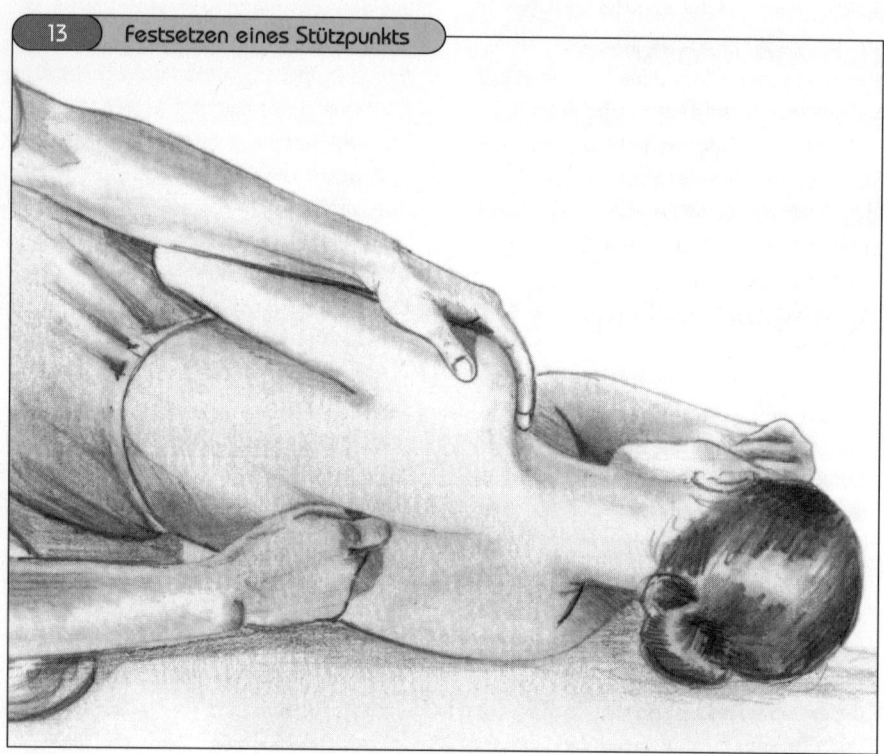

13 Festsetzen eines Stützpunkts

Druckrichtungen und Druckdauer

Shiatsu-Therapie erfolgt meist durch Druck mit einem oder mehreren Fingern oder den Handflächen auf den Körper des Patienten. Wo dieser Druck angesetzt werden soll, um ganz bestimmte Gesundheitsstörungen gezielt zu behandeln, erklären wir später im therapeutischen Teil dieses Buches.

Gewöhnlich dauert der Druck über jeder zu behandelnden Körperzone zwei bis sieben Sekunden. In manchen Fällen kann die Behandlung aber auch bis zu 30 Sekunden erforderlich werden, damit die Wirkung nicht an der Oberfläche bleibt, sondern Meridiane, vegetatives Nervensystem und innere Organe erreicht.

Der Druck erfolgt in unterschiedlicher Richtung und Stärke, abhängig vom Ziel der Behandlung. Die folgenden drei Grundregeln sind dabei zu beachten:

- **Senkrechter Druck** auf den Körper erfolgt meist recht kräftig und fördert die Energiezirkulation, sodass rasch wieder gesunde Energieverhältnisse im Körper hergestellt werden. Andere Druckrichtungen, wie wir sie auch bei der westlichen Massage kennen, unterstützen die Durchblutung. Bei manchen Erkrankungen können sie aber auch die Selbstheilungskraft des Körpers beeinträchtigen. Zur Selbstbehandlung empfiehlt sich deshalb grundsätzlich nur der senkrechte Druck, andere Techniken bleiben der Anweisung des Fachmanns vorbehalten.

- Der Körper strebt in jeder Haltung danach, im **Gleichgewicht** zu bleiben. Das geschieht durch Anspannung von Muskeln. Wenn der Therapeut zum Beispiel am sitzenden Patienten Druck auf den Rücken ausübt, dann sorgen die Muskeln dafür, dass der Körper nicht nach vorne kippt. Shiatsu-Therapie erfordert aber Entspannung der Muskulatur, sonst kann die Wirkung nicht in die Tiefe des Körpers gelangen. Daher ist der Stützdruck (s. voriges Kapitel) erforderlich. Das bedeutet im Grunde gleichzeitigen Druck und Gegendruck mit der anderen Hand oder mit den Knien. Wenn der Patient am Boden liegt, kann die Unterlage unter Umständen den Gegendruck übernehmen.

- Shiatsu kann allein durch Druck auf den Körper ausgeübt werden; wir kennen aber auch **massageähnliche Manipulationen** mit den Händen. Lokaler Druck zeichnet sich durch gute Tiefenwirkung aus und begünstigt auch die Funktionen des parasympathischen Nervensystems. Deshalb bleibt die Wirkung nicht auf die behandelte Körperzone beschränkt, sondern erfasst den gesamten Organismus, auch die inneren Organe. Wenn man mit beiden Händen behandelt, dann wirkt eine Hand durch Stützdruck tonisierend, normalisiert also Yin (Kyo), während die andere durch Massage sedierend auf Yang (Jitsu) wirkt. Auf diese Weise kann der Energiefluss in den Meridianen harmonisiert und die Gesundheit wiederhergestellt werden.

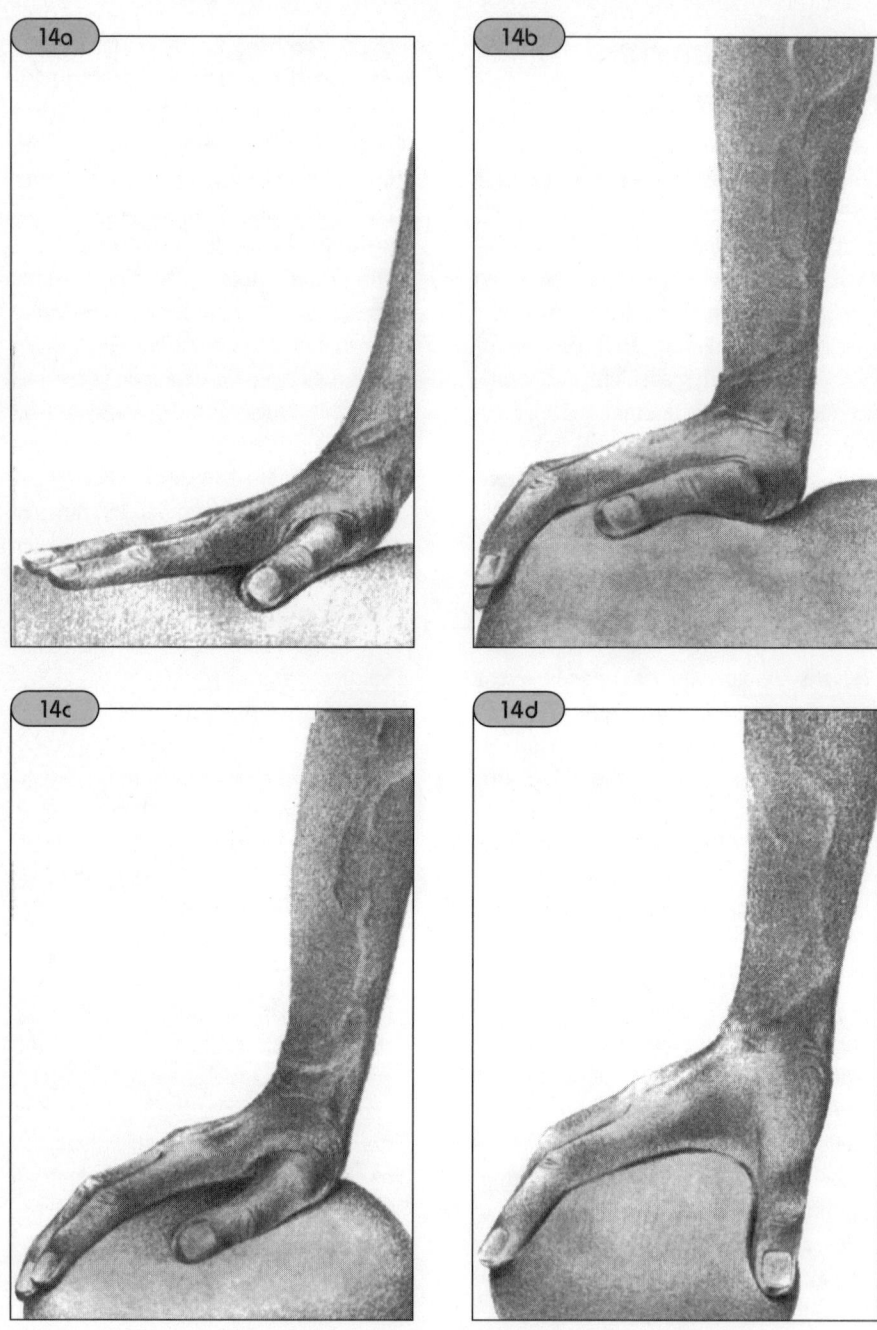

Handflächen- und Fingertechniken

Zur Shiatsu-Massage verwendet man überwiegend die Handflächen, einzelne oder mehrere Finger gleichzeitig. In manchen Fällen wird der Therapeut auch mit dem ganzen Unterarm vom Ellbogen bis zum Handgelenk oder mit den Knien Druck auf den Körper ausüben. Zur Selbstbehandlung sind die letztgenannten massiveren Anwendungen kaum geeignet.

Handflächentechnik

Die Behandlung mit einer oder beiden Handflächen wird vom Shiatsu-Fachmann am häufigsten angewendet. Dazu legt er Finger und Handflächen ganz entspannt auf die zu behandelnde Körperzone, sodass sie sich deren Form anpassen. Auf dem Rücken liegt die Hand zum Beispiel flach auf, an runden Körperteilen (wie Arme, Beine) folgt sie der Rundung des Körperabschnitts (Abb. 14 a–d).

Der Druck wird mit den gestreckten Armen ausgeübt. Dazu setzt der Therapeut oft sein Körpergewicht ein. Das gelingt am einfachsten, wenn er neben dem Patienten kniet und mit den Armen das Gewicht des Oberkörpers auf dessen Körper abstützt. Besonders gute Tiefenwirkung erzielt man, wenn man das Gewicht des ganzen Körpers einsetzt. Wie bei den Liegestützen, einer bekannten gymnastischen Übung, stützt der Therapeut seinen gestreckten Körper dabei nur mit Hand-

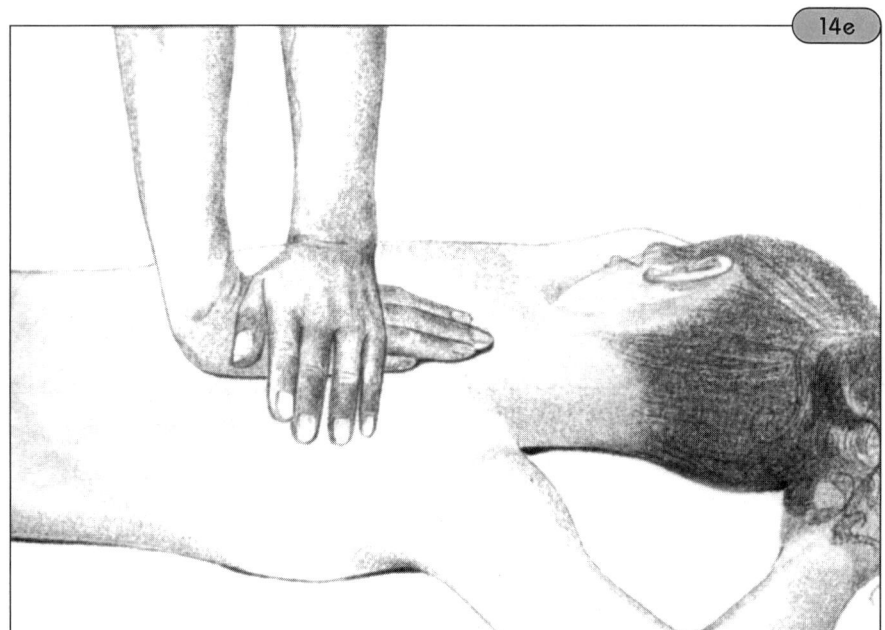

14e

flächen und Zehenspitzen ab. Die Zehen stehen auf dem Boden, die Handflächen ruhen auf dem Körper des flach am Boden liegenden Patienten. Diese Form der Behandlung wird hauptsächlich am Rücken angewendet.

Meist benötigt man zur Handflächentechnik beide Hände. Sie ruhen zunächst nebeneinander auf dem zentralen Punkt und üben gleichen Druck aus. Dann verlagert man das Gewicht auf eine Hand und streicht mit der anderen den Körper entlang. Dabei wird das Gewicht abwechselnd auf die rechte oder linke Hand verlagert. Die »ruhige« Hand wirkt tonisierend, die bewegte sediert. Manchmal wird der Druck auch mit überkreuzten

Händen ausgeübt. Dazu legt man eine Handfläche wie gewohnt auf den Körper, die zweite kreuzweise auf deren Handrücken. Auf diese Weise kann man stärkeren Druck ausüben (Abb. 14e).

Der Druck der Hände erfolgt gewöhnlich senkrecht von oben nach unten. Durch leichtes Vibrieren der Hände kann man die behandelte Zone noch besser entspannen.

Bei der **Kreistechnik** übt man mit der Handfläche nur leichten Druck aus. Dafür beschreibt man auf dem Körper im Uhrzeigersinn kleine Kreise mit der Hand. Diese Technik wird vor allem zur Behandlung an den Schulterblättern empfohlen.

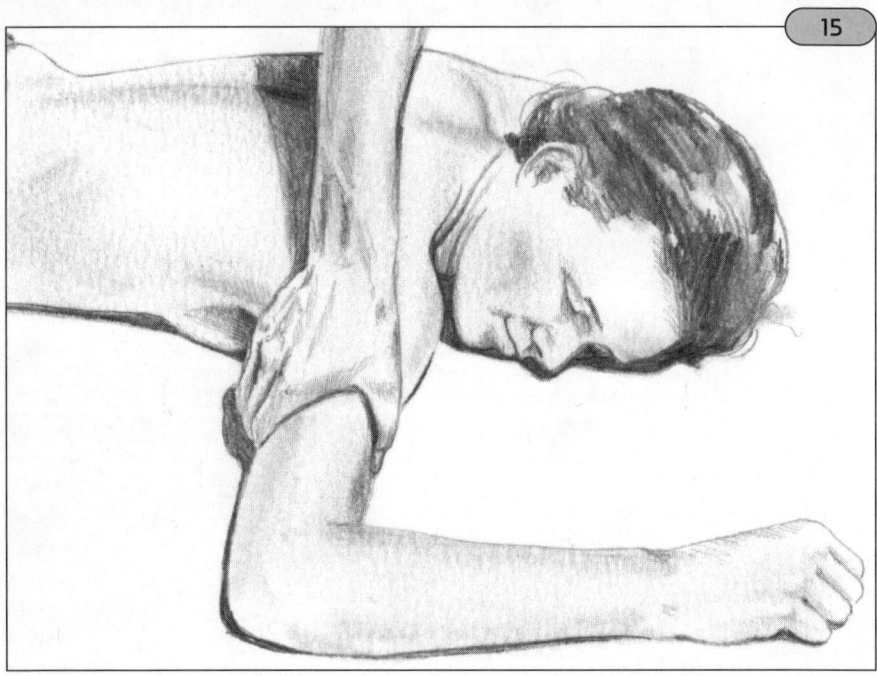

15

Zur **Reibetechnik** kombiniert man den Druck mit einer Art Reibemassage der Muskulatur. Die Handflächen ruhen dazu fest auf der Haut und reiben Stück für Stück über die Muskeln, während man die westliche Reibemassage durch kräftiges Streichen der Muskulatur durchführt.

Die **Greiftechnik** wirkt ähnlich wie Akupressur durch Druck auf bestimmte Punkte auf den Meridianen. Sie wird bevorzugt an Armen und Beinen durchgeführt. Dazu umfasst man das Glied mit einer Hand und greift unter ständig wiederholtem Druck der Handfläche daran hinunter (Abb. 15).

Die **Wellentechnik** schließlich bewährt sich vor allem zur Behandlung am Bauch, der in der asiatischen Heilkunde wegen des großen vegetativen Nerven-(Sonnen-)geflechts als Energiezentrum gilt. Im Japanischen bezeichnet man diese Region als Hara. Die Handfläche wird bei der Wellentechnik auf den Körper gelegt. In einer fließenden Bewegung verlagert man den Druck langsam von den Fingerspitzen über die Mittelhandfläche bis fast zum Handgelenk. Diese Technik entspannt die Hara-Zone ausgezeichnet und beeinflusst alle Bauchorgane günstig. Gerade die Verdauungsorgane, die heute durch seelisch-nervöse Störungen in ihren Funktionen oft beeinträchtigt werden, sprechen auf diese Technik sehr gut an (Abb. 16).

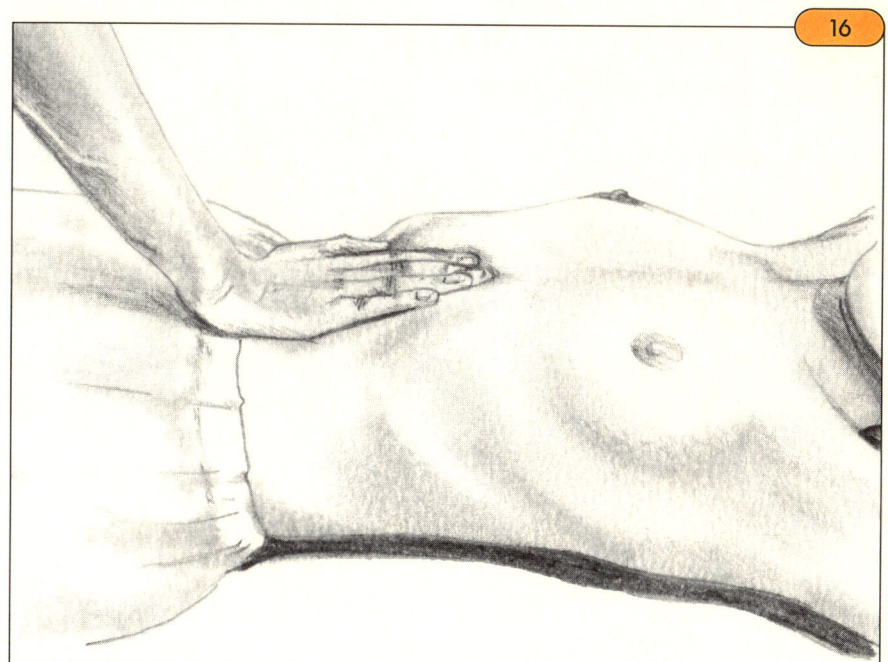

16

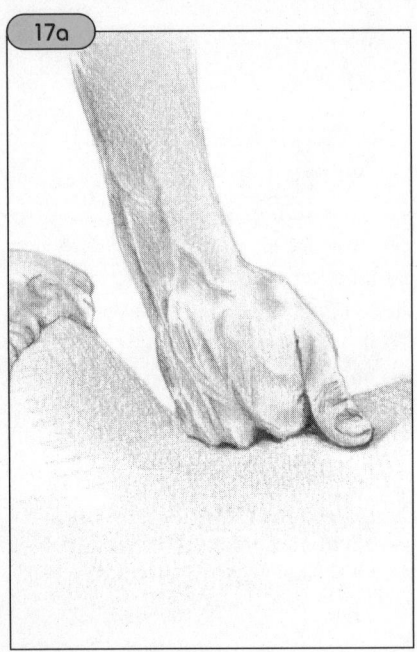

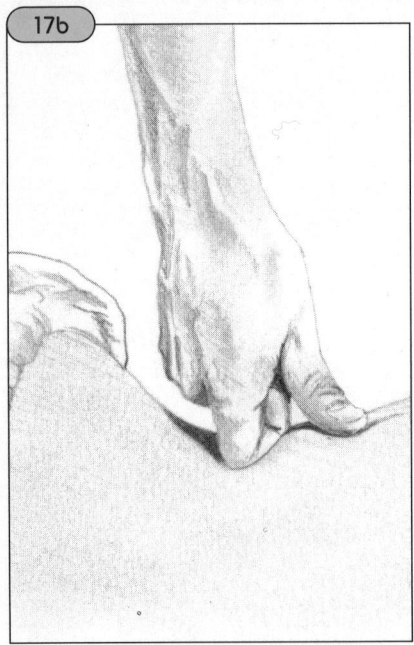

Fingertechniken

Zur Shiatsu-Therapie mit den Fingerkuppen verwendet man den Daumen allein oder zwei bis vier Finger. Gewöhnlich kniet der Therapeut dazu neben dem Patienten. Den Gegendruck mit der anderen Hand darf man dabei nicht vergessen.

Sollen tiefere Körpergebiete zwischen Muskeln und Knochen beeinflusst werden, kann man anstelle der Fingerkuppe auch den Fingernagel zum Druck verwenden. Er muss immer kurz geschnitten sein, damit die Haut nicht verletzt wird.

Zur Behandlung mit dem **Daumen** ballt man die Hand zur Faust und spreizt den Daumen ab. Die Abbildung demonstriert, wie man die Knöchel der geballten Faust und das Daumenendglied auf den Körper legt. Der Druck wird zunächst mit dem

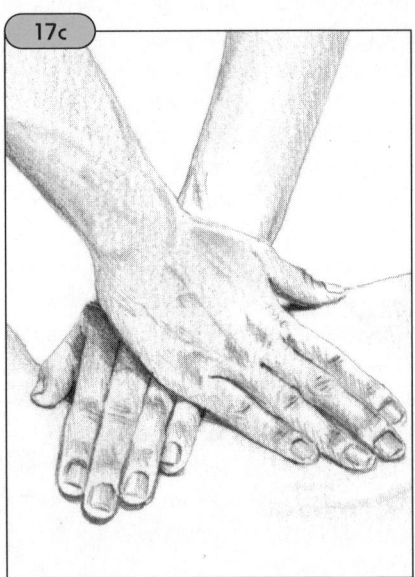

Daumen und der ganzen Faust ausgeübt (Abb. 17a).

Dann hebt man die Faust an und presst nur noch mit dem Daumen und dem Knöchel des Zeigefingers (Abb. 17b) oder mit den Knöcheln von Zeige- und Mittelfinger, wobei der Druck verstärkt wird. Der Daumen wirkt dabei sedierend, die Faust tonisierend.

Bei der **Vier-Finger-Technik** legt man die inneren End- und Mittelglieder vom Zeigefinger bis zum kleinen Finger auf die zu behandelnde Körperzone. Der Druck wird aus dem Ellbogen heraus ausgeübt. Handflächen und Daumen sollen bei der Behandlung völlig entspannt bleiben (Abb. 17c).

In gleicher Weise behandelt man mit drei Fingern. Gewöhnlich setzt der Therapeut dazu Zeige-, Mittel- und Ringfinger ein.

Zur **Zwei-Finger-Technik** biegt man den Zeigefinger um den gebogenen Daumen, der den Finger von innen abstützt. Der Druck wird mit dem Daumen und dem zweiten Glied des Zeigefingers ausgeübt (Abb. 18). Bevor man mit der Behandlung beginnt, kann man die Körperzone leicht mit Daumen und Zeigefinger kneifen (Abb. 19).

Hand- und Fingerbehandlung sind die beiden wichtigsten, am häufigsten gebrauchten Shiatsu-Techniken. Sie eignen sich auch zur Selbstbehandlung. Deshalb sollte man sie so lange üben, bis die Behandlung automatisch immer richtig abläuft. Auf andere Techniken mit speziellen Heilanzeigen, die nur der Therapeut anwenden sollte, wollen wir nicht mehr näher eingehen.

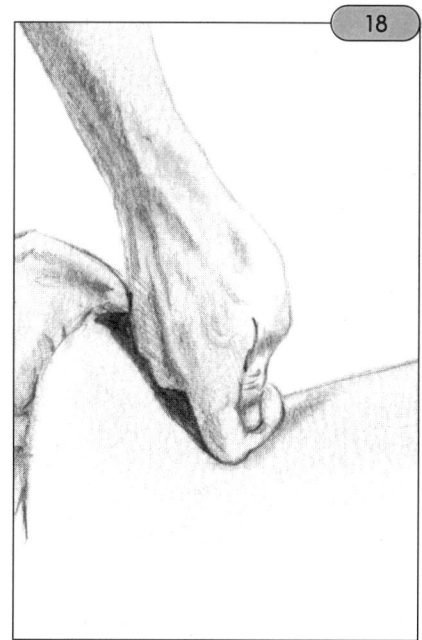

18

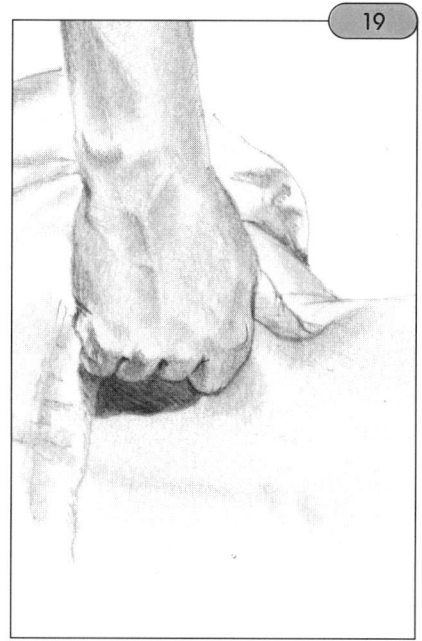

19

Die wichtigsten Druckpunkte

Bei vielen Krankheiten, insbesondere aber zur vorbeugenden Harmonisierung der Energie im Körper, empfiehlt es sich, alle Shiatsu-Punkte auf der Vorder- und Rückseite des Körpers durch Druck mit dem Daumen zu behandeln, der dazu auf der Haut kreist. Die Abbildungen veranschaulichen die Lage der wichtigsten Punkte (Abb. 20/21).

In der westlichen Medizin gilt das Rückenmark, das von der Wirbelsäule geschützt wird, als zentrale Steuerungseinheit des Körpers. Es stellt den Kontakt zwischen Organen und Gehirn her. Befehle des Gehirns an den übrigen Körper werden über das Rückenmark zu den empfindlichen Organen geleitet, Nachrichten aus dem Körper gelangen über das Rückenmark zum Gehirn oder werden sofort direkt vom Rückenmark beantwortet (Reflexe). Auch in der Shiatsu-Therapie spielt die Wirbelsäule mit dem Rückenmark eine wichtige Rolle. Die Hauptdruckpunkte zur vorbeugenden Shiatsu-Massage und zur Behandlung

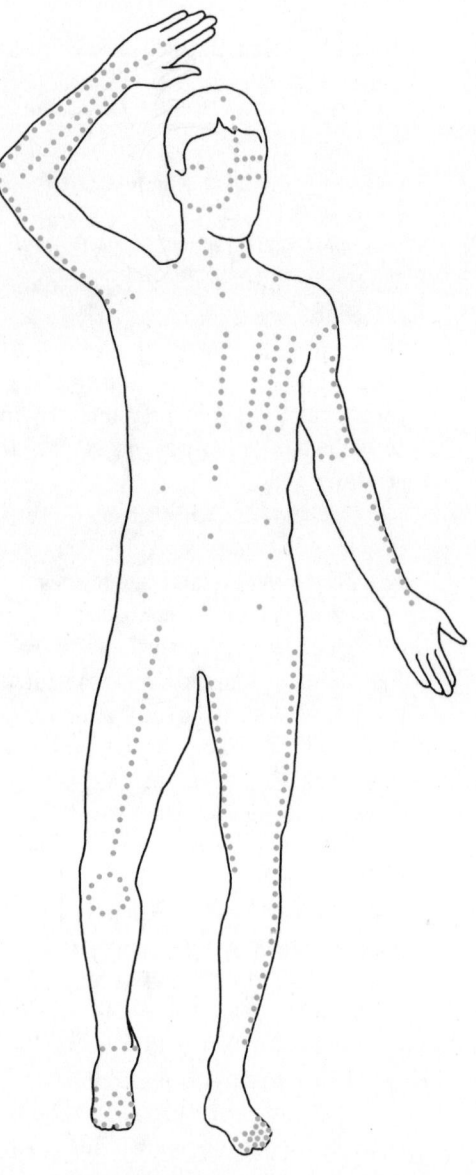

20

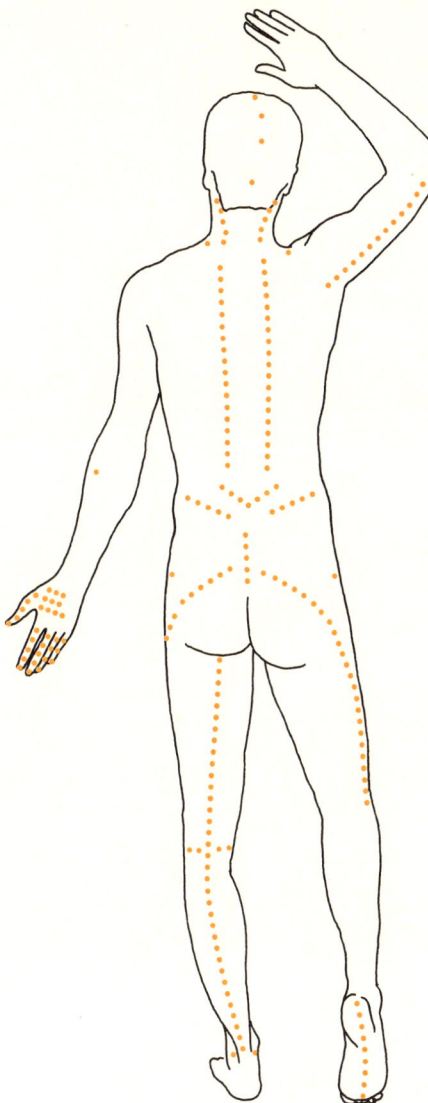

vieler Krankheiten befinden sich auf der Rückseite des Körpers seitlich der Wirbelsäule. An jeder Rückenhälfte gibt es zwölf dieser Punkte (Abb. 22).

Bei den meisten organischen Krankheiten besteht in einigen dieser Punkte ein Energiestau. Er kann nachgewiesen werden, wenn man die Punkte abtastet. Die betroffenen Hauptpunkte sind besonders druckempfindlich. Durch Reizung der Punkte wird der Energiefluss wieder in Gang gebracht, die gestörten Körperfunktionen normalisieren sich. Diese Wirkung konnte wissenschaftlich exakt von der westlichen Medizin nachgewiesen werden, beruht also nicht auf bloßer Einbildung.

In vielen Fällen kann allein die Massage der 24 Hauptpunkte am Rücken genügen, um Krankheiten vorzubeugen oder zu verbessern. Das gilt insbesondere für Rückenschmerzen, Bandscheibenverschiebungen, Ischias und steife Schultern. Zusätzlich werden durch Fernwirkung über das Nervensystem und die Regulation der Blutgefäße von den Hauptpunkten aus viele Erkrankungen behandelt, die auf den ersten Blick mit der Wirbelsäule nichts zu tun haben, etwa Krankheiten der Bauch- und Brustorgane.

Problematisch wird die Behandlung der Hauptpunkte, wenn kein Partner zur Verfügung steht, denn man kann die meisten Punkte am Rücken nicht selbst erreichen. Deshalb wurde eine spezielle Massageliege zur Shiatsu-Selbstbehandlung entwickelt. Sie besitzt elektrisch betriebene Rollen, die jeweils acht dem Daumen des Masseurs nachgebildete Fortsätze aufweisen (Fingerdruckroller). Diese Rollen passen sich selbsttätig der jeweiligen Körperform an. Um eine optimale Wirkung zu erzielen, bewegen sie sich ähnlich wie der Daumen des Masseurs auf und nieder, vor und zurück, nach links und rechts. Parallel zu den Fingerdruckrollern laufen noch Spezialrollen, welche die entsprechenden Muskeln massieren. Mit Hilfe dieser Massageliegen erzielt man also die gleiche Wirkung wie bei der Shiatsu-Massage mit der Hand, ohne auf einen Partner angewiesen zu sein. Wenn diese Anwendungen bei Krankheiten keine ausreichende Wirkung zeigen, werden zusätzlich gezielt die den schmerzenden Körperteilen am nächsten gelegenen Punkte (s. Abb. 20/21) und ganze Meridianverläufe massiert. Darauf kommen wir später zurück.

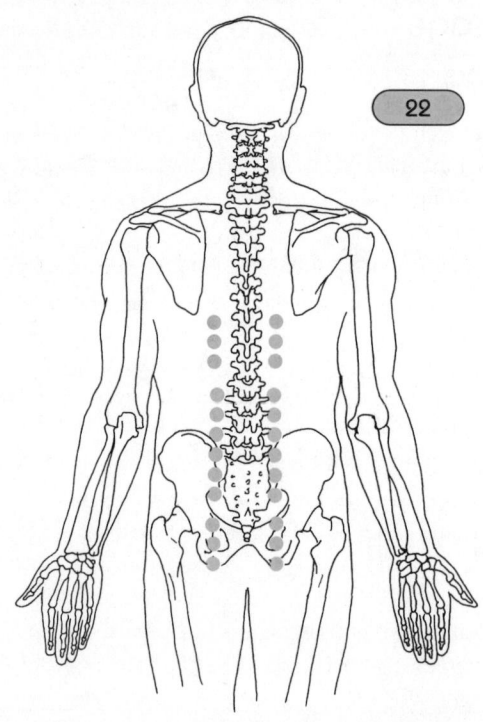

22

Partnermassage in richtiger Körperhaltung

Shiatsu-Selbstmassage wird in der Körperhaltung durchgeführt, die es dem Patienten ermöglicht, die beschriebenen Anwendungen mühelos auszuführen. Die folgenden vier Grundstellungen eignen sich teilweise zur Selbstmassage, insbesondere werden sie aber zur Shiatsu-Therapie durch den Partner oder Therapeuten empfohlen.

Partnermassage in Sitzstellung

Diese Position eignet sich vor allem zur Behandlung der Schultergegend, der Wirbelsäule und der Arme. In Asien lässt der Patient sich dazu auf die Unterschenkel nieder, die Füße liegen unter dem Gesäß. Der Partner/Therapeut kniet in der gleichen Stellung hinter ihm. Für den Europäer kann diese Position zu unbequem sein, sofern er nicht gerade durch Yoga oder ähnliche Übungen daran gewöhnt ist. Er setzt sich besser auf einen Stuhl ohne Rückenlehne, sonst können Verkrampfungen auftreten, die den Wert der Behandlung schmälern.

Einige Beispiele sollen die praktische Durchführung der Therapie in dieser Haltung veranschaulichen.

Shiatsu an den Schultern

Die rechte Handfläche liegt auf dem Rücken des Patienten über dem siebten Halswirbel, mit der linken Hand auf der Schulter des Patienten übt man den notwendigen Stützdruck aus. Durch Verlagerung des Körpergewichts auf die rechte Hand übt der Partner/Therapeut zunächst zwischen den Schulterblättern mäßigen Druck aus. Dann gleitet die Hand unter Druck auf der Wirbelsäule entlang nach unten (Abb. 23).

Beide Handflächen ruhen auf den Schultern des Patienten, die Daumen liegen abgespreizt rechts und links neben der Halswirbelsäule. Mit mäßigem Druck gleiten die Hände die Schultern hinab, während die Daumen durch Drehung der Handgelenke über die Schulterblätter nach außen streichen. In der gleichen Weise kehrt man in die Ausgangsstellung zurück (Abb. 24).

Mit der linken Hand auf der linken Schulter wird der Patient abgestützt, die rechte Hand ruht auf seiner rechten Schulter, sodass der Daumen durch Abspreizen den Rand des linken Schulterblatts erreicht. Mit dem linken Daumen massiert man mit kreisendem Druck das Schulterblatt während die rechte Hand den Patienten abstützt. Auf jeder Körperseite sollte die Anwendung einmal

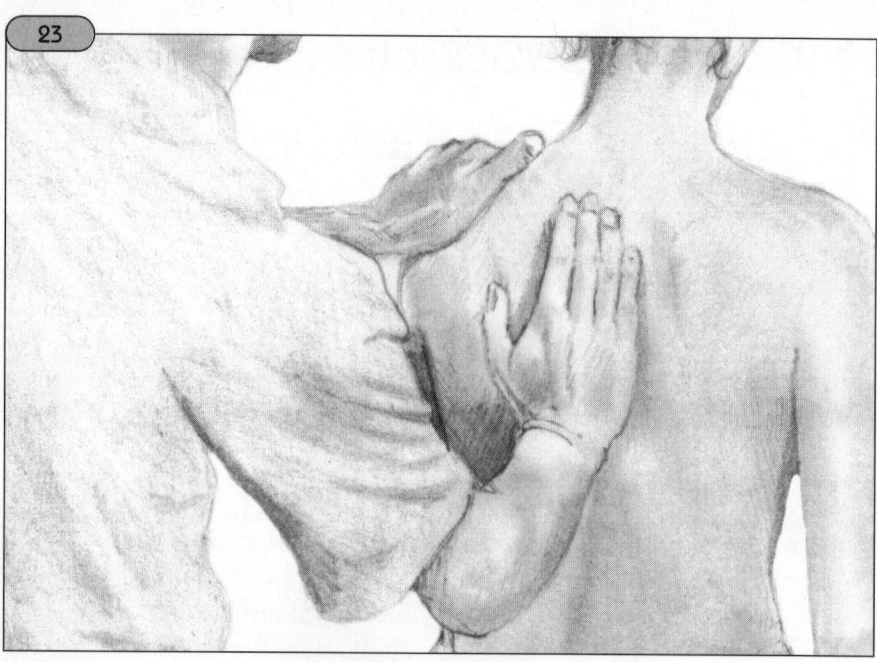

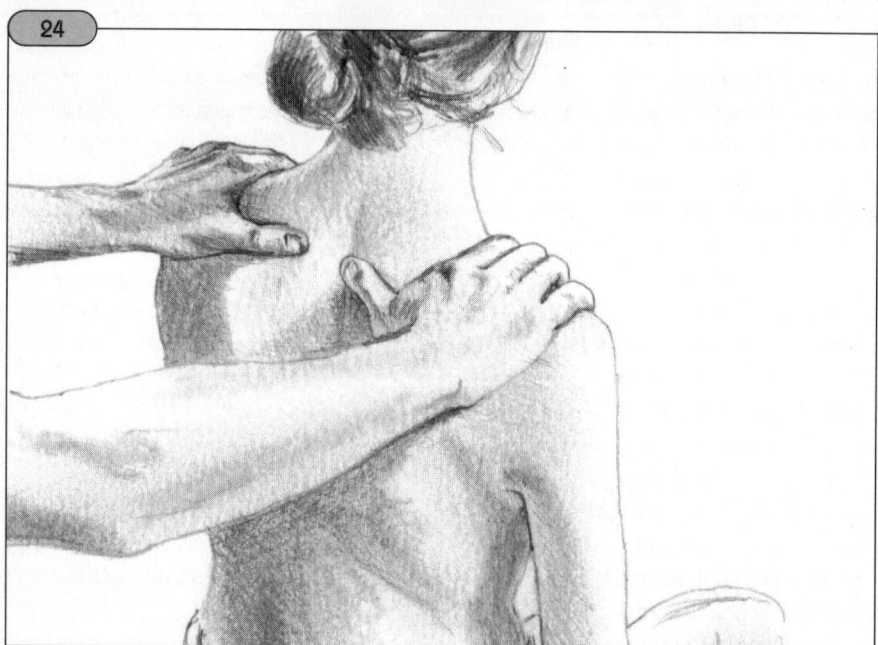

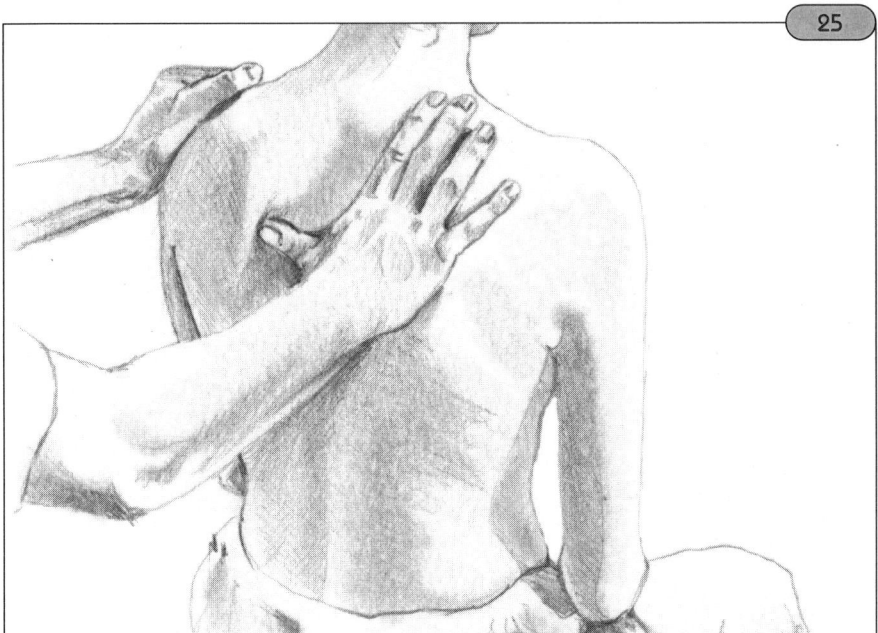

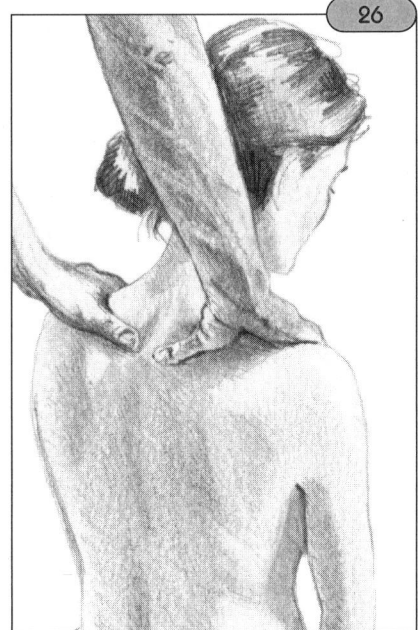

wiederholt werden (Abb. 25). Die vier Finger beider Hände ruhen auf den Schultern des Patienten, die abgespreizten Daumen liegen an der Spitze der beiden Schulterblätter. Druck übt der Partner/Therapeut in diesem Fall aus, indem er sich erhebt und das Körpergewicht dabei auf die Handflächen und Daumen verlagert (Abb. 26).

Zur »fortschreitenden Behandlung« der Schultern an der Oberseite legt man die Handflächen am Hals an, die Daumen treffen sich in der Mitte über dem Nacken. Langsam gleiten die Hände unter leichtem Druck die Schultern entlang nach außen, während die Daumen das Schultergebiet massieren. Dabei lehnt der Partner/Therapeut den Patienten mit dem Rücken gegen sein aufgestelltes Knie.

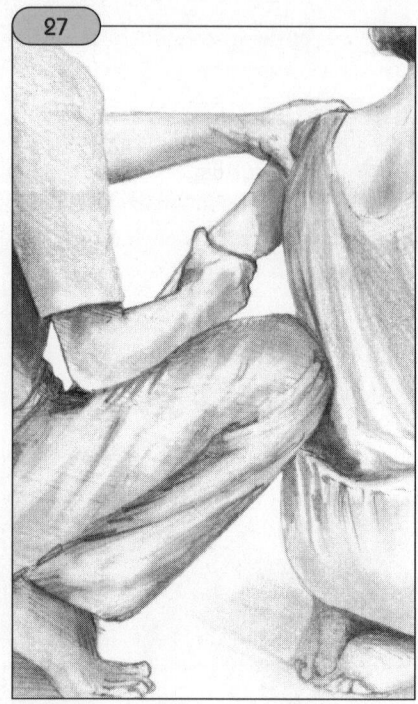

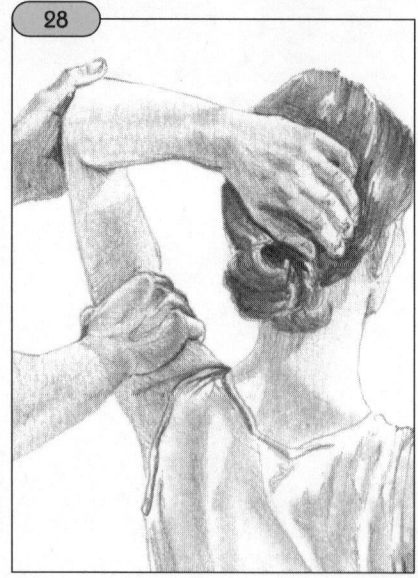

Shiatsu der Arme

Der Partner/Therapeut kniet hinter dem Patienten und stützt dessen linken Rücken mit einem Knie. Die linke Schulter fasst er mit der linken Hand. Die rechte Hand ergreift den linken Arm des Patienten und massiert ihn mit der Greiftechnik von der Schulter bis hinab zum Ellbogen. Nun wird der Ellbogen mit der rechten

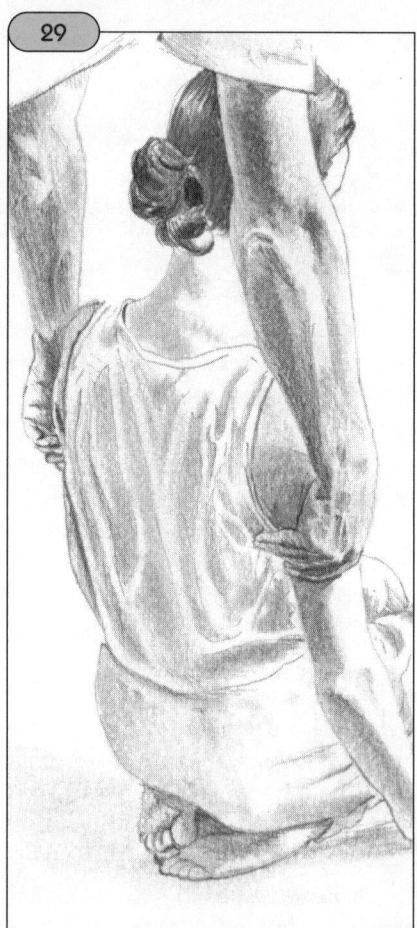

Hand gehalten und die linke Hand wiederholt die Greifmassage. Anschließend behandelt man den rechten Oberarm in gleicher Weise, insgesamt zweimal auf jeder Körperseite (Abb. 27).

Mit dem Knie stützt der Partner/Therapeut den Rücken des Patienten in der Mitte ab. Seine rechte Hand liegt auf dessen linker Schulter, die linke Hand hält den linken Arm des Patienten am Handgelenk und führt ihn langsam seitlich nach oben. Danach wird der Arm im Ellbogen abgewinkelt, sodass die Handfläche hinter dem Kopf liegt. Mit den Fingern massiert der Partner/Therapeut die Armmuskulatur. In gleicher Weise wird anschließend die rechte Körperseite behandelt (Abb. 28).

Der Partner/Therapeut steht hinter dem Patienten und fasst ihn mit beiden Händen an den Oberarmen. Mit den Fingern

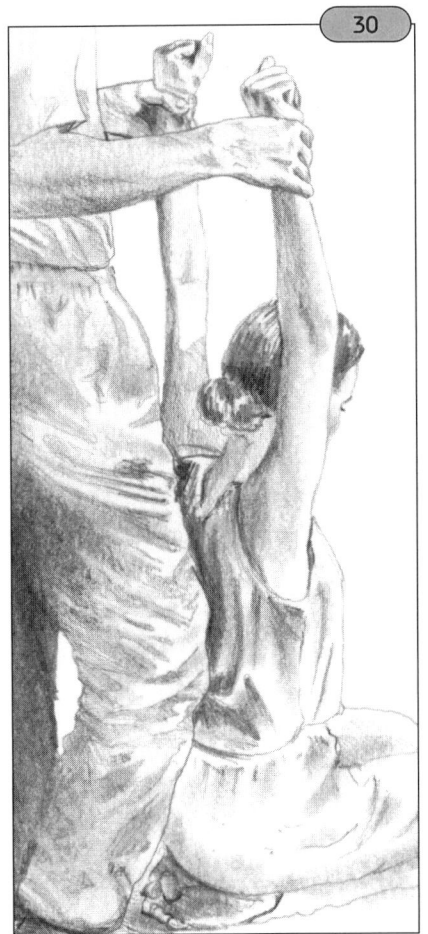

30

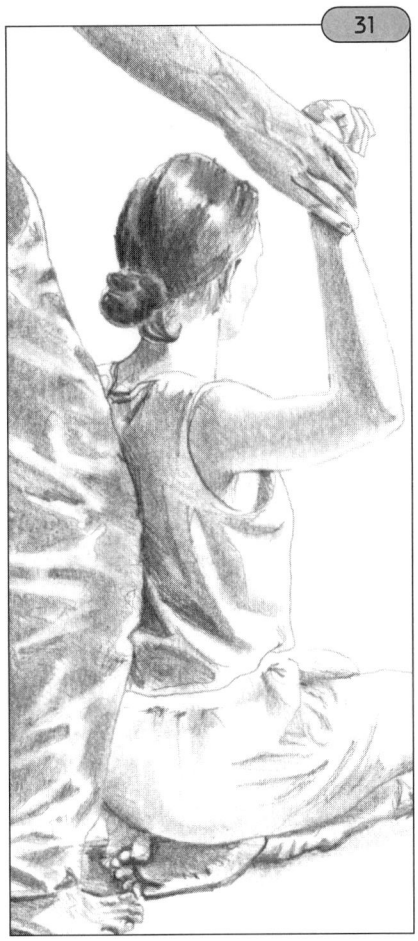

31

massiert er einige Zeit die Oberarmmuskulatur (Abb. 29). Dann stützt er den Rücken des Patienten mit einem Knie ab und bewegt dessen Arme langsam nach vorne aufwärts, bis sie senkrecht über dem Kopf erhoben sind. Dabei gleiten seine Hände die Arme entlang nach vorne bis zu den Handgelenken. Sie werden in dem Augenblick erreicht, in dem die Arme maximal über dem Kopf erhoben sind (Abb. 30). Die senkrecht nach oben gestreckten Arme lässt der Therapeut langsam seitlich nach unten gleiten, sodass die Oberarme waagrecht von den Schultern weggestreckt werden und die Unterarme in den Ellbogen nach oben abgewinkelt sind, wo der Therapeut sie an den Handgelenken hält (Abb. 31). Die Bewegung wird insgesamt dreimal durchgeführt.

Partnermassage in Seitenlage

Dazu liegt der Patient auf einer Körperseite. Zur besseren Entspannung ruht sein Kopf auf einem kleinen Stützkissen. Der Arm auf der Oberseite wird ausgestreckt und reicht bis zu den Oberschenkeln, der untere Arm soll auf der Unterlage waagrecht nach vorne gestreckt und im Ellbogen abgewinkelt werden, sodass er ein Vorkippen des Körpers verhindert.

Grundsätzlich führt man die Behandlung immer nacheinander auf beiden Seiten durch. Gewöhnlich liegt der Patient zuerst auf der rechten Seite und die linke Körperhälfte wird behandelt, dann umgekehrt. Der Partner/Therapeut kniet neben dem Patienten.

Auch hierzu sollen einige Beispiele wieder die Anwendungen veranschaulichen, die in dieser Stellung möglich sind.

Shiatsu an Schultern und Wirbelsäule

Mit einer Handfläche fasst der Partner/Therapeut den Patienten an der oben liegenden Schulter, mit der anderen greift er um dessen Hals, sodass die vier Finger hinter dem Nacken liegen, der abgespreizte Daumen aber nach vorne zum Hals zeigt. Durch sanfte Massage wird der Energiefluss in diesem Körpergebiet von oben nach unten harmonisiert (Abb. 32).

Eine Hand des Partners/Therapeuten stützt von vorne die Schulter des Patienten, die oben gelegen ist. Mit Daumen und Zeigefinger der anderen Hand behandelt er dann in der Zwei-Finger-Technik den Rücken entlang der Wirbelsäule zwischen dem ersten und siebten Halswirbel. Zusätzlich kann rund um das Schulterblatt mit der gleichen Technik kräftig gepresst werden (Abb. 33).

Mit einer Hand stützt der Partner/Therapeut den Brustkorb des Patienten. Die andere Hand behandelt durch Zwei-Finger-Technik die Wirbelsäule.

Shiatsu an den Armen

Der Rücken des Patienten wird mit beiden Knien abgestützt. Beide Hände des Partners/Therapeuten liegen auf dem Oberarm, der sich in der Seitenlage gerade auf

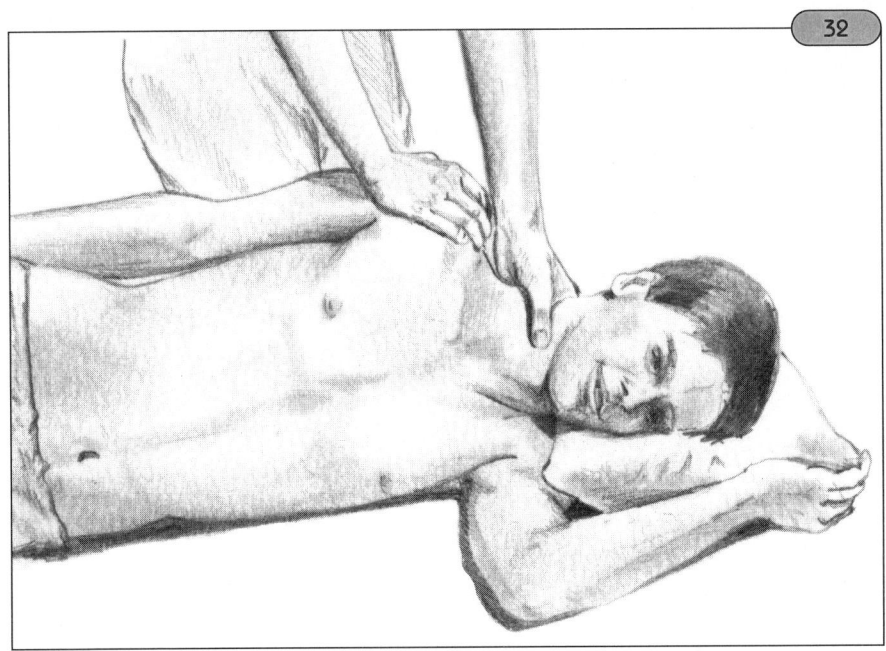

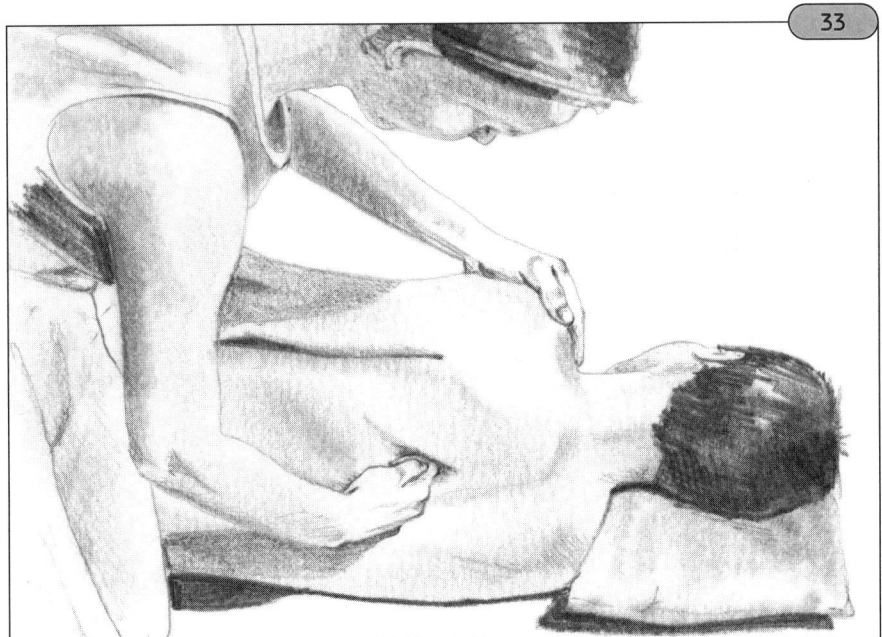

dem Körper befindet. Mit Fingern und Daumen wird die Muskulatur massiert. Danach legt man eine Hand auf die Schulter und behandelt mit der anderen den Arm von oben nach unten bis zum Handgelenk. Die Hand bleibt am Gelenk des Patienten, mit der anderen Hand wiederholt man die Behandlung von der Schulter hinab zum Gelenk (Abb. 34).

Der kniende Partner/Therapeut beugt sich nach vorne und ergreift mit beiden Händen die oben gelegene, entspannt geöffnete Hand des Patienten. Dann richtet er sich im Knien auf und nimmt Hand und Arm des Patienten dabei mit, sodass der Arm gestreckt wird und die Handfläche auf der Brust des Partners/Therapeuten liegt (Abb. 35).

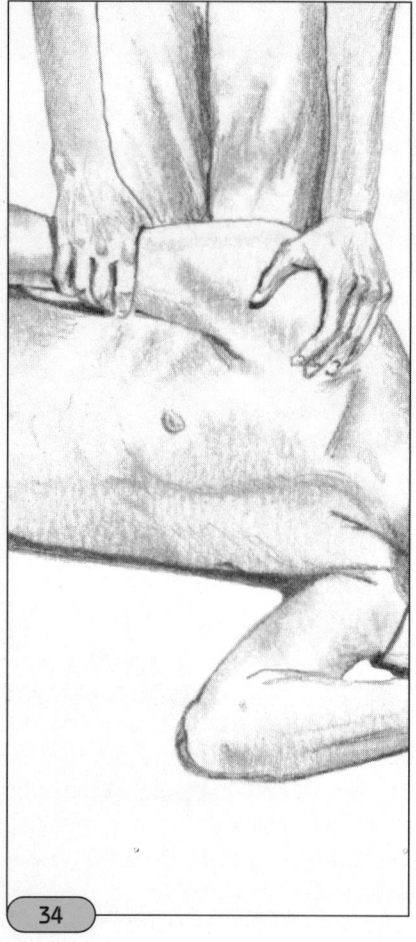

34

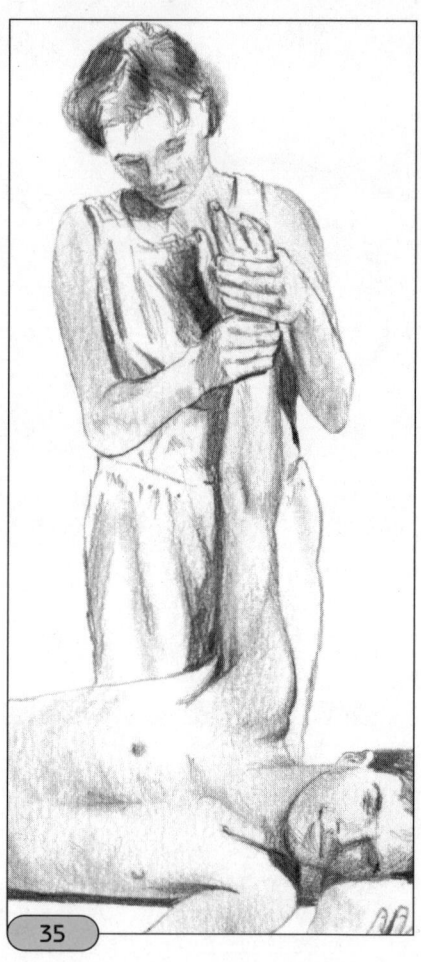

35

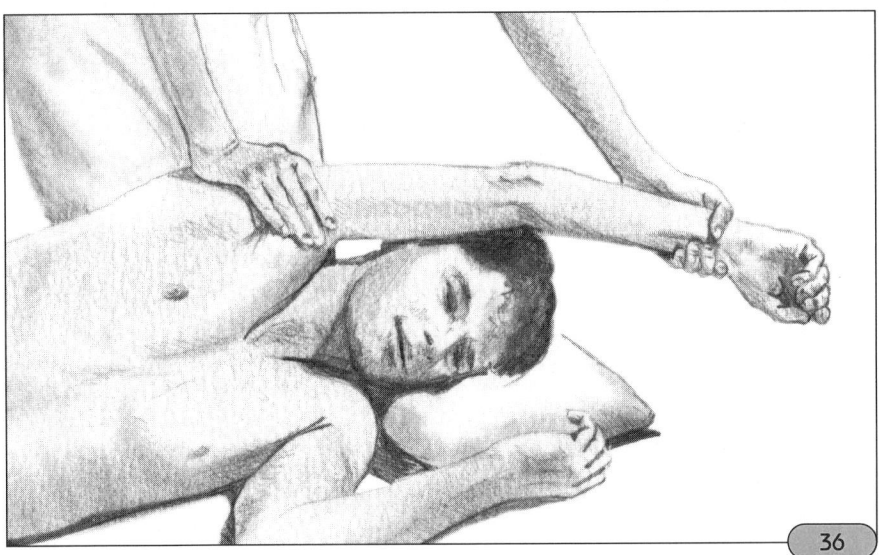

36

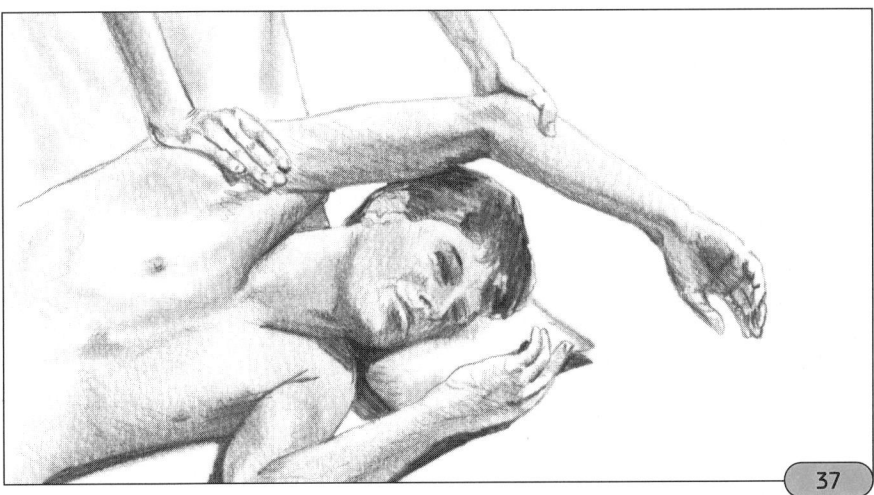

37

Anschließend wird der Arm langsam in einem weiten Bogen waagrecht über den Kopf des auf der Seite liegenden Patienten geführt. Dabei soll der Arm das Ohr berühren. Eine Hand des Partners/Therapeuten fasst dann das Handgelenk, die andere liegt in der Achselhöhle des Patienten (Abb. 36). Vom Gelenk streicht der Partner/Therapeut mit der Hand am Unterarm des Patienten entlang bis hinauf zum Ellbogen (Abb. 37).

Shiatsu an Hüften und Beinen

Der Partner/Therapeut kniet schräg hinter dem Patienten, das Gesicht in Richtung der Beine. Mit einer Hand stützt er den Körper ab. Die andere behandelt in Zwei-Finger-Technik den unteren Rücken und das Gesäß seitlich des dritten und fünften Lendenwirbels und Kreuzbeins (Abb. 38). Zum Abschluss wird die Hüfte oben mit den Daumen kräftig gedrückt. Eine Hand ruht dabei vorne und oben auf der Hüfte, die andere auf der Gesäßhälfte, die Daumen werden nach innen abgespreizt (Abb. 39).

Zur Behandlung der Beine stützt der Partner/Therapeut mit einer Hand die Hüfte des Patienten von vorne. Mit der anderen fasst er um den oben liegenden Oberschenkel. Dabei greifen die Finger an der Rückseite, der Daumen an der Vorderseite des Oberschenkels. Langsam massierend greift die Hand das Bein entlang bis zum Knie (Abb. 40). Anschließend wird der Unterschenkel vom Knie bis zum Knöchel in gleicher Weise massiert. Der Daumen liegt bei der Unterschenkelmassage aber auf der Rückseite, die vier Finger drücken entlang des Schienbeins nach unten (Abb. 41).

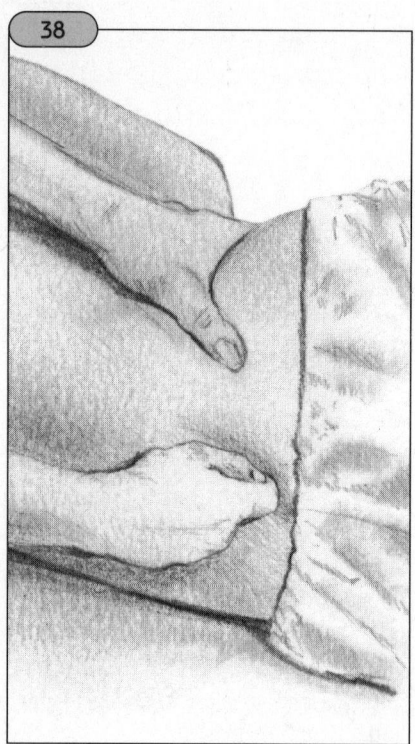

38

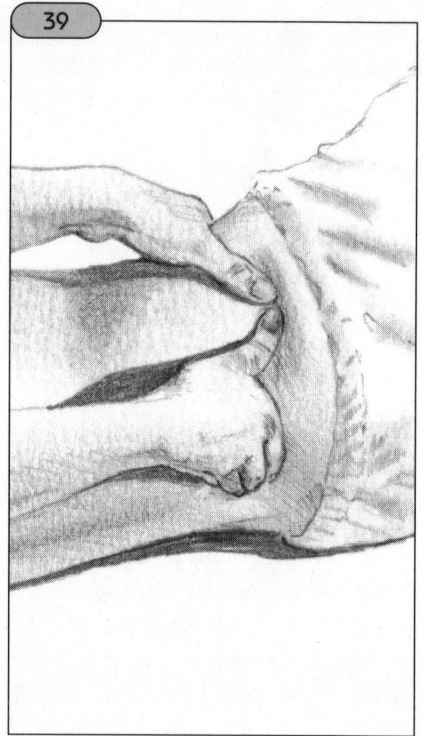

39

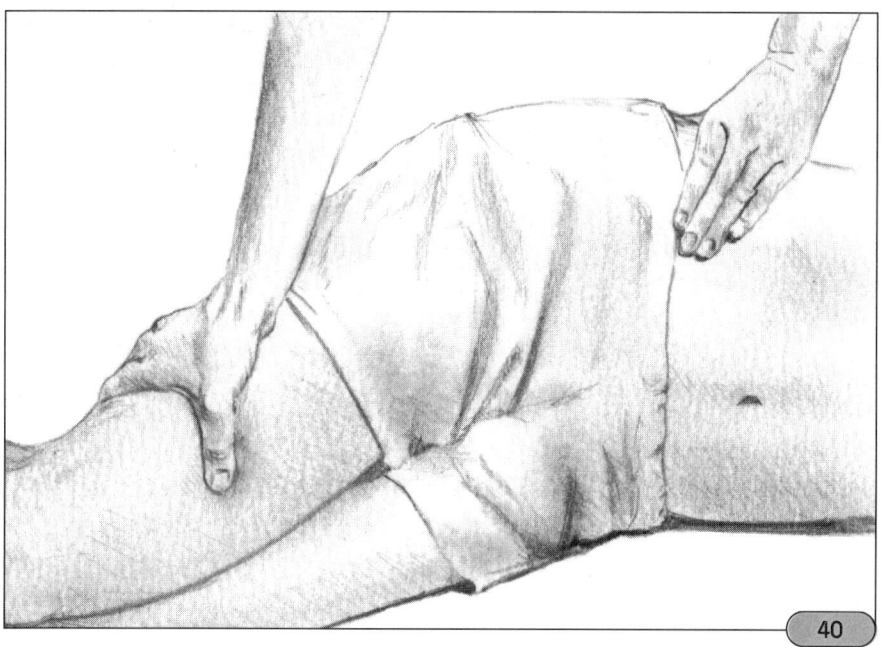

40

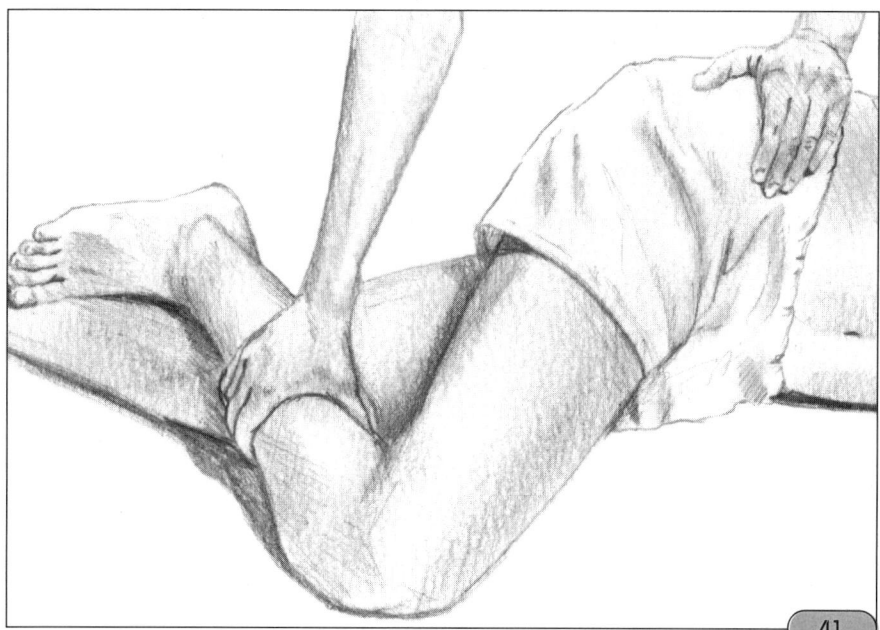

41

Ganzkörperübung in Seitenlage

Zum Abschluss wollen wir noch eine Übung zur Harmonisierung der Energie vorstellen, die etwas aus dem Rahmen der bisher für die Seitenlage beschriebenen Techniken fällt.

Der Partner/Therapeut kniet dazu quer hinter dem Rücken des Patienten. Mit einem Knie stützt er dessen Hüften, mit dem anderen den Oberkörper in der Schulterblattgegend. Eine Hand fasst den Patienten an der Schulter, die andere am Knie des oben gelegenen Beins.

Dann lehnt sich der Partner/Therapeut mit dem Oberkörper zurück, sodass der Körper des Patienten wie ein Bogen nach hinten gezogen wird. Das Bein hebt sich dabei durch den Zug an (Abb. 42). Diese Bewegung soll langsam und fließend erfolgen. In gleicher Weise kehrt man wieder in die Ausgangsstellung zurück. Anschließend stützt man die Schulter des Patienten mit der linken Hand ab und behandelt durch Zwei-Finger-Technik mit der rechten Hand seine Wirbelsäule von oben nach unten.

Nach kurzer Pause legt der Patient sich auf die andere Körperseite und die Behandlung wird entsprechend wiederholt.

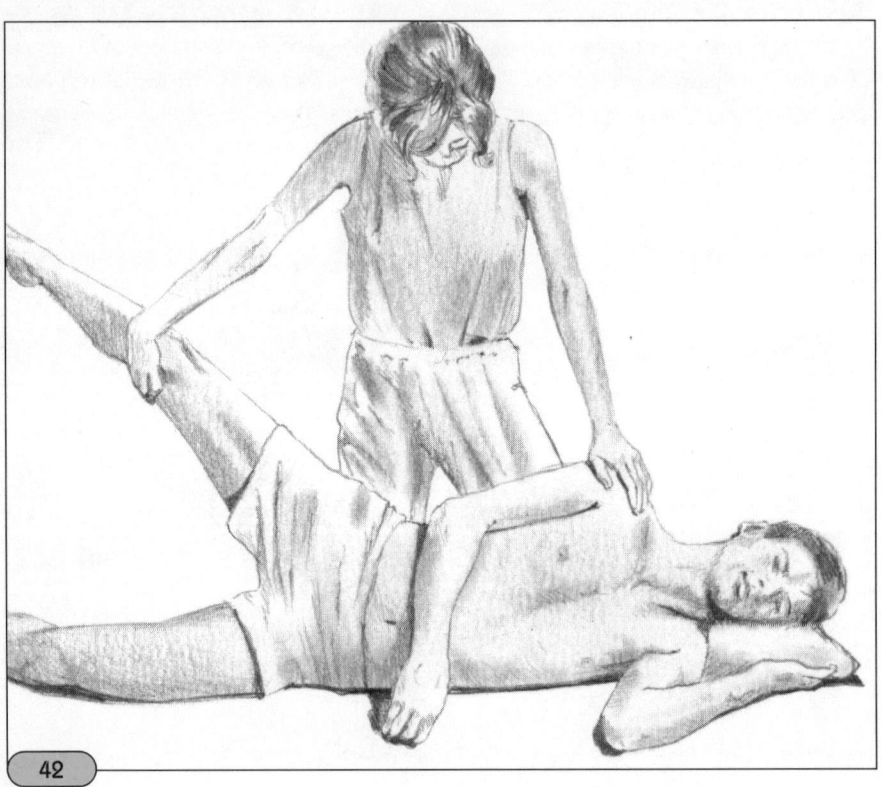

42

Partnermassage in Bauchlage

Diese Position eignet sich nicht für Patienten, die unter Erkrankungen oder Funktionsstörungen der Atmungsorgane oder des Herzens leiden. Auch wer sich beim ersten Versuch in der Bauchlage nicht wohl fühlt, sollte auf diese Stellung verzichten. In solchen Fällen erfolgt Shiatsu ersatzweise immer in Seitenlage.

Der Patient ruht auf einer nicht zu weichen Unterlage, die Arme nach vorne gestreckt, sodass sich die Hände vor dem Kopf treffen. Die Stirn liegt auf einem Kissen oder einer nicht zu weichen Nackenrolle. Im Allgemeinen kniet der Partner/Therapeut seitlich vom Patienten. Ei-

nige Beispiele sollen wieder zeigen, welche Therapiemöglichkeiten diese Stellung bietet.

Shiatsu am Hinterkopf und Rücken

Der Partner/Therapeut umfasst mit beiden Händen den Hinterkopf des Patienten, sodass die Finger den Kopf seitlich stützen und die beiden Daumen sich in der Mitte des Hinterkopfs treffen. Zum Drücken werden die Daumen aufeinander gelegt. Der Druck soll kräftig auf die Mitte des Hinterkopfs erfolgen, damit die hier verlaufenden Meridiane erreicht werden (Abb. 43). Anschließend fasst der Partner/Therapeut mit der linken Hand stützend die linke Schulter des Patienten

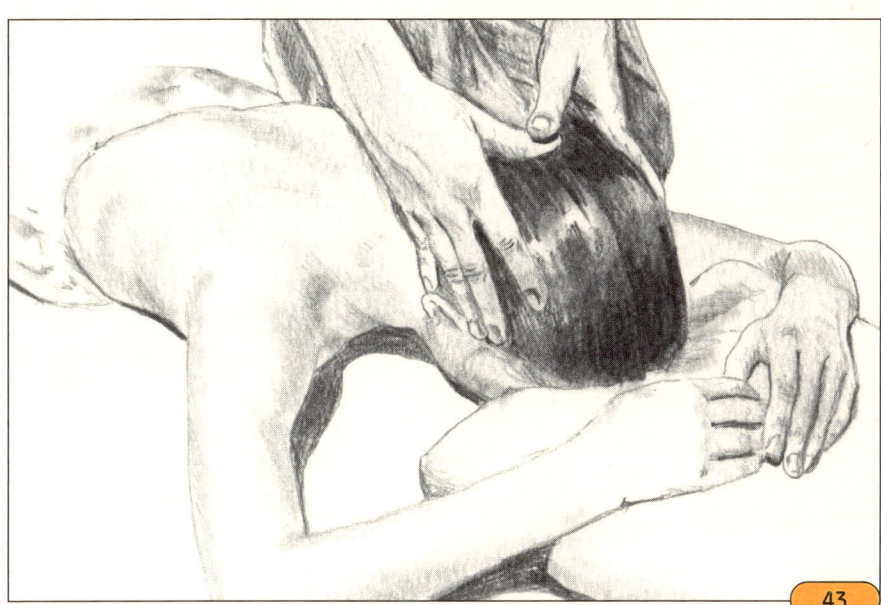

43

und behandelt mit der rechten Hand dessen Nacken. Der abgespreizte Daumen und die vier Finger umfassen und massieren ihn von oben nach unten.

Danach stützt der Partner/Therapeut die linke Schulter des Patienten mit seiner rechten Hand, während die linke Hand von der Schulter abwärts den linken Oberarm behandelt. Zum Abschluss legt der Therapeut seine Hände auf die Schultern des Patienten und übt mit den Handflächen gleichzeitig kräftigen Druck nach unten aus.

Zur Shiatsu-Therapie am Rücken in Bauchlage wird das Kopfkissen entfernt. Der Patient dreht den Kopf zur Seite, beide Schultern liegen flach auf der Unterlage. Zunächst reibt der Partner/Therapeut mit der rechten Hand sanft über die Wirbelsäule. Dann wird die linke Handfläche kreuzweise auf den rechten Handrücken gelegt. Man presst im Rhythmus der Atmung, also Druck beim Ausatmen, Lockerung bei der Einatmung. Auf diese Weise behandelt man Schritt für Schritt die gesamte Wirbelsäule vom Nacken bis hinunter zum Kreuzbein (Abb. 44). Anschließend legt der Partner/Therapeut eine Hand quer zwischen die Schulterblätter des Patienten. Mit der anderen Hand behandelt er in Zwei-Finger-Technik zuerst die rechte, dann die linke Rückenhälfte, beginnend beim ersten Brustwirbel bis hinab zum zweiten Lendenwirbel (Abb. 45a). Anschließend wird gleichzeitig rechts und links der Wirbelsäule das gleiche Gebiet mit beiden Daumen massiert. Zum Schluss drückt man mit der linken Hand wieder zwischen den Schulterblättern auf den Rücken und behandelt die Wirbelsäule vom ersten Brustwirbel bis zum zweiten Lendenwirbel hinab mit den unteren Ballen der rechten Handfläche (Abb. 45b).

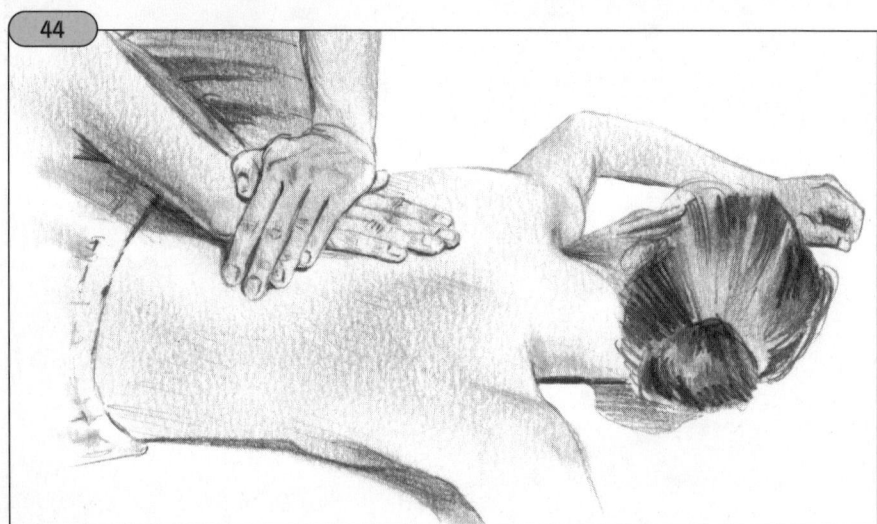
44

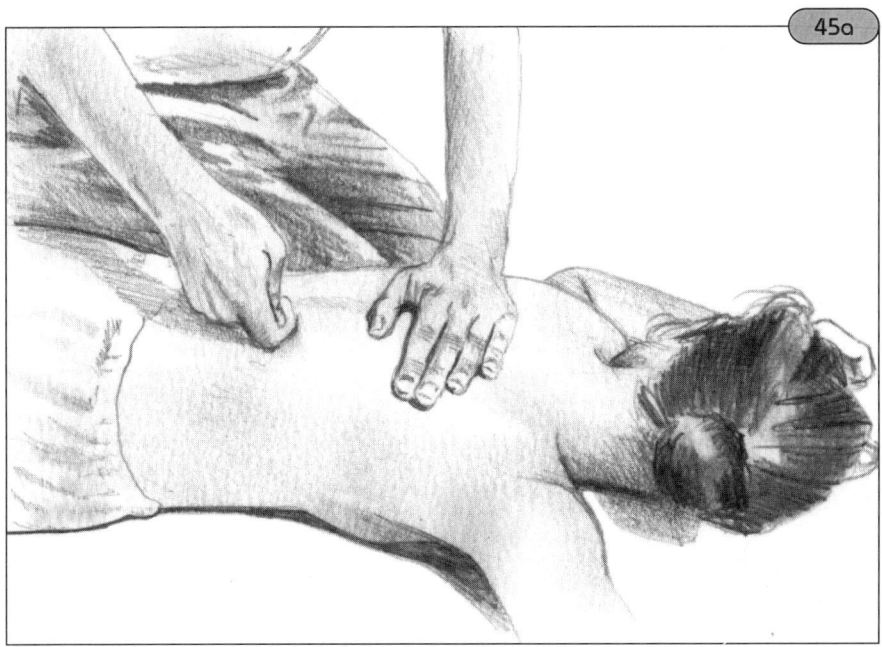

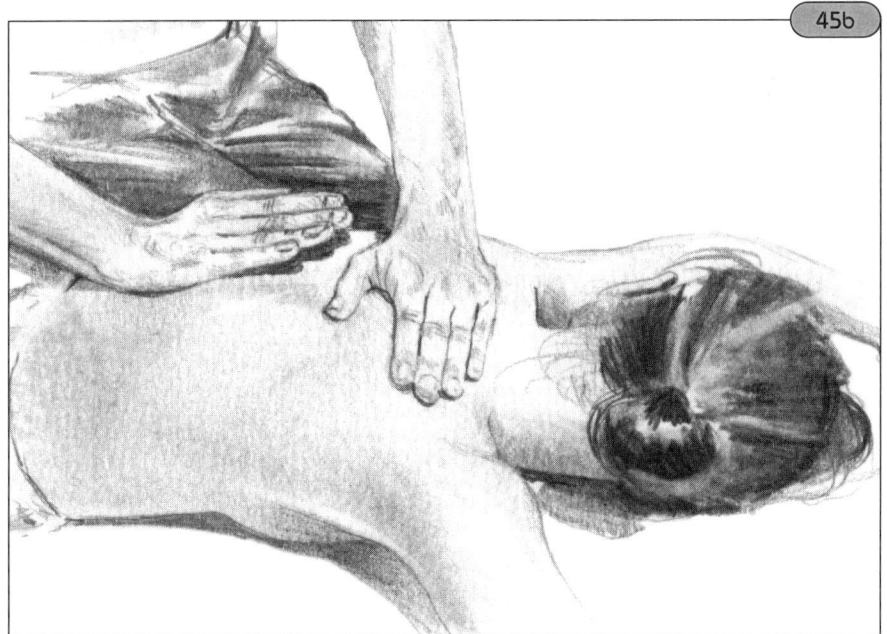

Shiatsu an Hüften und Beinen

Die Behandlung der Hüftgegend zwischen dem zweiten und vierten Lendenwirbel kann unter Umständen sehr schmerzhaft sein, weil hier häufig Schäden an der Wirbelsäule (Subluxation) bestehen. Deshalb empfiehlt es sich, beiderseits der unteren Wirbelsäule nur langsam mit den Daumen ohne Druck die Hüftgegend zu behandeln.

Wenn krankhafte Veränderungen an der Lendenwirbelsäule mit Sicherheit ausgeschlossen werden können, darf an der Hüfte auch sanfter Druck ausgeübt werden. Dazu legt man den Daumen auf den Yin-Punkt rechts neben der Wirbelsäule in Hüfthöhe, während Handfläche und Finger der rechten Hand um die Hüfte herumgreifen. Die linke Handfläche legt der Partner/Therapeut links von der Wirbelsäule in Hüfthöhe flach auf

den Yang-Punkt. Druck wird mit dem Daumen nur auf den Yin-Punkt ausgeübt (Abb. 46). Durch Druck neben dem Kreuzbein kann man vor allem den Dünndarm- und den Dickdarmmeridian günstig beeinflussen. Dazu legt man die linke Handfläche in der Hüftgegend flach auf den Rücken. Mit der rechten Hand behandelt man in Zwei-Finger-Technik auf dem Gesäß rechts und links vom Kreuzbein die beiden Energiemeridiane (Abb. 47).

In Bauchlage können auch die Rückseiten der Beine behandelt werden. Dazu legt der Partner/Therapeut seine linke Handfläche in der Hüftgegend seitlich der Wirbelsäule auf die rechte Hälfte des Rückens. Die rechte Handfläche massiert dann in der Greiftechnik die Rückseite des rechten Oberschenkels vom Gesäß abwärts bis zur Kniekehle. In gleicher Weise wird anschließend der andere Oberschenkel behandelt (Abb. 48). Dann führt man die auf dem unteren Rücken ruhende linke Hand-

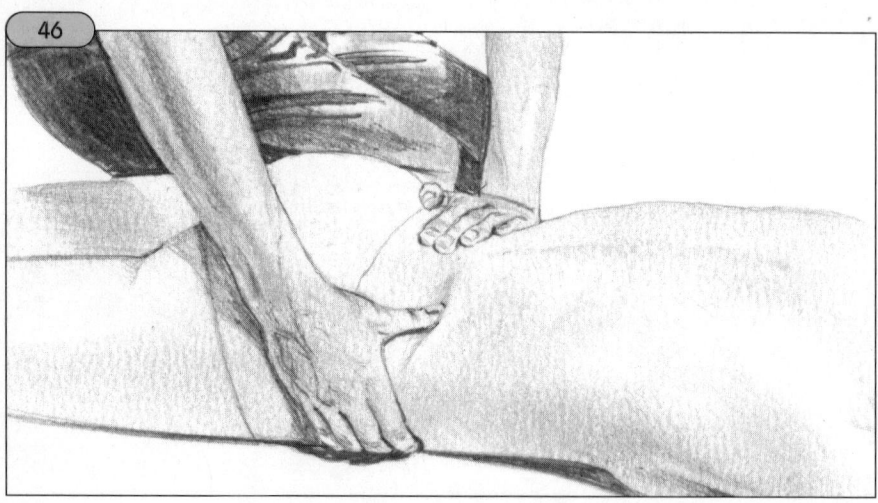

46

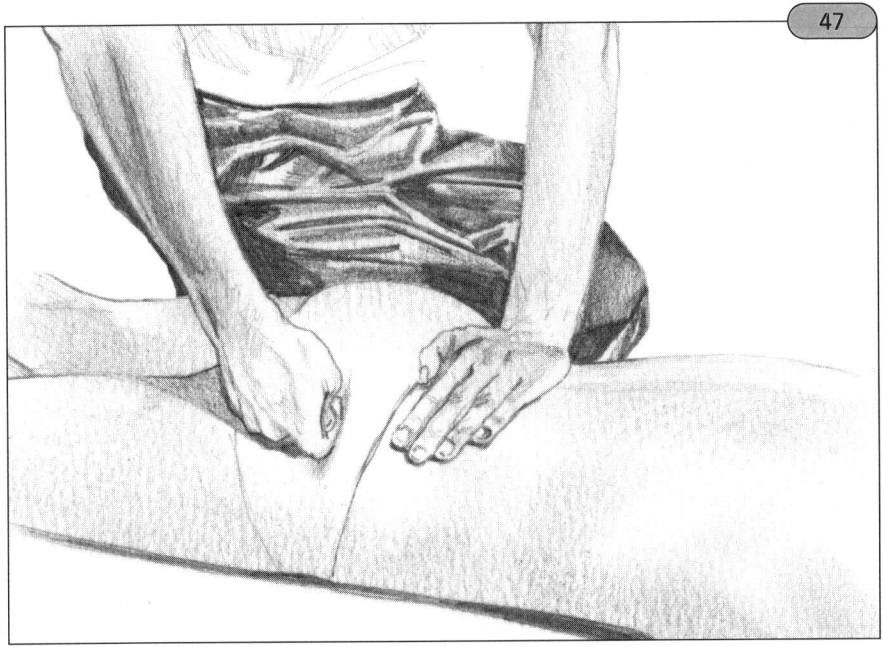

47

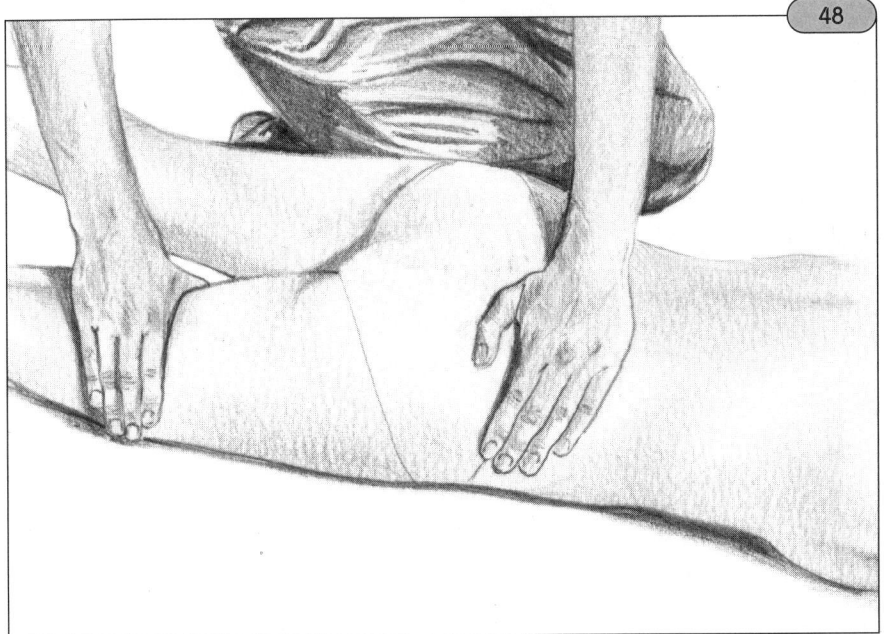

48

fläche langsam abwärts über das Gesäß zum Oberschenkel und massiert – jetzt mit beiden Händen gleichzeitig – von oben nach unten zuerst die Rückseite des rechten Oberschenkels, dann die des linken durch Greiftechnik (Abb. 49).

Zur weiteren Therapie presst der Partner/Therapeut gleichzeitig beide Fäuste kräftig in die Mitte der Fußsohlen. Dann greift er an beiden Unterschenkeln gleichzeitig, von den Füßen aufwärts bis zu den Kniekehlen, mit den Handflächen die hier verlaufenden Energiemeridiane ab (Abb. 50).

Zum Abschluss wird mit mäßigem Reiben über die Knie empor an den Rückseiten beider Oberschenkel gleichzeitig zu den Hüften massiert.

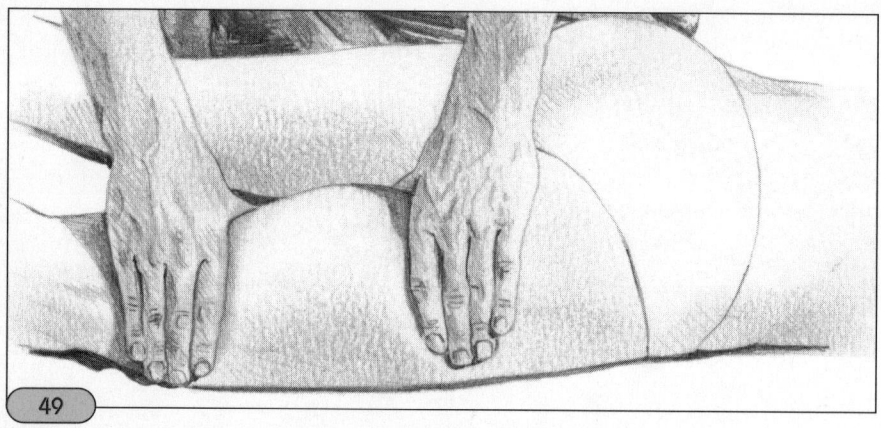

49

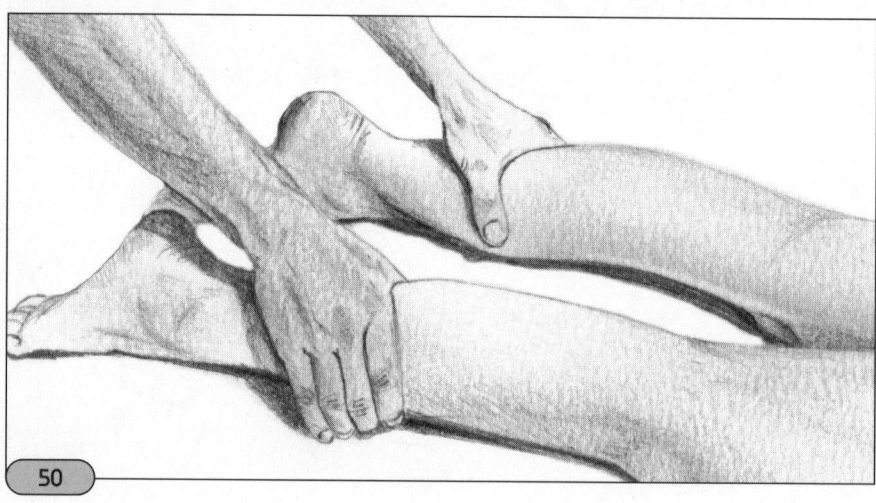

50

Partnermassage in Rückenlage

Diese Position ist sehr wichtig, weil dabei das Energiezentrum im Bauch (Hara) beeinflusst werden kann. Der Patient liegt entspannt auf dem Rücken, die Arme ruhen seitlich vom Körper auf der nicht zu weichen Unterlage; unter den Kopf kommt ein kleines, hartes Kissen.

Der Partner/Therapeut kniet im Allgemeinen seitlich vom Patienten, etwa in Höhe der Körpermitte. Wir wollen anhand einiger Beispiele auch die Anwendung der verschiedenen Techniken in dieser Stellung demonstrieren.

Shiatsu am Bauch

Drei Finger der rechten Hand legt der Partner/Therapeut auf den Oberbauch (Sonnengeflecht), Daumen und Kleinfinger werden abgespreizt, aufgelegt, der untere Handballen liegt auf dem Nabel. Der Patient atmet zweimal tief. Dabei presst der Partner/Therapeut leicht mit allen fünf Fingern.

Dann gleitet seine rechte Hand hinunter zum Unterbauch, und die Handfläche der linken wird quer darüber auf das Sonnengeflecht gelegt. Gleichzeitig verlagert er sein Körpergewicht auf beide Hände. Dadurch werden zahlreiche Energiemeridiane auf einmal beeinflusst, unter an-

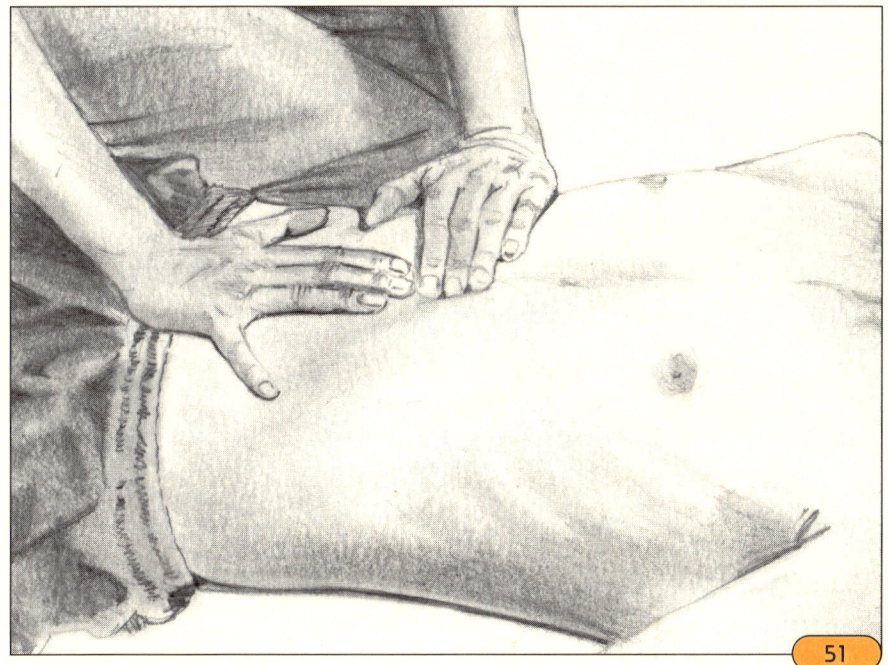

51

derem Leber-, Gallenblasen-, Magen-, Nieren-, Harnblasen-, Herz- und Lungenmeridian (Abb. 51). Zur Shiatsu-Therapie am Unterbauch setzt der Partner/Therapeut die Drei-Finger-Technik (Zeige-, Mittel-, Ringfinger) ein. Die linke Handfläche liegt quer auf dem Oberbauch. Zunächst setzt man die drei Finger auf dem Nabel an und presst mit den Fingerkuppen, um den Milzmeridian zu harmonisieren. Dann drückt man etwas weiter unten auf den Nierenmeridian und noch tiefer auf den Harnblasenmeridian. Die Finger weichen nun ein wenig nach links von der Körpermitte ab und drücken auf den Dünndarmmeridian. Noch etwas weiter links befindet sich die nächste Druckstelle, über die man den Dickdarmmeridian beeinflusst. Schließlich wird

rechts unterhalb des Nabels auf den zweiten Punkt des Dickdarmmeridians gepresst (Abb. 52). Der Partner/Therapeut legt beide Handflächen so auf den Bauch, dass die linke oberhalb, die rechte unterhalb des Nabels in Bauchmitte ruht. Die Daumen berühren sich über dem Nabel, die Hände üben sanften Druck auf den Bauch aus (Abb. 53). Danach umfasst man mit beiden Händen in Höhe des unteren Rippenbogens mit den Handflächen und je vier Fingern den Leib des Patienten. Die Daumen zeigen nach innen und folgen den Rippenbögen. Mit Daumen und Händen übt man mäßigen Druck aus (Abb. 54). Dann gleitet man mit den Handflächen an der Seite und den Daumen auf der Bauchdecke hinunter bis zum Beckenknochen.

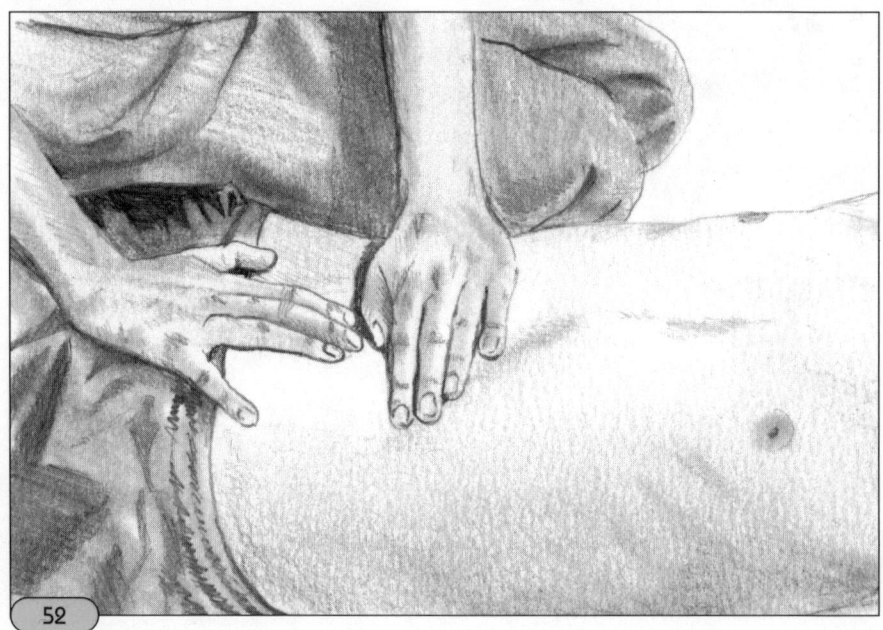

52

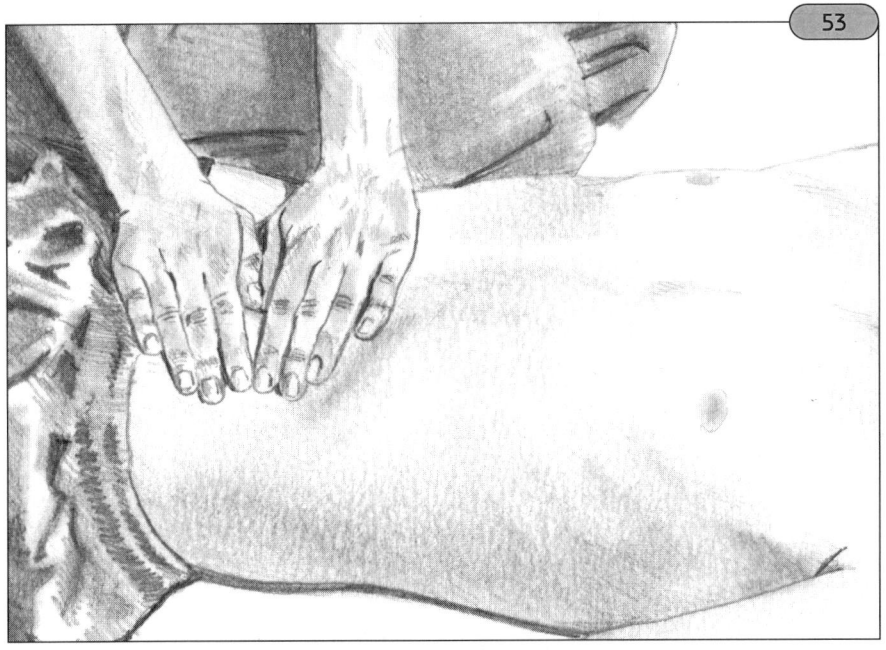

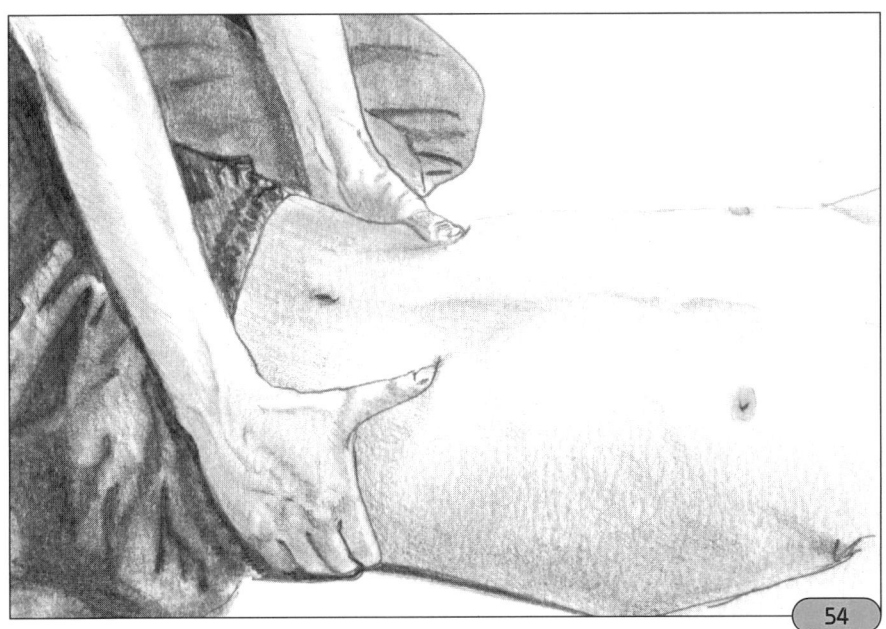

Shiatsu am Kopf
und am Nacken

Der Kopf des Patienten ruht auf einem Kissen. Mit der linken Hand stützt der Partner/Therapeut den Hinterkopf und den Nacken. Die rechte Hand wird auf den vorderen Schädel und auf die Stirn gelegt, dabei reichen die vier Fingerkuppen bis an die Augenbrauen. Der Partner/Therapeut lehnt sich zurück, um durch sanften Zug mit seinem Körpergewicht die Halswirbelsäule zu strecken (Abb. 55).

Zur Gesichtsbehandlung bedeckt der Partner/Therapeut mit den vier Fingern seiner beiden Hände die Augenlider des Patienten, die Handflächen ruhen auf den Schläfen. In dieser Haltung zählt er von eins bis zehn (Abb. 56). Dann dreht er beide Hände so in den Gelenken, dass die Handflächen und vier Finger Schläfen und Wangen bedecken und die Daumen an der Nasenwurzel zusammentreffen. Auch hier verweilt man kurze Zeit, ehe man beide Hände gleichzeitig etwas nach unten gleiten lässt, bis die Daumen unterhalb der Augen die Nasenflügel berühren (Abb. 57). Unter den Augen führt man die Daumen unter sanftem Druck seitlich weg zu den Schläfen, die vier Finger liegen jetzt unterhalb der Ohren auf den Kinnladen (Abb. 58). Anschließend führt man beide Handflächen wieder so

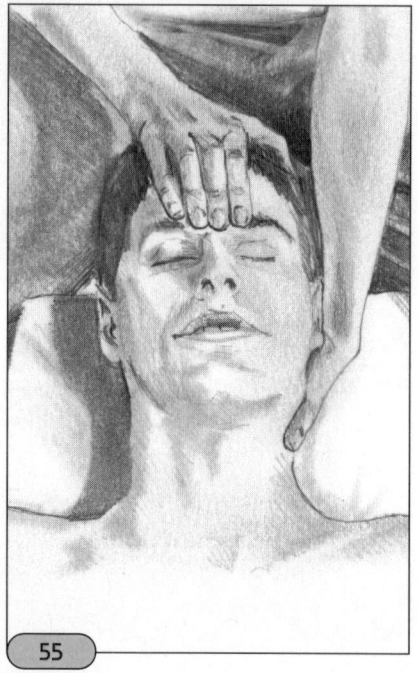

55

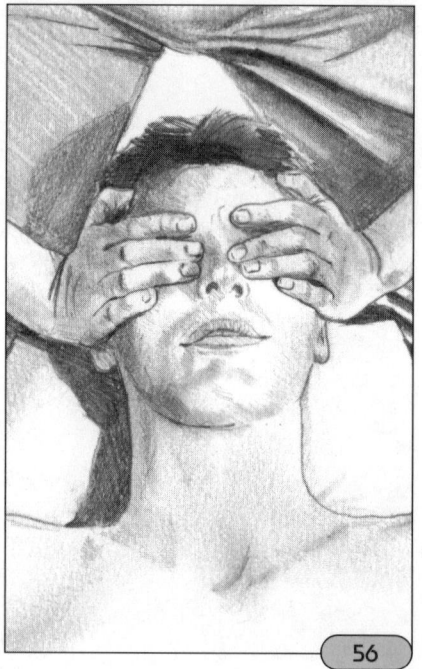

56

weit auf dem Gesicht hinauf, dass die Kuppen der vier Finger rechts und links von der Nase des Patienten liegen. Die Daumen ruhen dabei abgespreizt auf den Augenbrauen (Abb. 59). Langsam gleiten Finger und Handflächen jetzt unter leichtem Druck über die Wangenknochen nach unten, bis sie unter dem Kinn zusammentreffen. Die beiden Daumen liegen dabei auf dem Kinn, sodass es gewissermaßen zwischen Daumen und Fingern eingeklemmt wird (Abb. 60). Aus dieser Stellung heraus führt man die Daumen gleichzeitig von den Mundwinkeln über die unteren Wangen in Richtung Ohren.

Zum Abschluss gleiten die Fingerflächen an den beiden Seiten des Gesichts wieder empor zu den Schläfen und die Daumen treffen sich auf der Stirn über den Augenbrauen. Die Bewegung wird nach oben fortgesetzt, wobei die Daumen die Stirn bis zum Haaransatz massieren. Die Anwendung am Gesicht endet, indem die Daumen am Haaransatz auseinander geführt werden und die Fingerflächen langsam über den seitlichen Kopf nach unten gleiten (Abb. 61). Zur Behandlung des Nackens kniet der Partner/Therapeut hinter dem Kopf des Patienten. Das Kissen wird noch nicht entfernt. Von beiden Seiten schiebt er die vier Finger in den Nacken. Dabei stützen die Handflächen den Kopf seitlich, die Daumen liegen auf den Wangen. Der Kopf wird sanft, aber fest

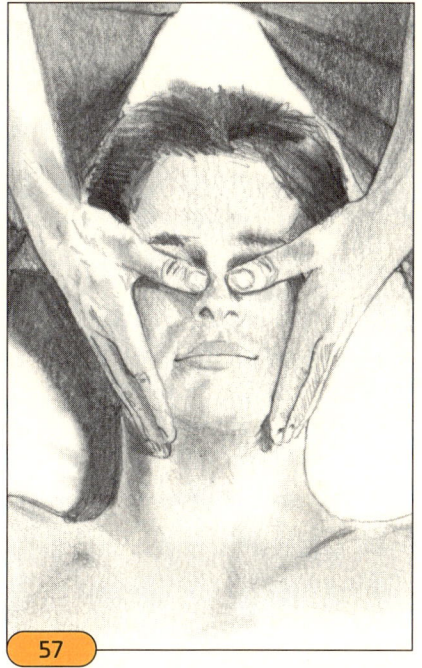

57

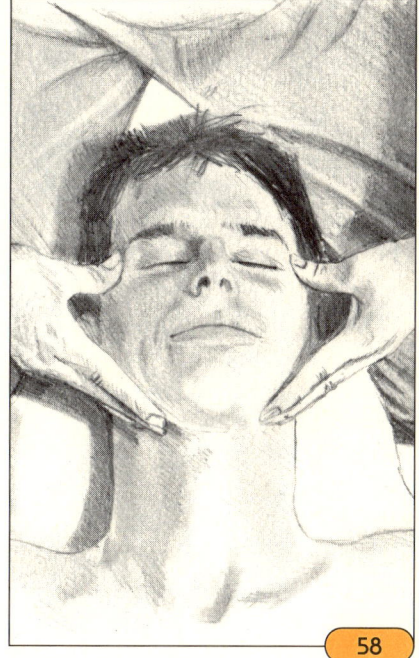

58

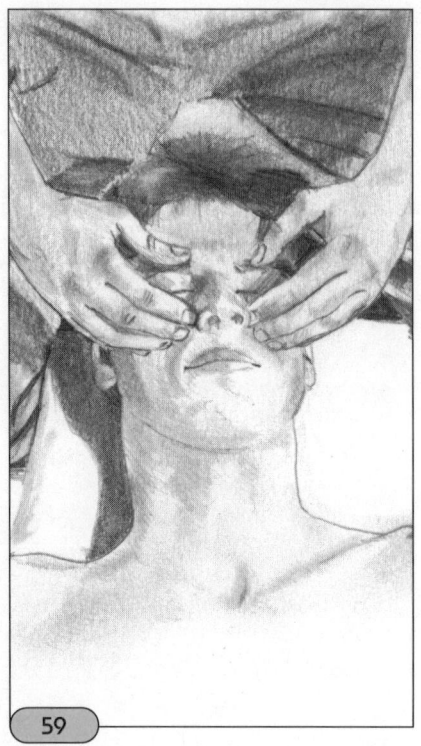

59

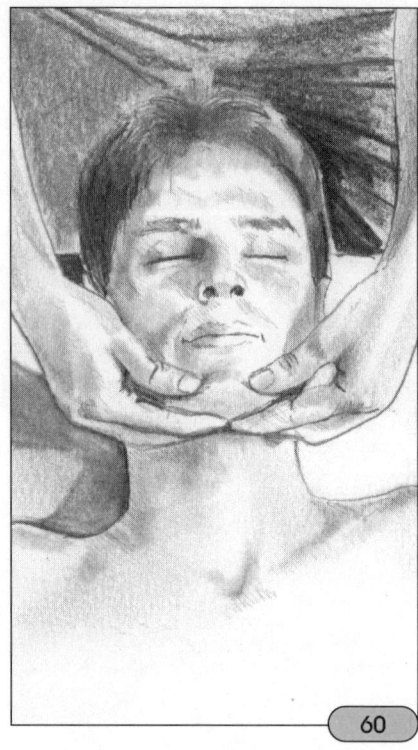

60

gehalten und angehoben, um die Halswirbelsäule zu strecken (Abb. 62). Anschließend wendet der Partner/Therapeut in langsamer, fließender Bewegung den Kopf des Patienten durch Druck der linken Hand nach rechts, dann mit der rechten Hand nach links. Nun schiebt man das Kopfkissen weg und beugt den mit den Händen sicher abgestützten Kopf nach hinten, um den Nacken zu strecken. Danach dreht der Partner/Therapeut den Kopf des Patienten wieder auf die rechte Seite und massiert mit dem Daumen den Nacken. Entsprechend wird die Behandlung mit nach links gewendetem Kopf

wiederholt. Der Daumen drückt dabei mäßig in die Tiefe, was nur bei guter Entspannung der Nackenmuskulatur möglich ist. Deshalb muss bei dieser Behandlung das Kissen entfernt werden (Abb. 63).

Zur Fortsetzung der Shiatsu-Therapie drückt der Partner/Therapeut jetzt mit der linken Hand den Kopf des Patienten schräg nach rechts, die rechte Hand übt an der entgegengesetzten Seite den notwendigen Stützdruck aus (Abb. 64). Ebenso wird der Kopf danach schräg nach links gelegt. Zum Abschluss dreht man den Kopf nochmals – wie schon weiter oben erklärt – zuerst nach rechts und dann nach links.

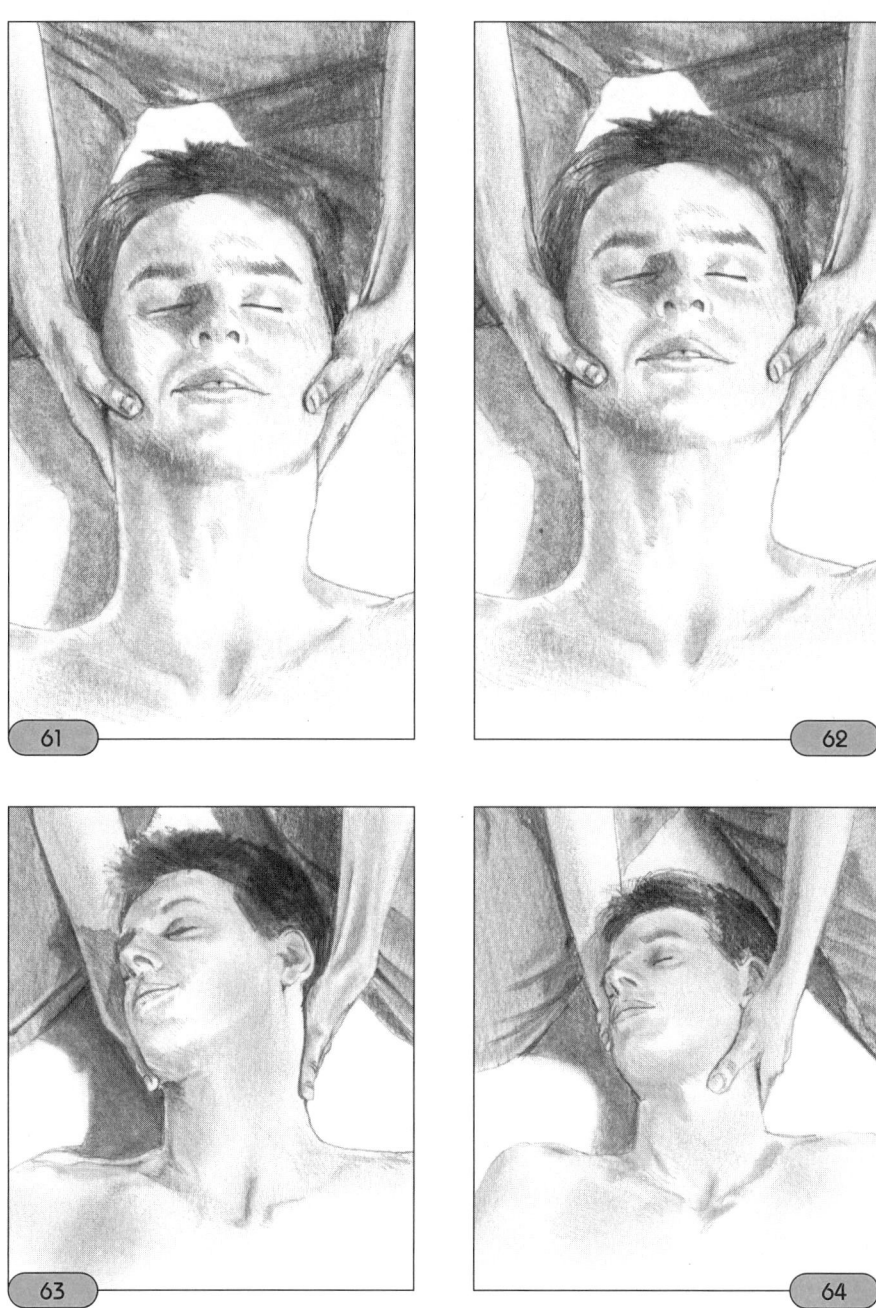

61

62

63

64

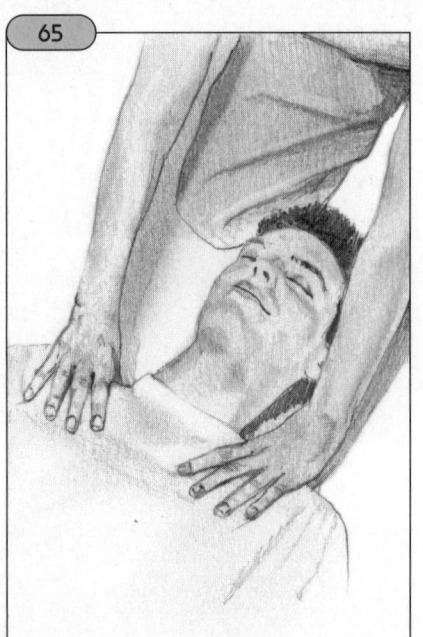

Shiatsu an Armen und Beinen

Die Daumen beider Hände ruhen auf den Schultern, die Handflächen und die anderen Finger liegen auf den Schlüsselbeinen und die Fingerspitzen weisen nach vorne unten. Aus dieser Ausgangsstellung massieren die Finger alle erreichbaren Rippen mit der Handflächentechnik, um den Brustkorb zu lockern (Abb. 65).

Die Handflächen liegen rechts und links oben auf den Schultern, die Finger umfassen die Schultern außen. Zur Behandlung verlagert der Partner/Therapeut

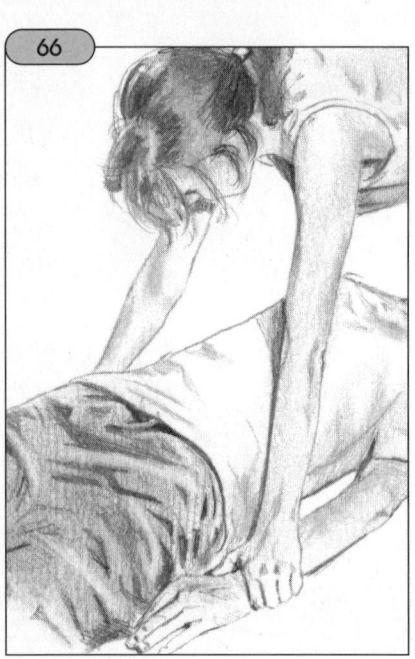

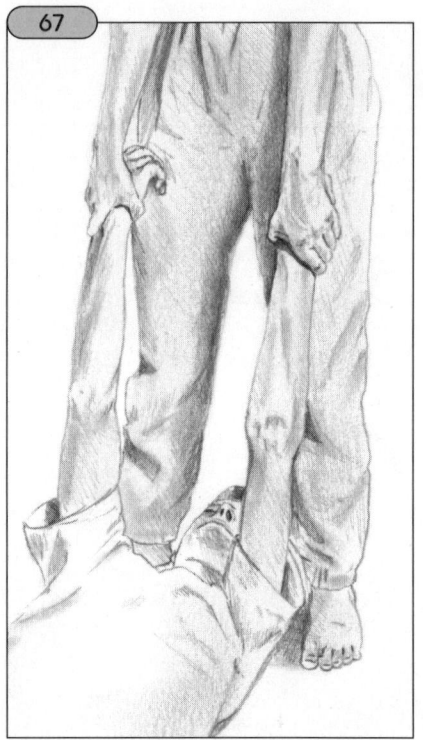

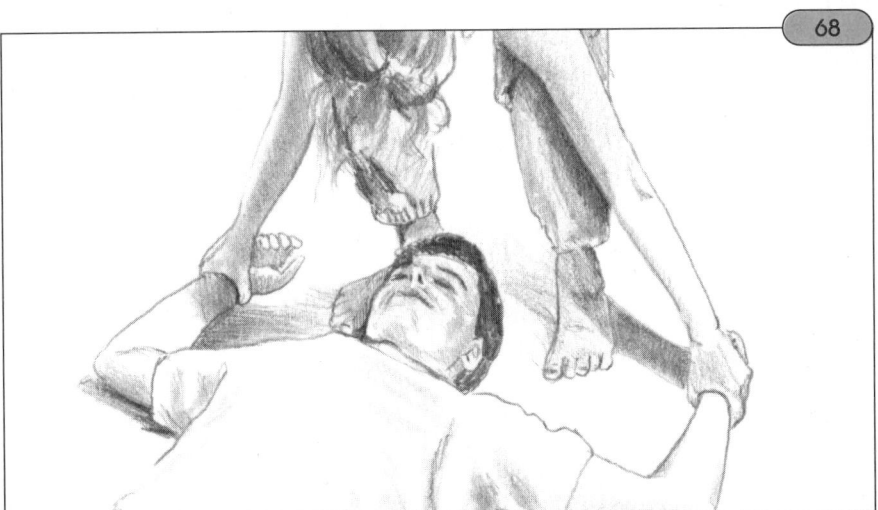

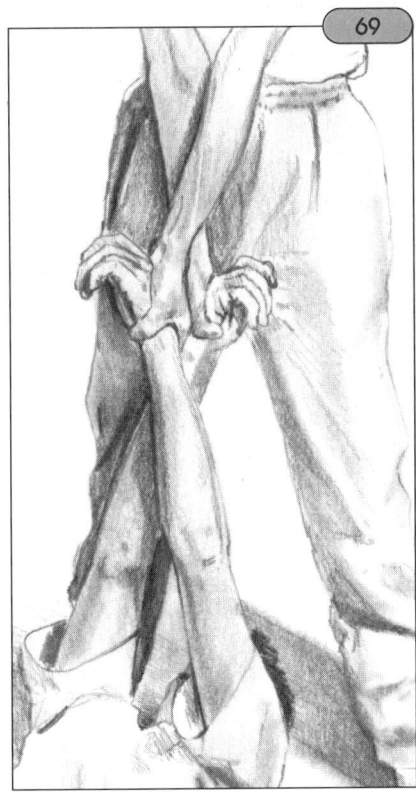

sein Körpergewicht nach vorn auf die Hände. Dann gleiten die Hände unter Druck langsam die Arme entlang nach unten bis zu den Handgelenken. Dazu nimmt der Partner/Therapeut eine Stellung wie bei Liegestützen ein (Abb. 66). Der Partner/Therapeut kniet hinter dem Kopf des Patienten und hält dessen ausgestreckte Arme an den Gelenken. Dann richtet er sich auf und nimmt die Arme dabei mit hoch (Abb. 67).

Im Stehen schüttelt er die Arme locker durch, bis sich die Muskeln des Patienten vollständig entspannt haben. Danach bückt er sich und lässt die Arme des Patienten hinab, sodass die Oberarme waagrecht seitlich ausgestreckt auf der Unterlage ruhen und die Unterarme im Ellbogen abgewinkelt nach oben über den Kopf weisen (Abb. 68).

Nun richtet er sich wieder auf, wobei die an den Gelenken gehaltenen Arme gestreckt werden, und überkreuzt die

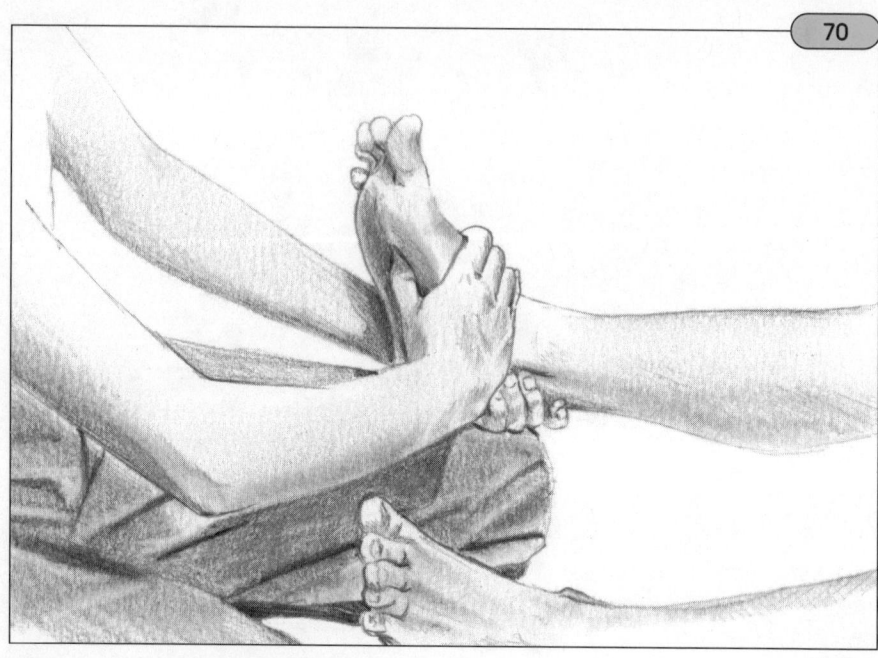

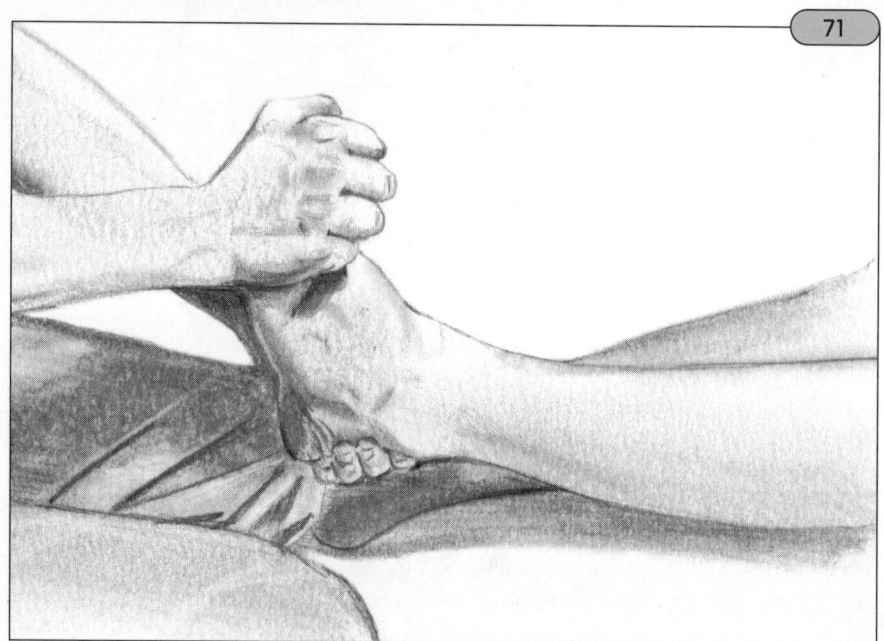

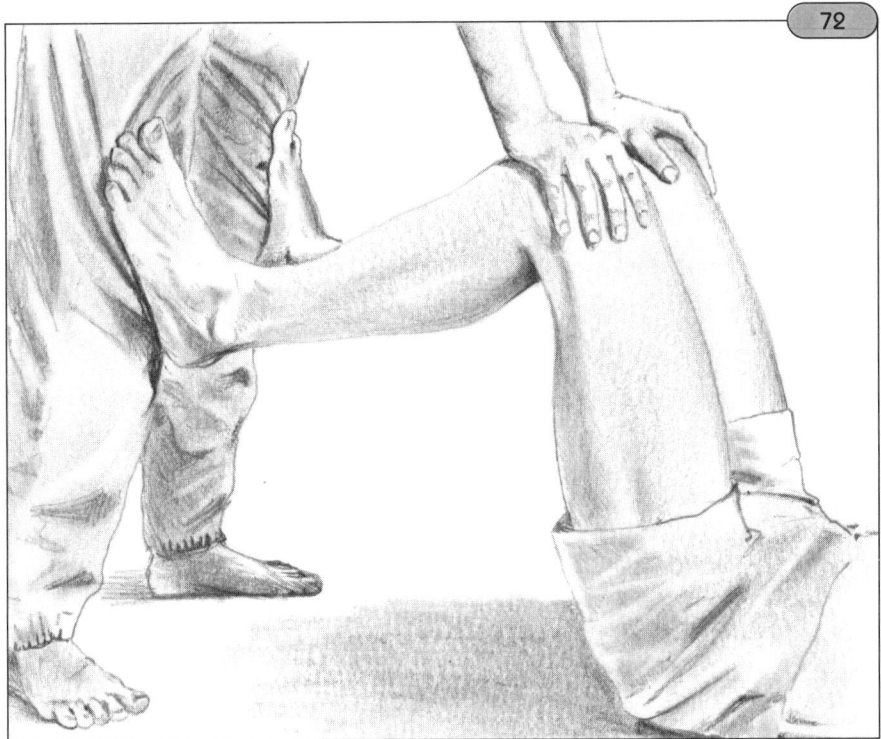

72

Unterarme des Patienten. Mit leichtem Zug hebt er dabei die Schultern etwas an. Zum Abschluss lässt er beide Arme wieder langsam ab und legt sie seitlich flach neben den Körper (Abb. 69).

Danach setzt er sich vor die Füße des Patienten. Mit der einen Hand umfasst er die Ferse des rechten Fußes und hebt ihn ein wenig an, die andere Hand greift nach den Zehen und massiert sie, beginnend beim großen Zeh bis hinüber zum kleinen.

Zur weiteren Behandlung legt er den Fuß des Patienten auf seine Knie, ohne die Fersenstütze mit der Hand zu lockern. Vier Finger der anderen Hand finden Halt auf dem Fußrücken, mit dem Daumen wird von unten her das Fußgewölbe kräftig massiert (Abb. 70).

Diese und die folgenden Anwendungen erhält der Patient jeweils auch am anderen Fuß.

Mit dem linken Knie stützt der Partner/Therapeut das Gewölbe des rechten Fußes. Eine Hand umfasst die Ferse des linken Fußes, die andere umgreift die Fußspitze. Gegen den Widerstand des Knies übt der Partner/Therapeut nun am linken Fuß leichten Zug aus und bewegt ihn gleichzeitig im Gelenk. Die Zehen werden dabei während des Zugs vor- und zurückgebeugt (Abb. 71).

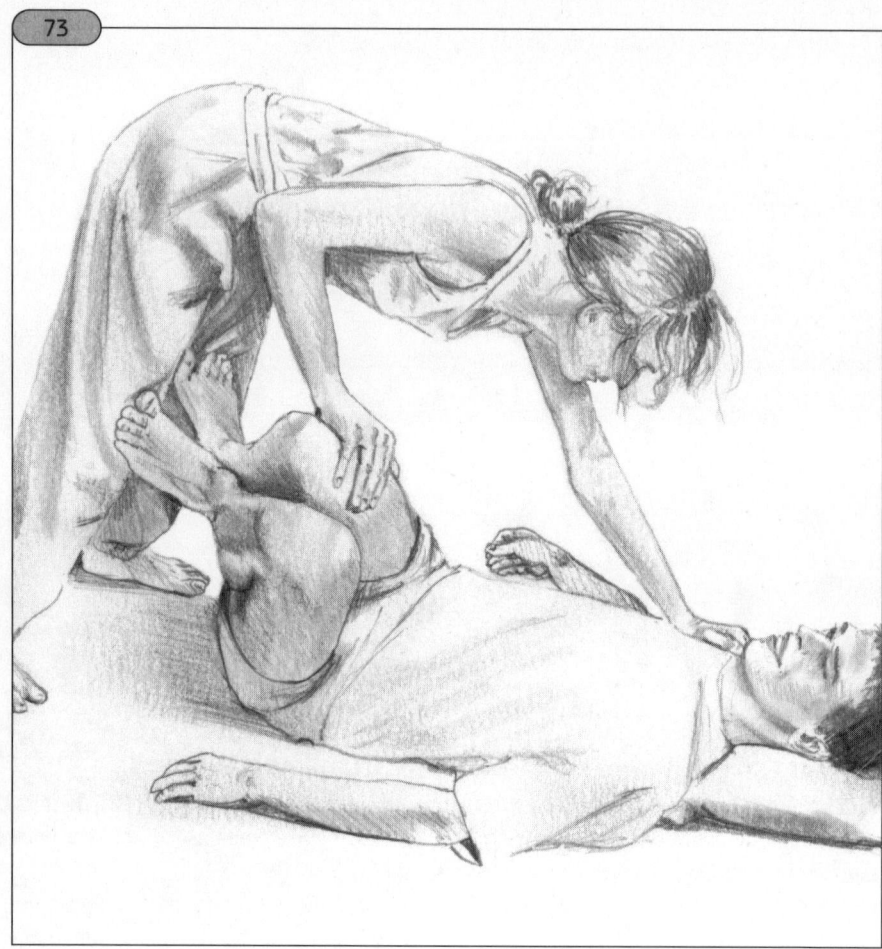

73

Die linke Hand des Partners/Therapeuten hebt den linken Fuß des Patienten an und stützt ihn durch Umgreifen der Ferse ab. Mit der Faust der rechten Hand wird das Fußgewölbe kräftig massiert. Zur Behandlung der Beine in Rückenlage eignen sich zum Beispiel die folgenden Übungen:

Der Partner/Therapeut steht am Fußende des Patienten. Dieser hebt die Beine und winkelt die Unterschenkel in den Knien ab, sodass seine Fußsohlen auf den Knien des Partners/Therapeuten liegen. Dieser beugt sich nach vorne und stützt sich mit den Handflächen auf die Knie des Patienten (Abb. 72).

Danach beugt er sich so weit vor, dass er mit der linken Hand die rechte Schulter des Patienten umfassen kann, wäh-

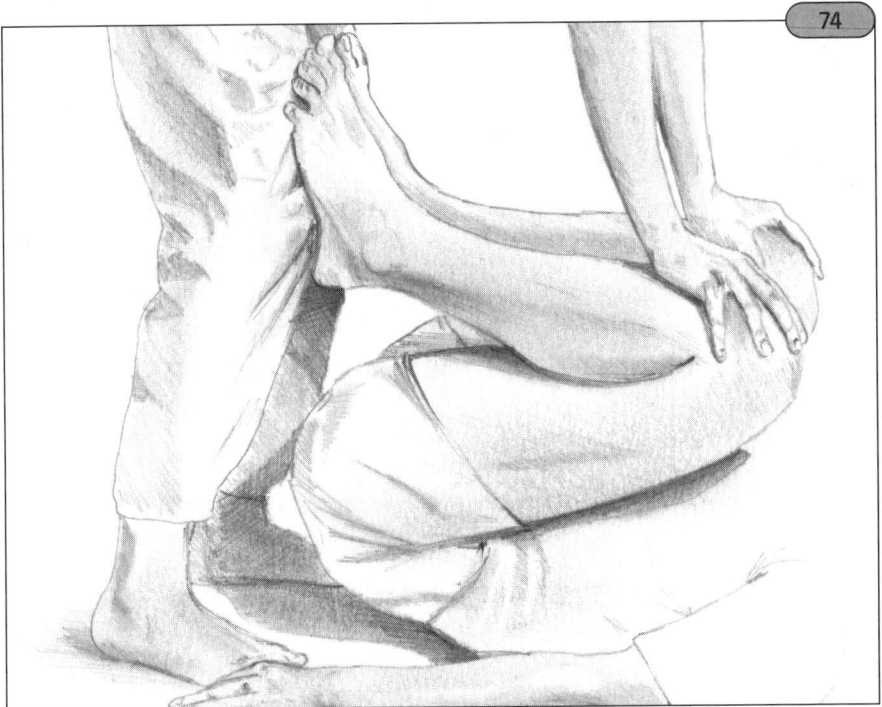

rend die rechte Hand auf dem rechten Knie liegen bleibt. Die linke Hand presst die Schulter auf die Unterlage, mit der rechten drückt er die angewinkelten Beine zur linken Körperseite auf den Boden. In gleicher Weise wird diese Übung zur anderen Körperseite durchgeführt (Abb. 73).

Anschließend bringt man die Beine wieder in die oben beschriebene Ausgangsstellung, die beiden Handflächen des Partners/Therapeuten ruhen dabei auf den Knien des Patienten. Durch Verlagerung des Körpergewichts auf die Knie drückt er sie jetzt langsam gegen den Brustkorb des Patienten (Abb. 74). Zum

Schluss streicht er die Unterschenkel hinunter und fasst die abgewinkelten Beine an den Knöcheln. Im Aufrichten streckt er sie und schüttelt sie dann mehrmals durch, um die Muskulatur zu lockern. Dann legt er sie ausgestreckt auf die Unterlage zurück. Die hier beschriebenen Techniken der Shiatsu-Partner-Massage in den verschiedenen Grundstellungen zeigten die wichtigsten therapeutischen Möglichkeiten auf. Je nach Einzelfall kann der Therapeut noch zahlreiche andere Übungen anwenden. Einige lernen wir im Kapitel über die Behandlung durch den Therapeuten später noch ausführlicher kennen.

Shiatsu-Selbstmassage

Die Selbstmassage durch Shiatsu harmonisiert gestörte Energieströmungen im Organismus. Vorbeugend angewendet, verleiht die tägliche regelmäßige Selbstmassage mehr Energie und Lebenskraft, steigert Wohlbefinden und Leistungsfähigkeit und verhindert, dass aus Störungen des Energieflusses Krankheiten entstehen.

Bei offensichtlich leichteren Erkrankungen kann die Selbstmassage allein oder unterstützend zur Behandlung durchgeführt werden. Alle unklaren und schwereren Krankheitszeichen müssen aber unbedingt fachmännisch untersucht werden. Shiatsu kann auch in solchen Fällen angezeigt sein, das entscheidet aber stets der Fachmann.

Shiatsu zur täglichen Gesundheitspflege

Die tägliche Shiatsu-Selbstmassage nimmt nicht viel Zeit in Anspruch. Der vergleichsweise geringe Zeitaufwand zahlt sich bald aus. Da die Energie bei regelmäßiger Massage bald harmonisch im Körper zirkuliert, erhöht sich dessen Widerstandsfähigkeit gegen Krankheiten. Bald fühlt man sich wieder fit und munter, ruhiger, ausgeglichener und auch nach einem anstrengendem Tag noch unternehmungslustig.

Selbstübungen für die Meridiane

Auf den ersten Blick scheint es sich bei den folgenden sechs Übungen »nur« um Gymnastik zu handeln. Dieser Eindruck täuscht aber. Tatsächlich dienen sie vor allem der Anregung des Energieflusses in den zwölf regulären Meridianen. Deshalb können sie ganz besonders zur täglichen Gesundheitsvorsorge empfohlen werden, die überdies gleichzeitig noch Gelenke und Muskeln geschmeidig erhält, wie man das auch von der bei uns bekannten Gymnastik erwarten kann. Geübte Menschen spüren manchmal förmlich, wie die Energie nach solchen Übungen wieder zu »fließen« beginnt, den ganzen Körper kräftigt und neu belebt.

Meridianübung 1

Sie beeinflusst den Lungen- und Dickdarmmeridian. Dazu kreuzt der Übende im Stehen zunächst die Hände hinter dem Rücken. Dann beugt er den Oberkörper nach vorne und hebt die überkreuzten Hände so hoch wie möglich über den Rücken. In dieser Stellung bleibt er, um zweimal tief zu atmen, dann richtet er sich wieder auf (Abb. 75). Insgesamt wird dies so etwa 15-mal geübt.

Meridianübung 2

Der Übende lässt sich auf die Unterschenkel nieder, seine Füße liegen unter

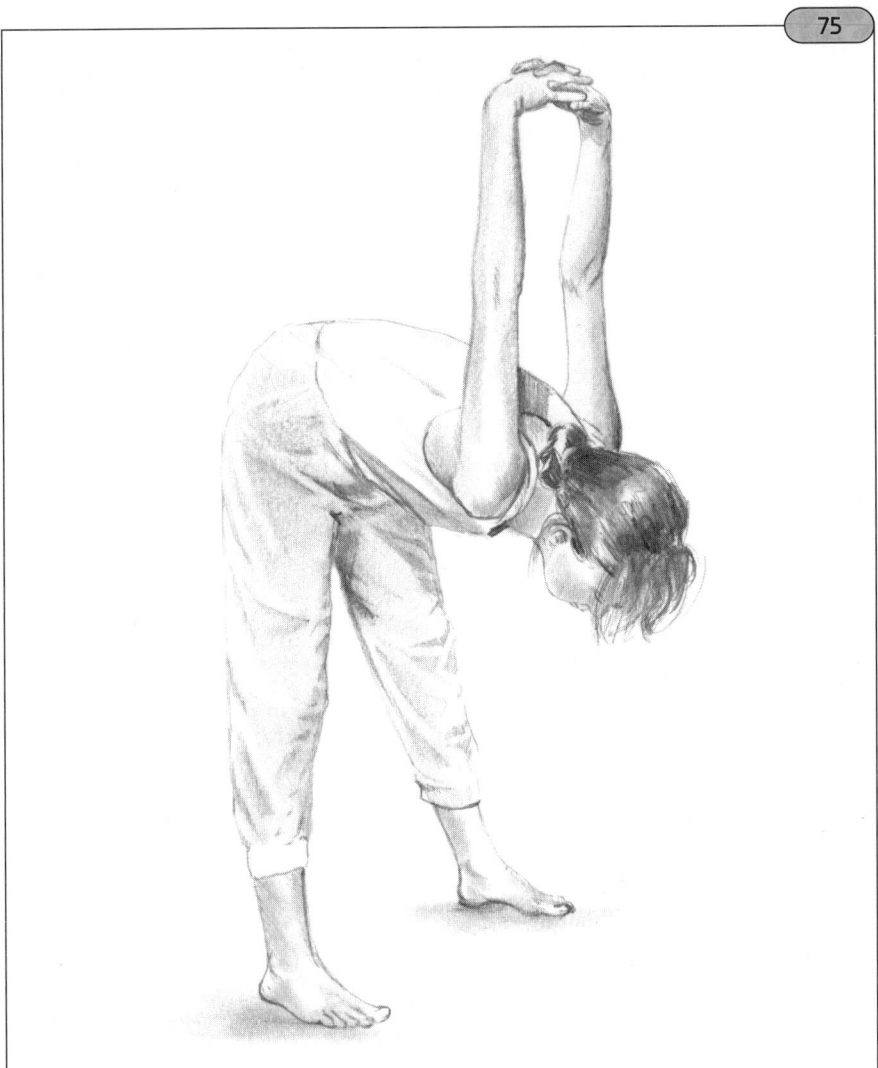

dem Gesäß. Die Arme streckt er senkrecht über den Kopf empor und verschränkt die Hände mit den Handrücken nach oben. Dann beugt er sich langsam nach hinten, bis sein Rücken flach auf dem Boden liegt, und atmet zweimal tief. Anschließend richtet er sich langsam wieder auf.

Die Übung wird zehnmal wiederholt und kräftigt die gesamte Gesundheit, normalisiert aber vor allem den Magen- und Milzmeridian.

Meridianübung 3

Zu dieser Übung setzt sich der Patient mit gespreizten Oberschenkeln nieder und stellt die Unterschenkel schräg, sodass die Fußsohlen sich berühren. Mit beiden Händen hält er die Füße fest. Dann beugt er sich möglichst so weit nach vorne, dass die Ellbogen den Boden berühren, die Knie seitlich ebenfalls auf dem Boden liegen und der Kopf auf den Füßen liegt (Abb. 76). In dieser Stellung atmet er zweimal tief ein und richtet sich dann wieder auf. Diese Übung führt man zum Training des Herz- und Dünndarmmeridians etwa 15-mal durch.

Aus der Art, wie die Übung durchgeführt wird, kann man auch diagnostische Rückschlüsse ziehen. Wenn die Knie nicht den Boden erreichen, kann das auf Fehlfunktionen der beiden Meridiane hindeuten. Bleibt ein Knie höher als das andere, dann betrifft die Fehlfunktion möglicherweise vor allem diese Körperseite.

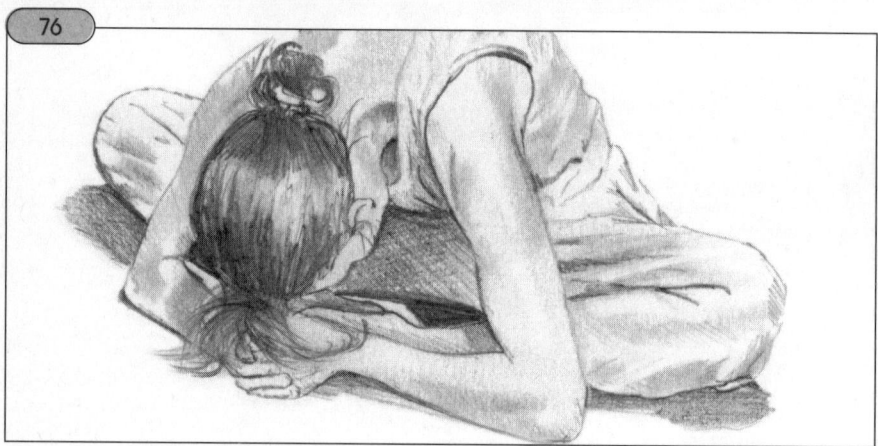

76

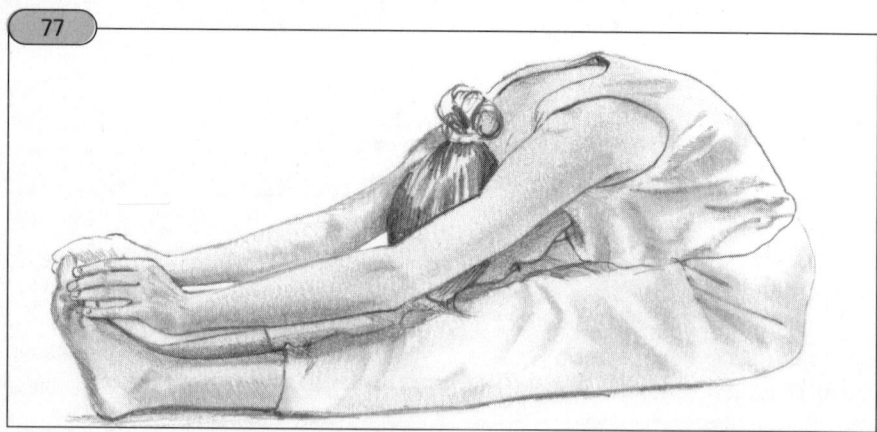

77

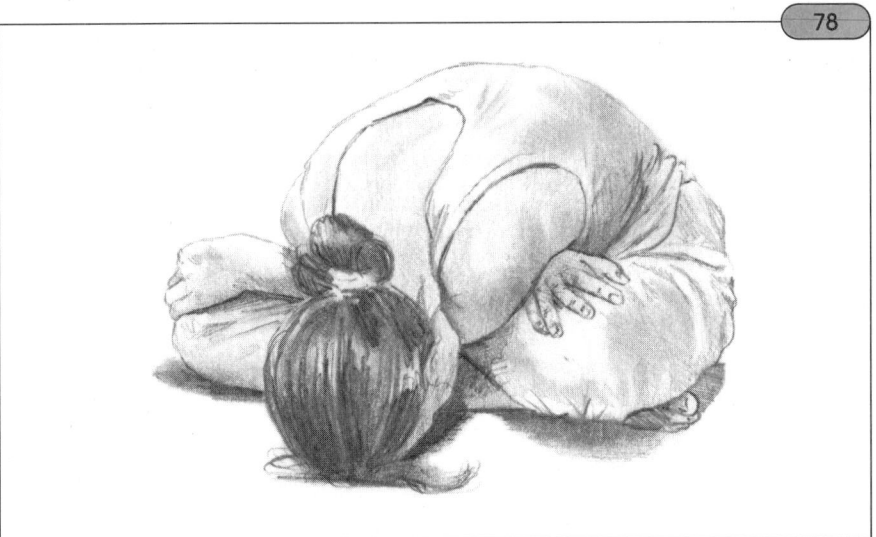

78

Meridianübung 4

Dazu setzt der Übende sich mit ausgestreckten Beinen auf den Boden. Den Oberkörper beugt er so weit vor, dass die Fingerspitzen der ausgestreckten Hände die Zehen berühren. Zwischen den gestreckten Ellbogen beugt er jetzt den Kopf nach vorne, bis die Stirn möglichst die Knie berührt. In dieser Position wird zweimal tief geatmet, dann kehrt man in die Ausgangsstellung zurück (Abb. 77). Insgesamt sollte die Übung 10- bis 15-mal durchgeführt werden.

Treten dabei Schmerzen auf einer Körperseite auf, dann deuten sie auf Fehlfunktionen im Nieren- oder Harnblasenmeridian der entsprechenden Körperseite hin. Sie sollten Anlass zur baldigen Konsultation des Fachmanns sein. Gelingt die Übung ohne Beschwerden, werden dadurch diese beiden Meridiane trainiert.

Meridianübung 5

Mit dieser Übung beeinflusst man den Kreislaufmeridian und den Drei-Erwärmer-Meridian. Der Übende setzt sich dazu im Schneidersitz auf den Boden, also mit gekreuzten Unterschenkeln. Die Füße befinden sich jeweils unter den Beinen. Die Arme werden in der Ellbogengegend ebenfalls gekreuzt. Die rechte Handfläche ruht auf dem linken Knie, die linke auf dem rechten. Diese auch beim Yoga bekannte Position bezeichnet man in Asien als »Lotussitz«. Sie erscheint dem Europäer zunächst als unbequem, nach einiger Übung kann er sich dabei aber besonders gut entspannen.

Aus dem Lotussitz heraus beugt der Übende den Körper so weit nach vorne, dass die Stirn möglichst den Boden berührt (Abb. 78). Nach zwei tiefen Atemzügen kehrt man in die Ausgangsstellungen zurück. Beschwerden bei der Übung deuten auf Fehlfunktionen der beiden Meridiane hin, die fachmännisch untersucht werden sollten. Geübt wird 15-mal hintereinander.

Meridianübung 6

Der Übende sitzt dabei mit weit gespreizten Beinen und durchgedrückten Knien auf dem Boden. Seine Hände verschränkt er, sodass die Handflächen nach vorne weisen. Mit ausgestreckten Armen beugt er nun den Oberkörper so weit vor, dass die Handflächen möglichst die Fußspitzen erreichen. Die Knie müssen dabei gestreckt bleiben. Nach zwei Atemzügen kehrt man wieder in die Ausgangsstellung zurück. Insgesamt wird diese Übung 15-mal hintereinander durchgeführt (Abb. 79). Wenn während des Übens unangenehme

Beschwerden auftreten, können sie Störungen im Leber- und Gallenblasenmeridian signalisieren, die der Therapeut untersuchen sollte. Diese beiden Meridiane werden bei der Übung normalisiert.

Mithilfe dieser sechs einfachen Übungen können alle zwölf wichtigen Energiemeridiane im Körper günstig beeinflusst werden. Dem Ungeübten fällt es zu Anfang oft schwer, das Training korrekt durchzuführen. Er sollte jede Überanstrengung vermeiden und nie versuchen, den Erfolg zu erzwingen. Geduldiges tägliches Training lockert den Körper im Laufe der Zeit so weit, dass alle Übungen mühelos korrekt gelingen. Sehr wichtig ist bei der Behandlung, dass man die Übungen entspannt, mit fließenden Bewegungen durchführt. Am besten übt man morgens und abends, zumindest aber einmal am Tag.

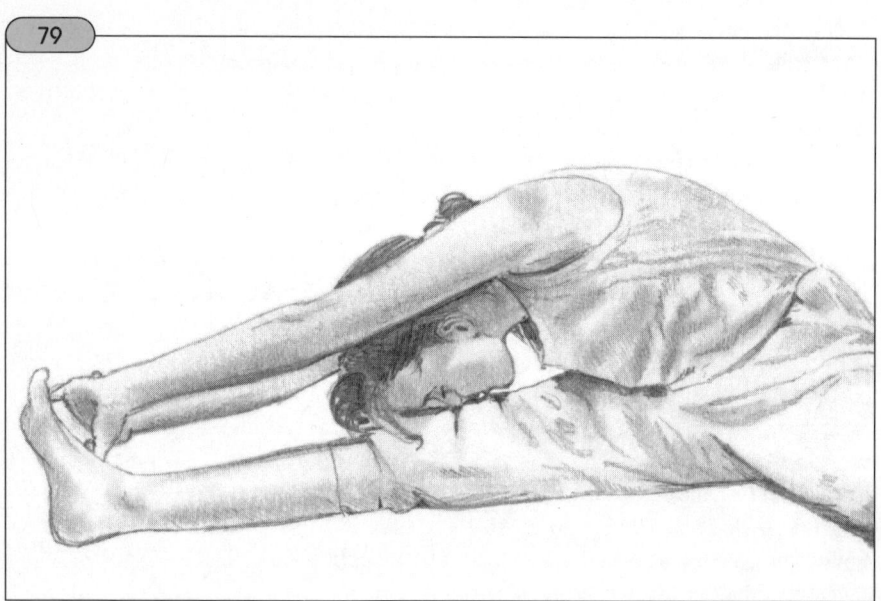

79

Einfache Gesundheitsstörungen rasch beseitigen

Bei harmlosen Unpässlichkeiten des Alltags greifen viele Menschen rasch zur Tablette. Diese nimmt zwar das Symptom, die Ursachen werden aber kaum beeinflusst. Der Griff zur Tablette kann zur Gewohnheit werden und schließlich in suchtartiger Abhängigkeit enden – von den Nebenwirkungen des Missbrauchs auf innere Organe ganz abgesehen.

Shiatsu-Selbstmassage eignet sich in solchen Fällen als unschädliche, meist zuverlässig wirksame Alternative zu Medikamenten. Da die Punktmassage oft nicht nur das Symptom, sondern auch die Ursachen beseitigt, beugt sie bei rechtzeitiger Anwendung auch Erkrankungen vor, die oft mit einfacher Unpässlichkeit, Abgespanntheit und Lustlosigkeit beginnen.

Bei einfachen Gesundheitsstörungen genügt es, einige Punkte zu behandeln. Die Massage ganzer Meridiane oder des gesamten Körpers ist in der Regel nur bei den später besprochenen Krankheiten erforderlich.

Abgespanntheit – chronische Müdigkeit

Abgespanntheit und chronische Müdigkeit entstehen aus verschiedenen Ursachen. Sie dürfen nie auf die leichte Schulter genommen werden, sonst droht bald die völlige Erschöpfung oder der Ausbruch einer akuten körperlichen oder seelischen Krankheit. Wenn die hier beschriebene Shiatsu-Selbstmassage nicht bald hilft, muss zur Klärung der Ursachen der Fachmann konsultiert werden.

Meist deuten Abgespanntheit und chronische Müdigkeit auf Schlafmangel und/oder dauernde Überarbeitung hin. Auch seelische Konflikte, Depressionen, Blutarmut, Blutunterdruck und schleichende Krankheiten (vor allem Leberleiden) machen sich oft durch dauernde Müdigkeit bemerkbar. Schließlich ist noch an ungenügende Versorgung mit Vitaminen, Mineralstoffen und Spurenelementen als Folge falscher Ernährung zu denken.

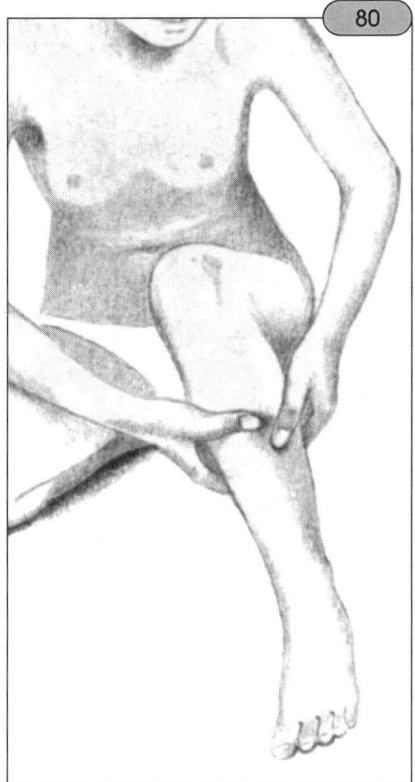

80

Shiatsu kann natürlich nicht alle diese Ursachen beseitigen, insbesondere nicht den Schlafmangel oder die Mangelernährung ausgleichen. Durch Harmonisierung der Energie im Körper gelingt es aber, die Widerstandskraft und Leistungsfähigkeit zu steigern. Die neu erwachten Lebensgeister dürfen dann aber nicht dazu veranlassen, weiter die Nacht zum Tag zu machen, sich

ständig zu überanstrengen, dauernd unzulänglich zu ernähren oder Konflikte ungelöst zu verdrängen, sonst kommt es trotz Shiatsu im Laufe der Zeit doch zur Erschöpfung.

Die vorbeugende Shiatsu-Massage bei allgemeiner Müdigkeit und Abgespanntheit erfolgt mit fünf Fingern an der Wadenmuskulatur hinten außen von der Kniekehle abwärts zur Ferse (Abb. 80).

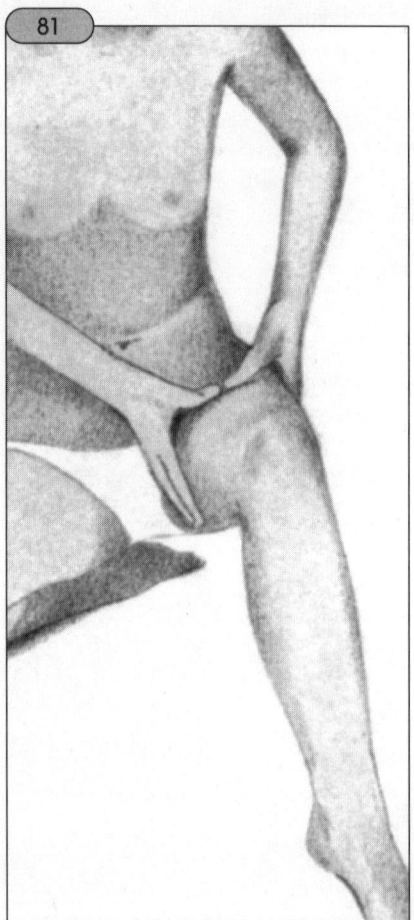

81

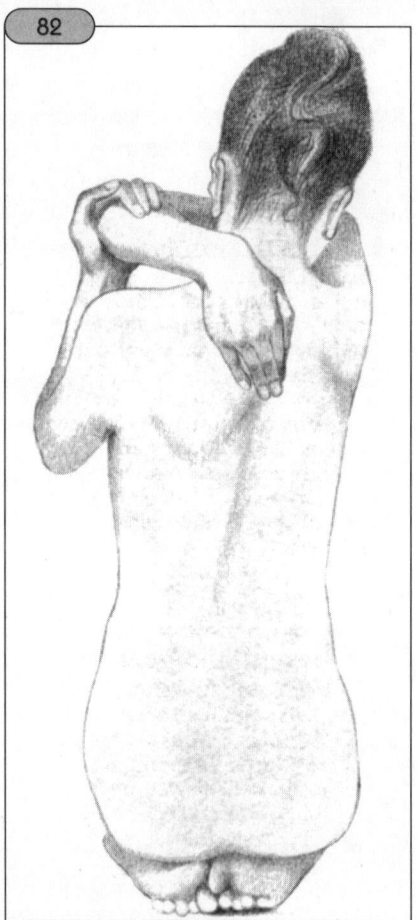

82

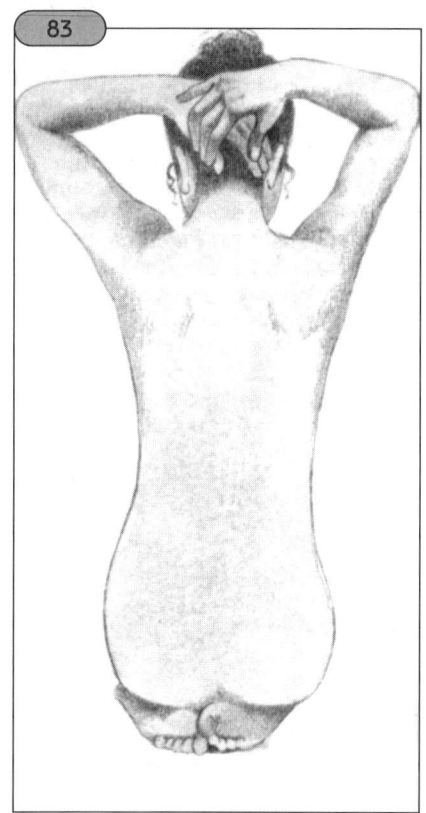

Ab dem mittleren Lebensalter kann Abgespanntheit als Zeichen beginnender Altersvorgänge im Körper auftreten. Dann empfiehlt es sich, entlang der Oberschenkelmuskulatur von oben nach unten zuerst innen, dann außen die Punkte zu behandeln (Abb. 81). Anschließend massiert man von oben nach unten an der Leistengegend und auf der Vorderseite der Oberschenkelmuskulatur. Alle drei Übungen werden mit fünf Fingern durchgeführt.

Zum Abschluss massiert man mit vier Fingern die Hüften und die Rückseite der Beine bis hinab zur Ferse. Zwar kann diese Behandlung natürlich das Altern nicht verhindern, aber noch lange Zeit jugendliche körperliche und geistige Frische erhalten.

Antriebsschwäche und Lustlosigkeit

Auch Antriebsschwäche und Lustlosigkeit, oft verbunden mit chronischer Abgeschlagenheit, können aus den gleichen

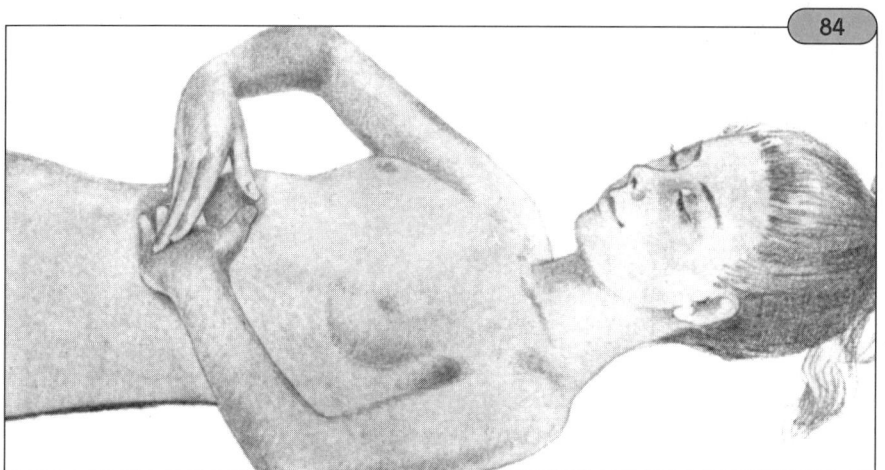

Ursachen wie dauernde Müdigkeit entstehen. Sehr oft steckt dahinter eine depressive Verstimmung oder nervöse Erschöpfung, häufig klagen aber auch Menschen mit zu niedrigem Blutdruck darüber.

Die Shiatsu-Massage soll den inneren Antrieb stärken, neue Energie und Lebensfreude geben und die oft niedergedrückte Stimmung heben. Dazu massiert man mit dem Daumen zuerst rechts, dann links den mittleren Rand des Schulterblatts. Mit etwas Übung erreicht man die Punkte auch selbst, sonst muss ein mit Shiatsu erfahrener Partner helfen (Abb. 82). Stattdessen kann man auch vier Finger auf den Hinterkopf legen und mit der Daumenkuppe die Punkte am Nacken zuerst rechts, dann links, je dreimal vom Haaransatz abwärts behandeln (Abb. 83).

Wer morgens schon lustlos erwacht, legt vor dem Aufstehen drei Finger beider Hände rechts unter dem Rippenbogen auf die Lebergegend und drückt innerhalb von drei Minuten zehnmal nicht zu fest darauf (Abb. 84). Schmerzen bei dieser Behandlung deuten auf eine Leberstörung hin. Wenn sie nach einigen Tagen nicht verschwinden, muss der Fachmann konsultiert werden. Diese Übung hebt die Stimmung und Laune.

Darmträgheit

Rasche Hilfe bei zu seltener Stuhlentleerung bringt oft die Massage des Mastdarmpunkts. Er befindet sich auf der linken Körperseite schräg unterhalb des Nabels (Abb. 85). Hier kann man die gestauten Kotmassen oft als Verhärtung

tasten. Sanfte Reibemassage mit der Drei-Finger-Technik führt in vielen Fällen innerhalb weniger Minuten zum Stuhldrang.

Manchmal staut sich der Kot aber auch schon in den beiden Darmkehren des Dickdarms. Der erste Abschnitt des Dickdarms steigt an der rechten Körperseite auf. Dann zieht er quer von rechts nach links durch den Bauchraum. Dieser quer laufende Dickdarm hängt girlandenförmig etwas zum Becken. Die beiden Endpunkte des quer verlaufenden Dickdarms rechts und links im Bauch werden als Darmkehren bezeichnet. Wenn sich hier Kotmassen stauen, kann man sie deutlich als Verhärtung durch die Bauchdecke

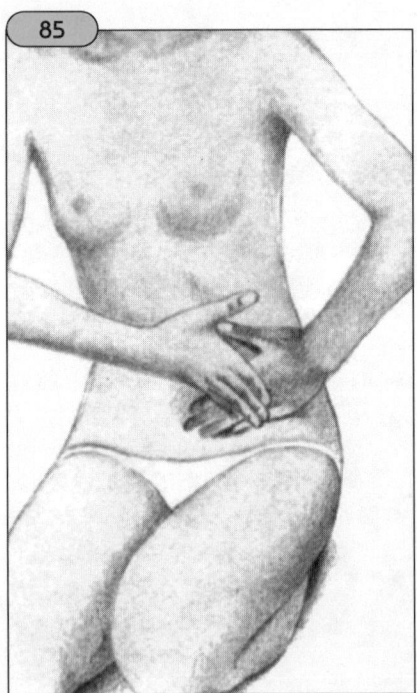

85

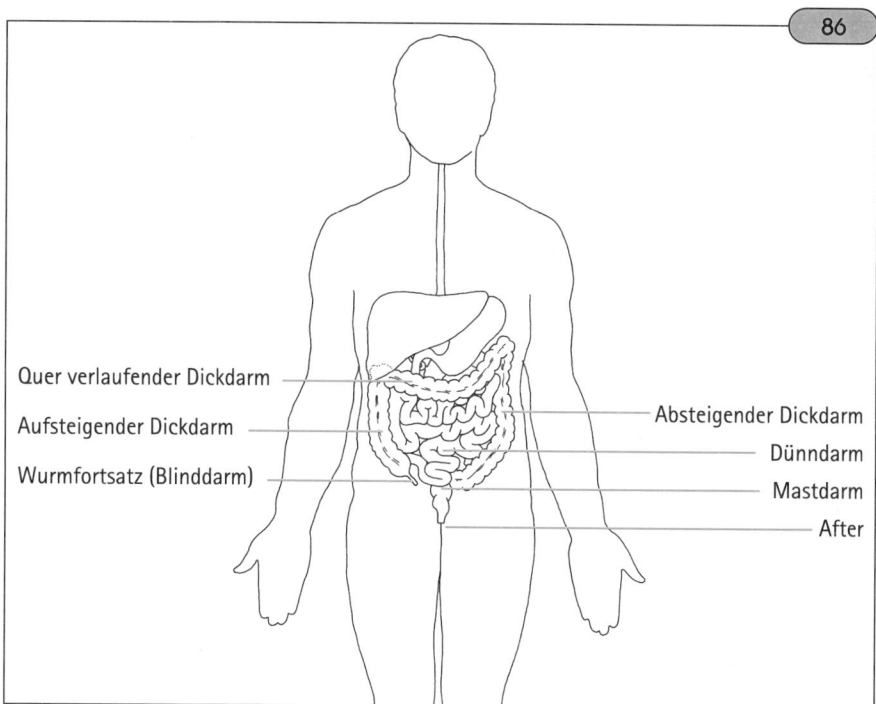

86

Quer verlaufender Dickdarm

Aufsteigender Dickdarm

Wurmfortsatz (Blinddarm)

Absteigender Dickdarm

Dünndarm

Mastdarm

After

tasten (Abb. 86). Sanfte Massage in Reibetechnik mit drei Fingern für einige Minuten löst die Stauungen und der Darminhalt wird weiter transportiert. Zusätzliche Massage des Mastdarmpunkts ist zu empfehlen. Chronische Darmträgheit entsteht häufig, weil die heute übliche Kost zu wenig pflanzliche Ballaststoffe zur Darmregulierung enthält. Diese Ursache kann Shiatsu natürlich nicht beseitigen. Deshalb ist es notwendig, durch Umstellung der Ernährung auf mehr Rohkost – bei Bedarf zusätzliche Einnahme von Diät-Weizenkleie – für regelmäßige Darmentleerungen zu sorgen. Liegt es offensichtlich nicht an der Ernährung, wenn die Stuhlentleerung zu selten erfolgt, oder hilft auch Koständerung und Weizenkleie nicht bald, dann muss der Therapeut konsultiert werden. Manchmal verbirgt sich hinter chronischer Darmträgheit nämlich eine ernste Krankheit.

Dauernde Einnahme von Abführmitteln schädigt den Darm zusätzlich und führt auch zu Nebenwirkungen an anderen Organen. Die Ursachen können Abführmittel nicht beseitigen. Deshalb dürfen sie allenfalls vorübergehend einmal für die Behandlung hartnäckiger Verstopfung verabreicht werden. Wer dauernd Abführmittel einnimmt, sollte so bald wie möglich mit einem Therapeuten sprechen, damit er nach dessen Anweisungen wieder davon loskommt.

Potenzstörungen – Anorgasmie

Potenzstörungen bei Mann (Impotenz) und Frau (Anorgasmie) sind heute trotz – oder wegen? – der nie zuvor gekannten sexuellen Freizügigkeit in unserer Gesellschaft weit verbreitet. In vielen Fällen erklären sie sich aus seelischen Ursachen, zum Beispiel falscher Sexualerziehung, Komplexen, Ängsten, Abneigung zwischen den Partnern oder ungünstiger Umgebung. Ferner führen Überreizungen des Nervensystems, Überarbeitung, Dauerstress und Erschöpfung oft zu sexuellen Störungen. Organische Ursachen sind seltener, vor allem Verletzungen oder Missbildungen, hormonelle Störungen, Fettleibigkeit und Zuckerkrankheit.

Männliche Impotenz bedeutet Unfähigkeit zum normalen Vollzug des Geschlechtsverkehrs, weibliche Anorgasmie äußert sich in Unfähigkeit zum Orgas-

mus. Alle Störungen dieser Art, die sich individuell verschieden, gelegentlich oder dauernd bemerkbar machen können, erfordern zunächst gründliche Untersuchung. Je nach Diagnose wird der Therapeut verschiedene Heilverfahren verordnen, bei Verletzungen und Missbildungen unter Umständen chirurgische Behandlung. Shiatsu bewährt sich ebenso wie viele andere asiatische Heilverfahren vor allem bei seelisch-nervösen Ursachen. Grundsätzlich behandelt man Potenzstörungen immer durch Ganzkörper-Shiatsu einmal täglich, am besten abends. Zu empfehlen ist die Partnermassage, die der weiter vorne beschriebenen Behandlung durch den Therapeuten entspricht. Wenn die Partner auf diese Art gemeinsam zur Lösung ihrer sexuellen Probleme beitragen, wirkt sich das günstig auf das »Wir-Gefühl« aus, das eine wesentliche

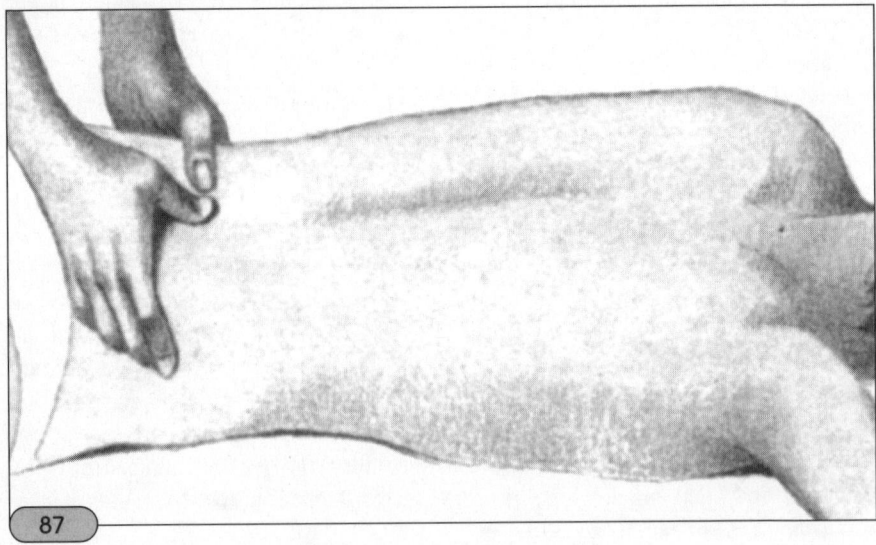

87

Grundlage für ein problemloses Sexualleben bildet. Zusätzlich sollten morgens und abends regelmäßig die sechs Meridianübungen durchgeführt werden. Andere Heilmittel, die der Therapeut verordnet, werden dadurch in ihrer Wirksamkeit unterstützt. Etwas Geduld bis zum Eintritt der Wirkung muss man allerdings schon mitbringen, »Wunder« kann Shiatsu nicht bewirken. Hilfe ist in den meisten Fällen möglich. Bei Bedarf wird sie durch Psychotherapie ernsterer seelischer Konflikte ergänzt. Organische Ursachen müssen nach Anweisung des Therapeuten gezielt ausgeheilt werden.

Neben der Ganzkörper-Partnermassage und täglichen Meridianübungen eignen sich im Einzelfall zur gezielten Shiatsu-Therapie männlicher Potenzstörungen noch einige Spezialpunkte. Da am unteren Ende der Wirbelsäule (Kreuzbein)

Nervenzentren zur Steuerung der sexuellen Erregung sitzen, bewährt es sich, Shiatsu zwischen Taille und Steißbein über den Kreuzbeinwirbeln durchzuführen. Die drei Punkte werden von oben nach unten je zehnmal für jeweils drei Sekunden kräftig kreisend mit der Daumenkuppe massiert (am besten Partnermassage; Abb. 87).

Zur Belebung der Lendengegend und Stärkung der Leber, die indirekt auch zur Potenz beiträgt, empfehlen sich zusätzlich folgende Massagen:
- Mit drei Fingern zehnmal je fünf Sekunden sanft kreisend in die Magengrube drücken (Abb. 88).
- Lebermassage unter dem Rippenbogen rechts, wie sie bei Antriebsschwäche (s. Abb. 84) beschrieben wurde.

Da auch Darmträgheit die Potenz mindert, wird sie bei Bedarf zusätzlich behandelt (s. Abb. 85).

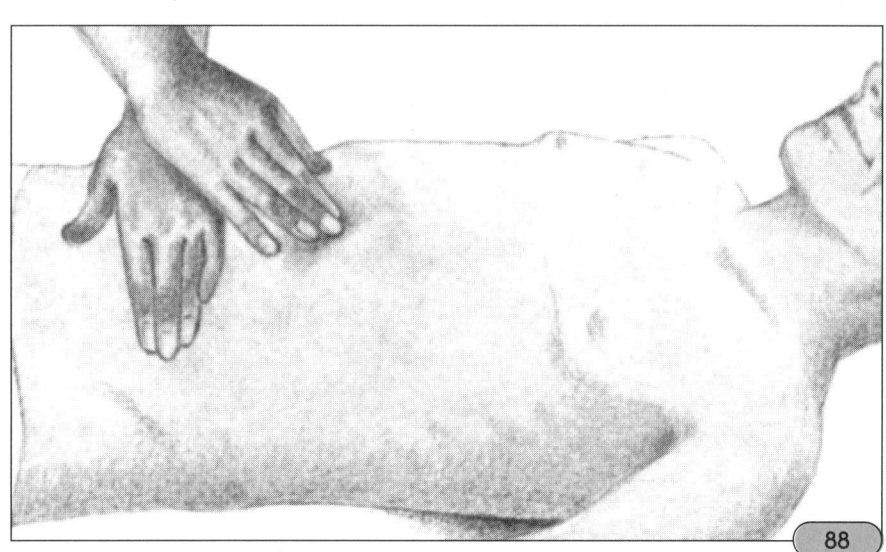

88

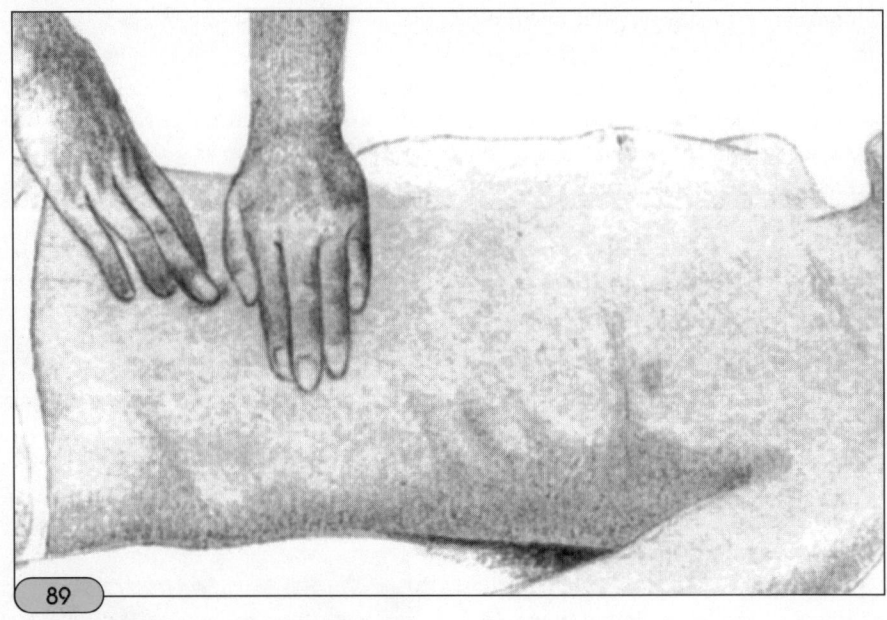

89

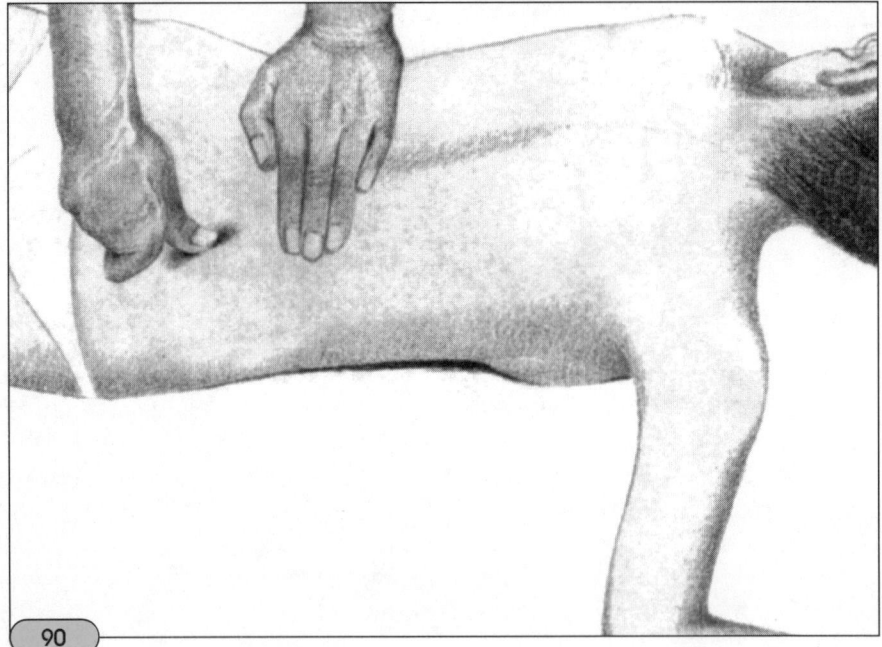

90

Ergänzend empfiehlt es sich noch, die folgenden Punkte durch Reibemassage mit den Daumenkuppen zu behandeln:

- Punkt auf der Mittellinie des Bauches zwischen Magen und Nabel und am Ansatz der Schamhaare fünfmal je zehn Sekunden (Abb. 89).

- Rund um den After und zwischen After und Geschlechtsteilen von hinten nach vorne entlang des Damms dreimal kräftig je fünf Sekunden lang.

- Sanfter, aber doch ausreichend fester Druck (nie schmerzhaft) auf die Hoden einmal täglich, und zwar einmal Drücken für jedes Lebensjahr; diese Massage beugt vor allem altersbedingter Potenzschwäche vor.

Anorgasmie der Frau spricht auf die im Folgenden beschriebene Shiatsu-Massage im Allgemeinen gut an. Die Frau liegt dabei auf dem Bauch. Der Partner drückt kräftig in Zwei-Finger-Technik auf die drei Punkte rechts und links des dritten bis fünften Lendenwirbels (Abb. 90). Jeder Punkt wird zweimal je zehn Sekunden lang behandelt. Anschließend massiert er in gleicher Weise, aber mit sanfterem Druck, gleichzeitig rechts und links von der unteren Wirbelsäule schräg nach unten außen das Gesäß. Zum Abschluss werden die drei Punkte auf dem Kreuzbein in der gleichen Technik von oben nach unten je zehnmal für je drei Sekunden reibend massiert.

Zum Abschluss massiert man sanft die Punkte an der Vorderseite des Halses

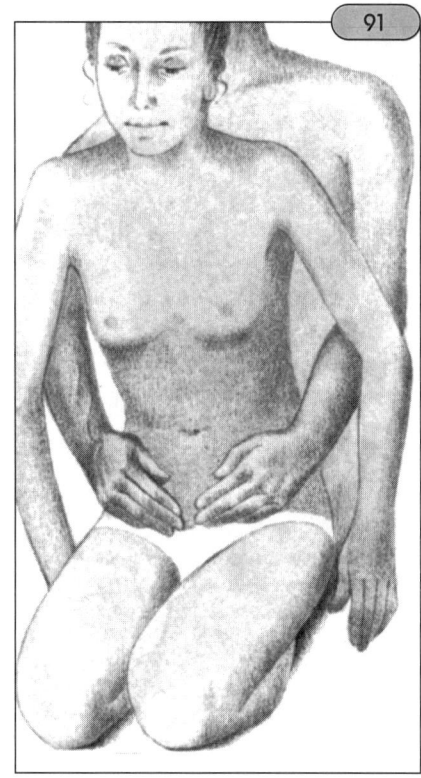

rechts und links der Mitte auf der Schilddrüse von oben nach unten mit den Kuppen der vier Finger, wobei die Daumen im Nacken liegen, und die Leistengegend von der Hüfte nach innen zu den Oberschenkeln mit den Handflächen (Abb. 91). Ein ungestörtes Sexualleben gilt als wichtige Voraussetzung für ein zufriedenes Leben. Deshalb sollte man über Potenzprobleme offen mit dem Partner und mit dem Fachmann sprechen. Wer schamhaft schweigt, leidet nicht nur seelisch, oft resultieren auch körperliche (psychosomatische) Krankheiten daraus.

Schwerer Kopf und schwere Glieder

Schwere im Kopf durch Schlafmangel, Alkoholkater oder Wetterfühligkeit kann rasch beseitigt werden, indem man durch Shiatsu die Durchblutung wieder anregt. Dazu massiert man zunächst mit dem Daumen kräftig reibend die Punkte auf der Schädelmittellinie von der Stirn nach hinten. Dann werden in gleicher Technik die in der Abbildung 92 gezeigten Punkte auf der Schädeldecke massiert.

Wenn das nicht ausreicht, behandelt man zusätzlich mit drei Fingern kreisend unter mäßigem Druck die Schläfen und/ oder mit vier Fingern in gleicher Weise den Nacken von oben nach unten sowie mit den Daumenkuppen unter verstärktem Druck rechts und links den Halsansatz (Abb. 93).

Die Nacken-Schulter-Massage kann auch Muskelverkrampfungen und Durchblutungsstörungen des Gehirns durch krankhafte Prozesse an der Halswirbelsäule, Fehlhaltungen oder Muskelrheuma vorübergehend lindern. Allerdings muss in solchen Fällen bald der Therapeut aufgesucht werden, damit die Ursachen gezielt behandelt werden.

Schwere und Müdigkeit in Händen, Armen und Schultern deuten auf Überanstrengung, Erkrankungen der Halswirbelsäule, Fehlhaltungen oder Rheuma hin. Frühzeitige Shiatsu-Therapie kann oft die Ursachen beseitigen, zumindest aber die Beschwerden lindern, bis die gezielte Behandlung beginnt. Je nach Sitz der Beschwerden behandelt man wie folgt:

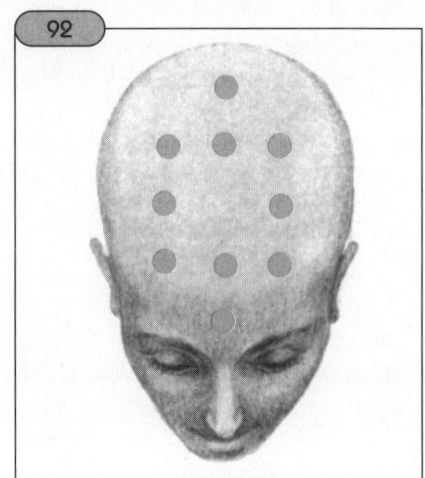

92

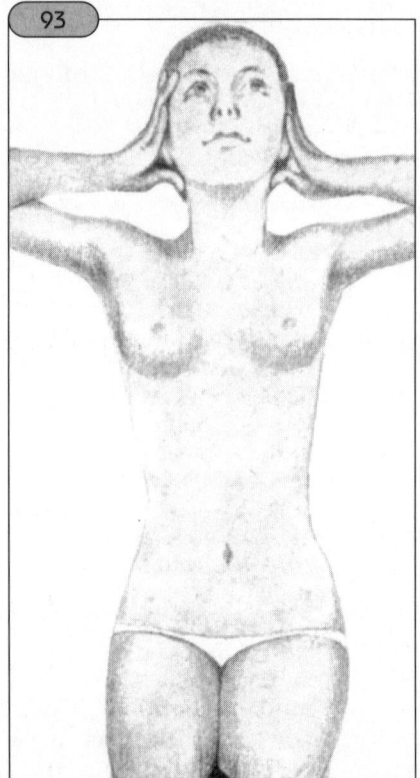

93

● Der Partner massiert mit aufeinander gelegten Daumenkuppen die Mittellinie der Handflächen vom Ringfinger zum Handgelenk mit kreisendem Druck (Abb. 94).

● Wenn nötig, behandelt er über das Handgelenk hinaus in gleicher Weise die Druckpunkte innen am Unterarm bis hin zur Ellbogenbeuge. Danach massiert man selbst mit der Kuppe eines Daumens auf der Daumenseite des Unterarms oben die acht Punkte vom Ellbogen bis zum Handgelenk (Abb. 95).

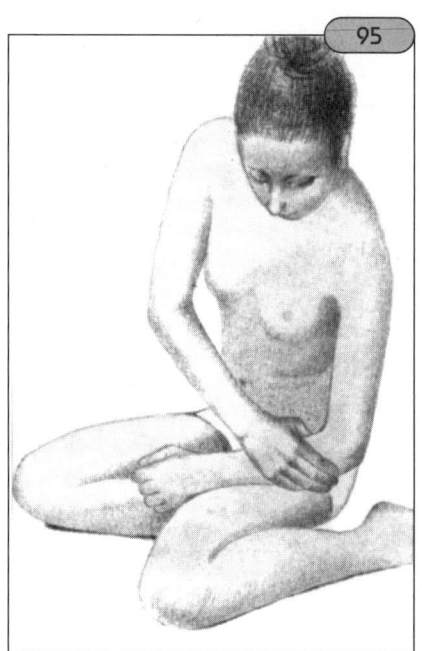

95

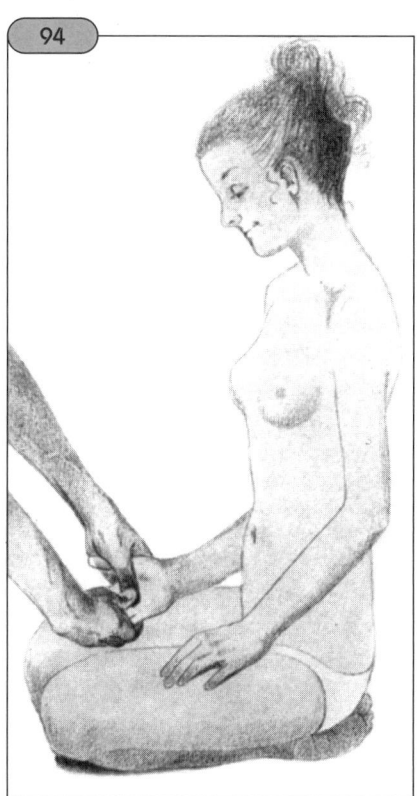

94

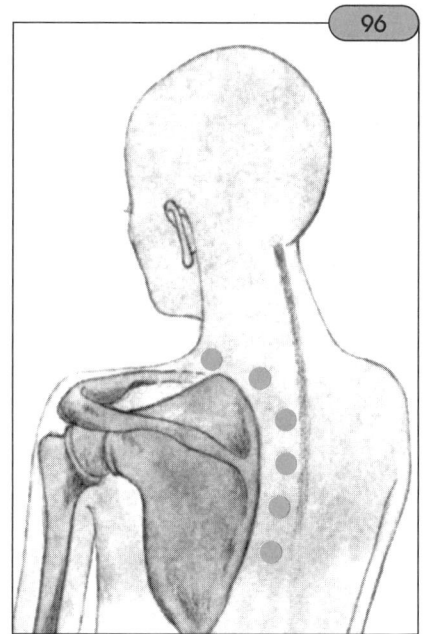

96

Schwere in den Oberarmen beseitigt die gleiche Massagetechnik mit der Daumenkuppe zunächst auf den Punkten vom Schultergelenk abwärts außen bis zum Ellbogen, dann von der Achselhöhle innen abwärts zur Ellbogenbeuge.

Schulterschwere wird durch stärkeren, kreisenden Druck der Daumenkuppe auf den Punkten vorne und seitlich in der Schultermuskulatur behandelt. Die vier Finger der gleichen Hand ruhen dabei auf der Schulter und geben guten Halt (Abb. 96).

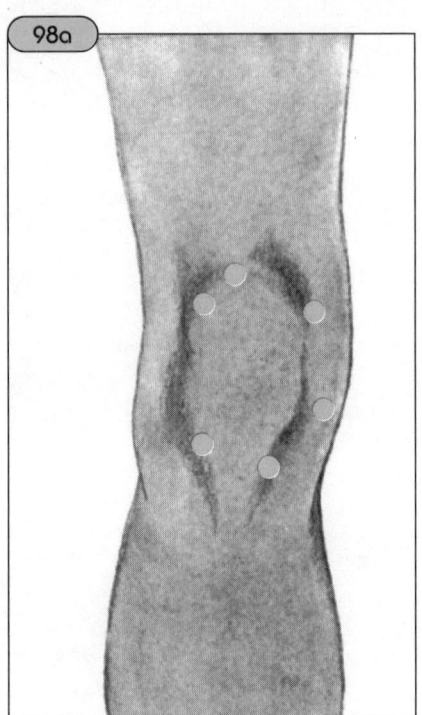

98a

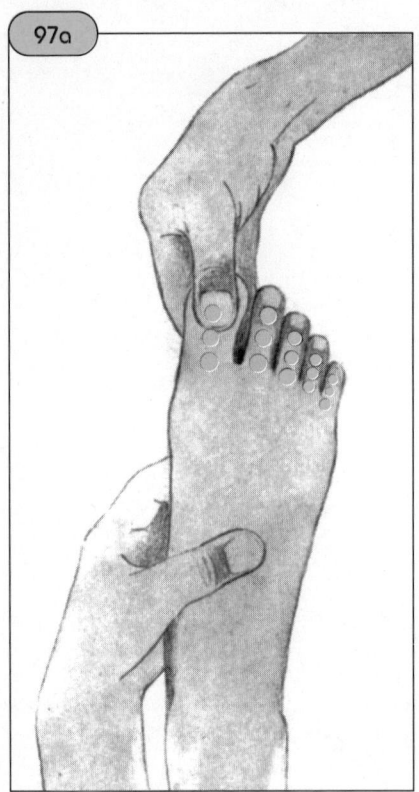

97a

Die Massage wird jeweils so lange fortgesetzt, bis die Beschwerden abklingen, und bei Bedarf wiederholt. Erzielt man keine ausreichende Wirkung, muss bald der Therapeut aufgesucht werden.

Schwere in Füßen und Unterschenkeln ist meist auf zu langes Stehen oder Überanstrengung beim Gehen zurückzuführen. Je nach Sitz der Schwere behandelt man nur die Füße oder auch die Unterschenkel wie folgt:

Vier Finger stützen das Fußgewölbe, der Daumen liegt auf dem Fußrücken. Mit dem Daumen der anderen Hand massiert man jede einzelne Zehe nach vorne zum Nagel leicht reibend, beginnend bei der großen Zehe. Der Zeige-

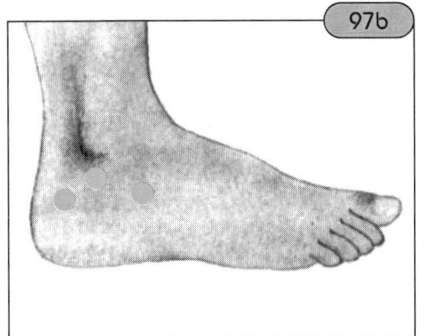

97b

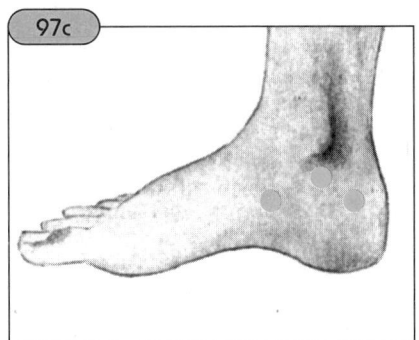

97c

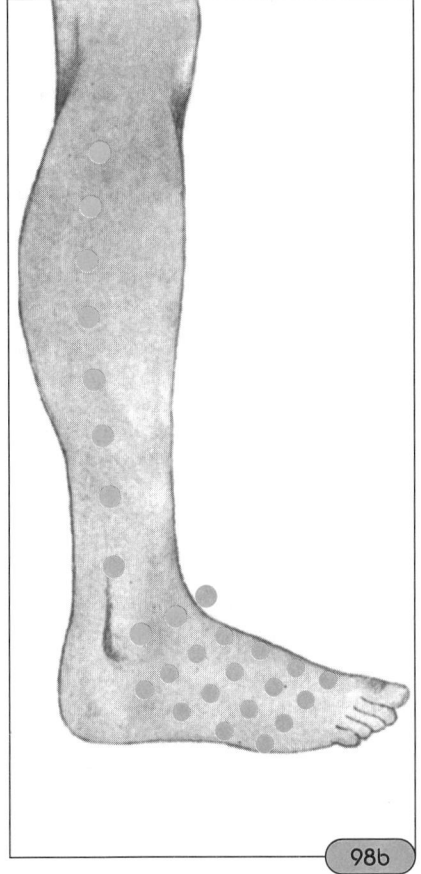

98b

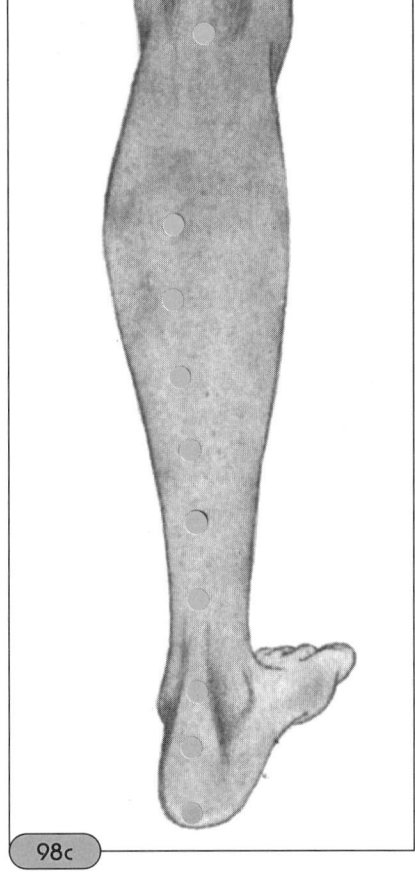

98c

finger der gleichen Hand stützt die Zehen dabei von unten. Jede Zehe wird insgesamt dreimal behandelt. Anschließend übt der Daumen Druck auf den Fußrücken aus, während die vier Finger auf den vier Punkten an der Fußsohle kreisend massieren (Abb. 97a). Danach behandelt man durch kräftig kreisenden Druck die drei Punkte am inneren und äußeren Knöchel und zum Schluss in gleicher Technik von oben nach unten die drei Punkte auf der Achillessehne (Abb. 97b und c).

- Muss auch der Unterschenkel mitbehandelt werden, drückt man kreisend mit der Daumenkuppe zunächst die sechs Punkte um das Knie kräftig (Abb. 98a). Dann behandelt man in gleicher Technik die acht Punkte an der Außenseite der Wade vom Knie zum Knöchel, die drei Punkte am Übergang vom Unterschenkel zum Fuß und den Fußrücken. Danach greift man mit beiden Händen um den Unterschenkel, sodass die Daumenkuppen vorne über dem Schienbein aufeinander liegen, und drückt damit kräftig von oben nach unten auf den Knochen. Zum Schluss legt man die fünf Finger auf die Rückseite des Unterschenkels, sodass man mit leichtem, reibendem Druck die Punkte von der Ferse aufwärts zur Kniekehle massieren kann (Abb. 98b und c).

Länger anhaltende Beschwerden in Füßen und Beinen erfordern baldige fachmännische Untersuchung und Therapie je nach Ursachen.

Schlafstörungen

Zur raschen Hilfe bei Schlafstörungen eignet sich Shiatsu-Selbstmassage meist sehr gut. Allerdings darf man nicht vergessen, dass sich hinter Schlafstörungen viele körperliche und seelische Krankheiten verbergen können. Wer dauernd Shiatsu anwenden muss, um einzuschlafen, sollte deshalb durch fachmännische Untersuchung bald die Ursachen feststellen und gezielt behandeln lassen. Sonst wird Shiatsu ähnlich wie eine Schlaftablette missbraucht, um ein Symptom zu verschleiern. Nur besteht bei Shiatsu wenigstens nicht die Gefahr von Nebenwirkungen oder suchtähnlicher Abhängigkeit. Wenn der Therapeut weder körperliche noch seelische Ursachen feststellt, der Schlaf aber trotzdem ständig durch Shiatsu oder andere Methoden eingeleitet werden muss, empfiehlt es sich, die bei Nervosität (s. S. 179) beschriebene umfassendere Shiatsu-Therapie durchzuführen, um die Ursachen zu beseitigen. Hier sollen nur die Punkte zur Soforthilfe angegeben werden.

Zunächst behandelt man in Drei-Finger-Technik beidseits der Halswirbelsäule die drei Punkte in der Muskulatur, die von der Schädelbasis zum oberen Schulterblattrand zieht. Zuerst wird rechts, dann links massiert. Die Punktmassage soll auf jeder Seite dreimal durchgeführt werden (Abb. 99).

In der Mitte des Hinterkopfs am unteren Rand der Schädelbasisknochen befindet sich ein weiterer wichtiger Punkt gegen Schlaflosigkeit, der in einer kleinen Grube leicht zu tasten ist. Hier massiert man mit der Daumenkuppe kreisend dreimal hintereinander je sieben Sekunden lang kräftig.

Die andere Hand liegt dabei mit den Fingern nach vorne auf Schädel und Stirn und übt Gegendruck aus. Anschließend harmonisiert man die Energie im Körper durch leichten, kreisenden Druck des Zeigefingers auf jedem der in Abbildung 100 gezeigten Punkte. Jeder dieser Punkte wird dreimal hintereinander je drei Sekunden lang massiert. Zum Abschluss streckt man die Beine aus und beugt die Zehen zuerst abwärts, dann aufwärts so weit wie möglich. Dadurch wird Blut aus den oberen Körperabschnitten in die Beine abgeleitet und der Schlaf gefördert.

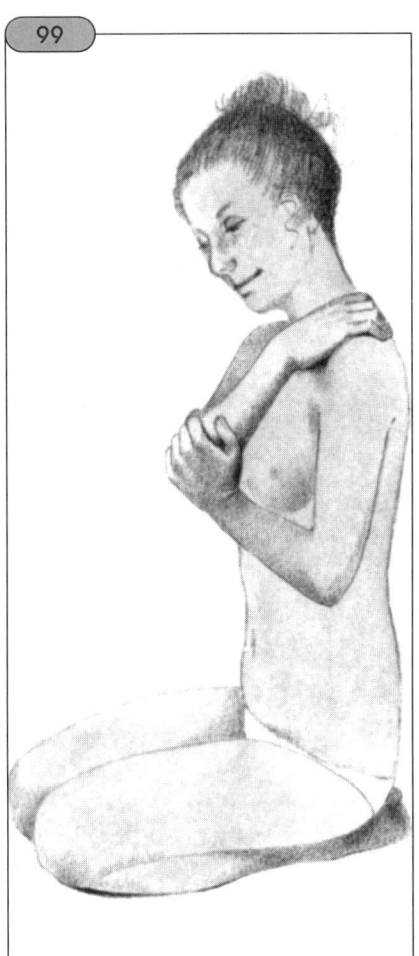

99

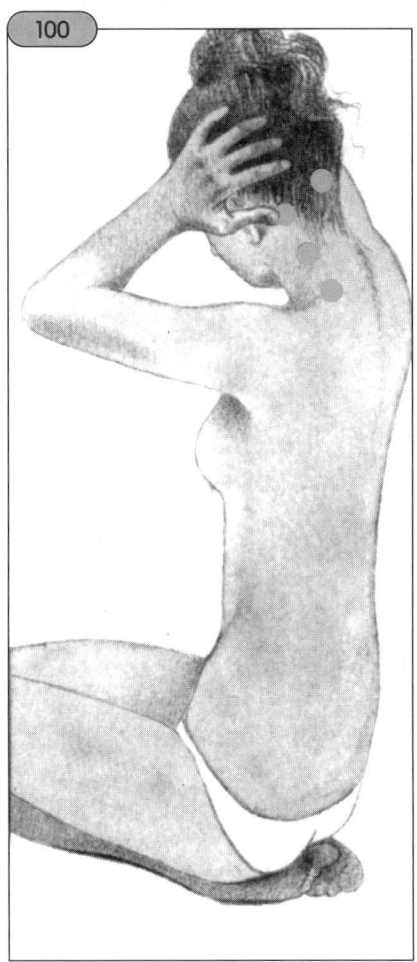

100

Verdauungsschwäche

Verdauungsschwäche mit Appetitmangel, Aufstoßen, Blähungen, Sodbrennen, Unverträglichkeit von fetten und schweren Speisen und Übelkeit kann im Laufe der Zeit zu ernsten Erkrankungen führen.

Sie deutet auf eine Funktionsschwäche des Magens und anderer Verdauungsorgane hin. Rechtzeitige Shiatsu-Therapie beugt der Entstehung von Krankheiten meist zuverlässig vor. Wenn die Symptome sich durch regelmäßige Selbstmassa-

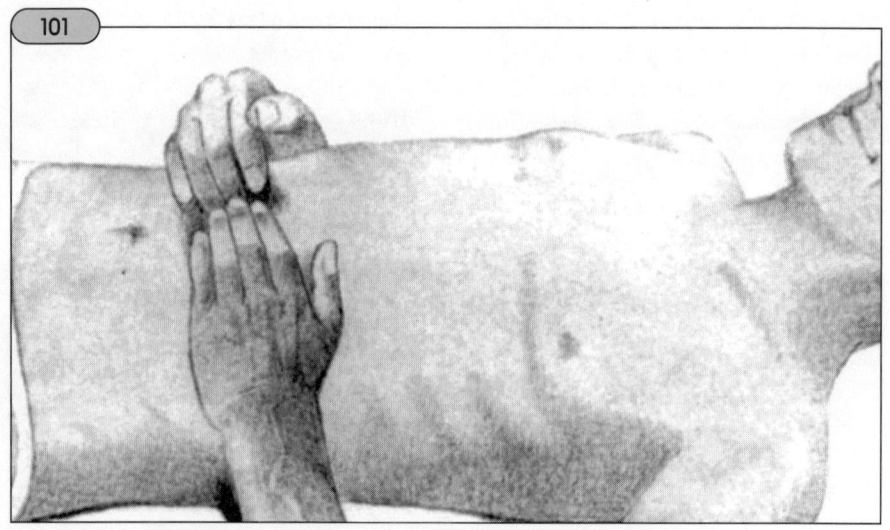

101

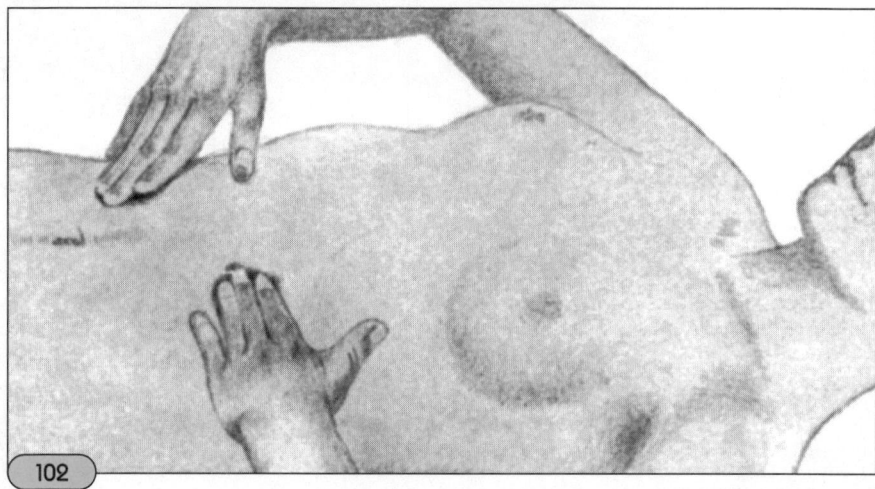

102

ge aber nicht bald deutlich bessern, sollten durch fachmännische Untersuchung die Ursachen geklärt und gezielt behandelt werden.

Zur vorbeugenden Behandlung legt man sich auf den Rücken und führt die Finger über der Magengegend unmittelbar unterhalb des Brustbeins zusammen, sodass die Kuppen der Zeige-, Mittel- und Ringfinger beider Hände nebeneinander auf der Magengrube liegen. Dann drückt man je drei Sekunden lang dreimal nicht zu fest in die Magengrube (Abb. 101).

Die Fingerkuppen gleiten danach auf der Mittellinie des Bauches etwas weiter nach unten, wo man in gleicher Weise behandelt. Danach führt man sie noch ein kleines Stück tiefer bis in die Nabelgegend, wo ebenso massiert wird.

Danach kehrt man in die Ausgangsstellung zurück, führt die Hände nach rechts und links auseinander und behandelt in der gleichen Technik unterhalb der Rippenbögen den Leber- (rechts) und Milzpunkt (links) (Abb. 102). Zum Abschluss legt man die rechte Hand auf die Magengegend, die linke darüber und drückt nicht zu stark 30 Sekunden lang. Im Laufe der Zeit werden dadurch die Funktionen der wichtigsten Verdauungsorgane gestärkt und normalisiert. Wenn die Behandlung nicht ausreicht, um die Beschwerden zu beseitigen, sollte man aber nicht lange ungezielt selbst »herumdoktern«, sondern den Therapeuten konsultieren, damit keine ernste Erkrankung (Magengeschwür, Krebs) übersehen oder verschleiert wird.

Schönheitspflege

Vernünftige Körperpflege hat nichts mit Eitelkeit zu tun, sondern gehört ganz selbstverständlich zur täglichen Gesundheitspflege. Sie verhindert vor allem vorzeitiges Altern der Haut und beugt Hautleiden vor.

Außerdem wirkt sich gutes Aussehen natürlich auch auf unser Selbstbewusstsein und Selbstvertrauen aus. Da Shiatsu den Energiefluss im ganzen Körper harmonisiert, kann es auch zur täglichen Schönheitspflege für Mann und Frau empfohlen werden.

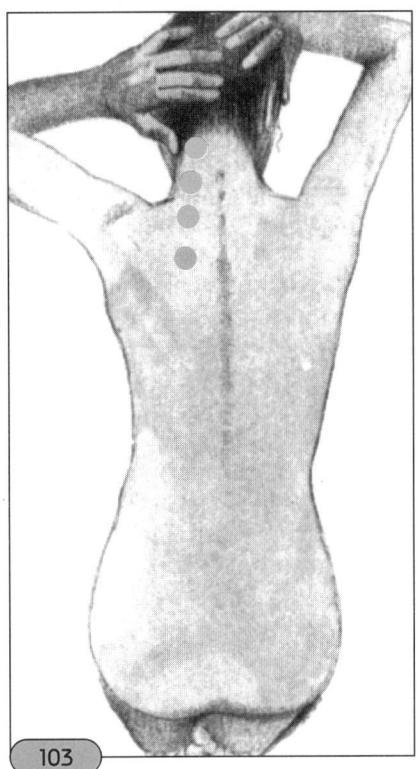

103

Die Behandlung erfolgt über die Anregung der Hormonproduktion, die unser Aussehen maßgeblich mitbestimmt. Da die Schilddrüse im »Konzert« der inneren Drüsen und im Stoffwechsel eine zentrale Rolle als Steuerungsorgan spielt, genügt es, einfach diese Drüse am Hals anzuregen. Konsequente tägliche Behandlung zahlt sich bald durch jugendlich-frische, straffe Haut aus. Auch Probleme mit den Haaren und mit der Figur können oft über die Schilddrüse beseitigt werden.

Wer unter Funktionsstörungen der Schilddrüse leidet, darf die Massage nur mit Erlaubnis seines Therapeuten durchführen, sonst könnten unerwünschte Nebenwirkungen auftreten.

Zur Allgemeinbehandlung neigt man den Kopf nach vorne und massiert unter sanftem, kreisendem Druck der Kuppe des linken Daumens die vier Punkte am linken Hals von oben nach unten (Abb. 103). Jeder Punkt soll fünfmal nacheinander je zwei Sekunden lang massiert werden. Danach behandelt man in gleicher Weise mit der rechten Daumenkuppe die vier Punkte am rechten Hals. Insgesamt wird die Massage täglich dreimal an jeder Halsseite durchgeführt. Zur Verschönerung müder, glanzloser Augen, gegen Augenschmerzen und von den Augen ausgehende Kopfschmerzen sowie zur Straffung des Gewebes um die Augenregion empfiehlt sich zusätzlich die folgende Massage:

• Mit leichtem Druck der vier Finger am oberen Rand der Augenhöhle unterhalb der Augenbraue das Gewebe nach

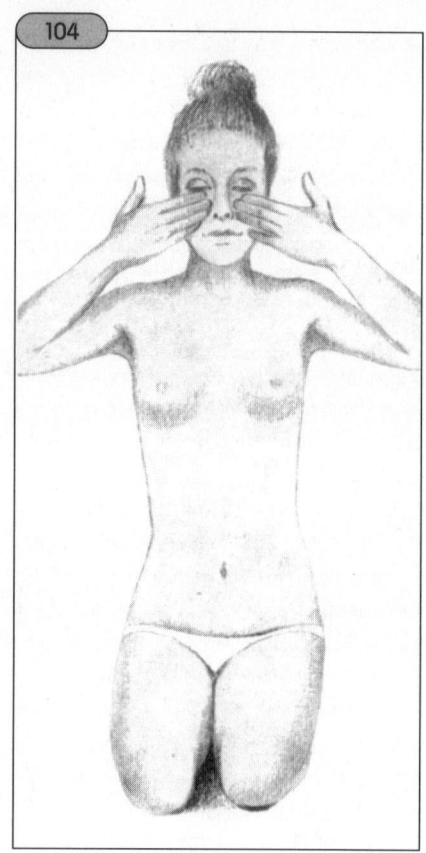

104

oben massieren, ohne die Haut mit den Fingernägeln zu verletzen. Dann legt man die vier Fingerkuppen auf den unteren Rand der Augenhöhle und massiert das Gewebe in gleicher Weise nach unten. Anschließend behandelt man leicht reibend mit den vier Fingerkuppen direkt auf den Augenlidern. Zum Abschluss setzt man drei Fingerkuppen auf jeden inneren Augenwinkel und massiert leicht reibend über die äußeren Augenwinkel hinaus bis zu den Schläfen (Abb. 104).

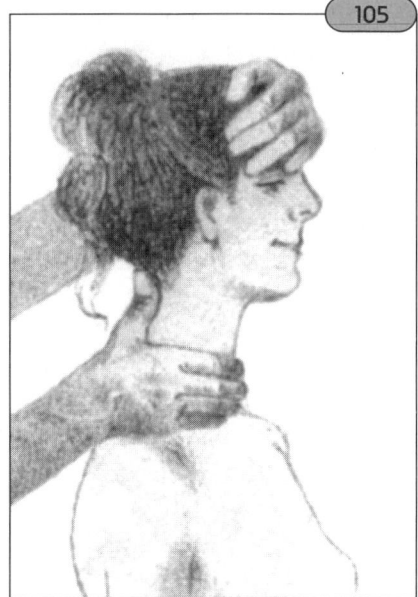

105

Durch kräftige Knetmassage mit der ganzen Hand arbeitet man anschließend die Schultern vom Halsansatz zur Schulterspitze durch. Zwischen den Schulterblättern, die man selbst schwer erreichen kann, wird der Partner durch kräftig kreisende Massage in Zwei-Finger-Technik die Muskulatur straffen.

Zum Abschluss werden die Brüste selbst durch sanfte Knetmassage mit den Handflächen behandelt.

Die Behandlung der Brust sollte zwei- bis dreimal täglich durchgeführt werden.

Wenn regelmäßige Anwendung dieser Augenmassage Augendruck und -schmerzen nicht bald beseitigt, muss der Therapeut aufgesucht werden, damit die Ursachen frühzeitig erkannt und gezielt behandelt werden können.

Zur Straffung der weiblichen Brust und zur Vergrößerung kleiner Brüste wird die eingangs beschriebene Massage der Schilddrüse (Abb. 103) ergänzt durch folgende Anwendungen:

In der Nackenmitte am unteren Ende der Schädelbasis sucht man die kleine Grube zwischen den Muskelansätzen und presst mit einer Daumenkuppe dreimal hintereinander je sieben Sekunden lang fest hinein. Die andere Hand liegt dabei mit den Fingern nach vorne auf Schädel und Stirn und übt Gegendruck aus (Abb. 105).

Shiatsu-Selbstmassage größerer Körperabschnitte

Bisher lernten wir die Behandlung bestimmter Punkte zur Vorbeugung von Krankheiten kennen. Manchmal ist es aber auch erforderlich, zur Vorbeugung und vor allem zur Therapie von Krankheiten ganze Körperabschnitte mit den darin verlaufenden Meridianen zu behandeln

Shiatsu in Sitzhaltung

Dazu setzt man sich auf einen Stuhl oder – sofern man geübt ist und keine Beschwerden dabei spürt – mit dem Gesäß auf Unterschenkel und Füße. Der Oberkörper wird gerade aufgerichtet.

Kopf-Gesicht-Massage

Zunächst streicht man mit den Handflächen über das Gesicht, den Kopf und den Nacken, als würde man sich waschen. Danach beginnt man mit der Therapie an den Augen. Sie werden unter leichtem Druck mit den Händen bedeckt. Die Finger beider Hände ruhen dabei auf den Wangen. Der Druck wird nicht mit den Fingern selbst gegen das Gesicht ausgeübt. Vielmehr presst man das Gesicht leicht gegen die Finger. Der Druck gegen die Augen darf nicht übertrieben werden (Abb. 106).

Zur zweiten Übung gleiten die Fingerkuppen sanft über die Augen nach unten zum unteren Rand der Augenhöhlen. Das Kinn ruht dabei – wie in einem Kelch – in den Händen. Den Druck auf den unteren Augenhöhlenrand erzielt man, indem man die Hände leicht nach unten »zieht«, sodass die untere Augenpartie sanft massiert wird.

Danach legt man die vier Finger beider Hände seitlich auf die Schläfen und die abgespreizten Daumen seitlich unterhalb der Ohren auf die Kinngelenke. Der Druck wird nur mit den Fingerkuppen auf die Schläfengegend ausgeübt.

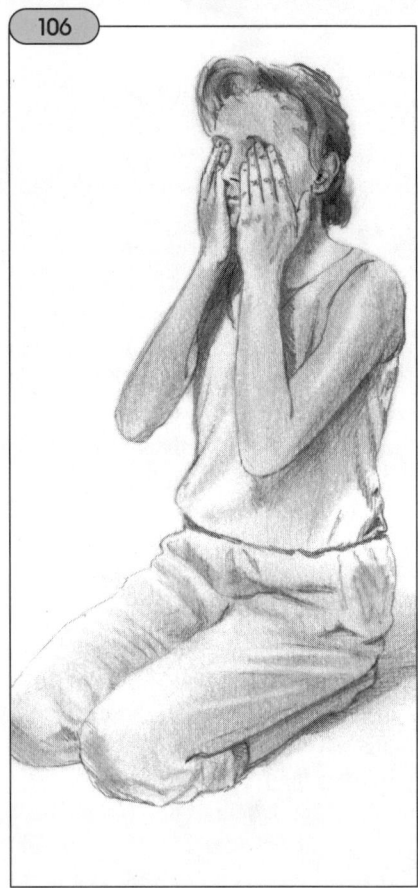

106

Die nächste Übung betrifft die Nase. Daumen und Zeigefinger der linken Hand legt man seitlich der beiden Nasenlöcher auf die Nasenflügel. Dann legt man Daumen und Zeigefinger der rechten Hand auf Daumen und Zeigefinger der linken und übt – von den Nasenlöchern nach oben fortschreitend – sanften Druck auf die Nasenflügel aus. Diese Behandlung wird zwei- bis dreimal nacheinander wiederholt.

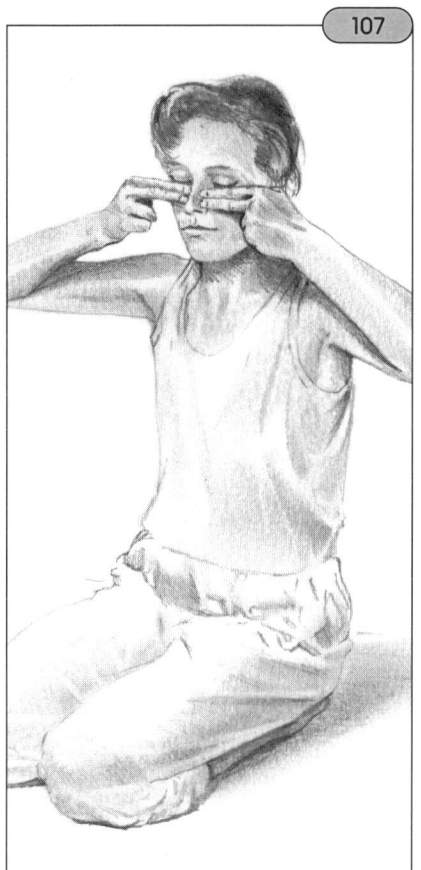

107

Danach kehrt man wieder zur Augenregion zurück. Die Finger beider Hände liegen am oberen Augenhöhlenrand unterhalb der Brauen, die Handflächen bedecken die Wangen. Durch sanften Druck des Gesichts gegen die Fingerkuppen übt man bis zu fünf Sekunden lang Druck aus. Diese Übung eignet sich ausgezeichnet, um Ermüdung oder Kopfschmerzen rasch zu beseitigen. Instinktiv führen auch bei uns viele Menschen eine ähnliche Übung durch, wenn sie das Gesicht bei Ermüdung in die Hände legen.

Speziell gegen verstopfte oder laufende Nase empfiehlt sich die folgende Technik: Die Finger seitlich der Nase anlegen und einige Zeit nicht zu stark nach innen drücken, so, als wollte man in die Nase kneifen (Abb. 107). Diese Übung fördert vor allem die Durchblutung der Nasenschleimhäute und kann bei Erkältungsschnupfen oder chronischem Schnupfen sehr empfohlen werden. Zum Abschluss legt man die Kuppen der vier Finger auf die Wangenknochen und presst hier kurze Zeit, indem man den Kopf gegen die Fingerkuppen lehnt.

Nach dieser Gesichtsmassage geht man zum Kopf über. Zuerst legt man die Hände in den Nacken und beugt den Kopf ein wenig vor. Die Hände überkreuzen sich, sodass die beiden Daumen rechts und links der Halswirbelsäule durch Druck auf die Muskulatur von oben nach unten den Nacken lockern (Abb. 108).

Anschließend legt man den Kopf zurück. Beide Hände umfassen den Schädel seitlich, die Fingerspitzen weisen nach vorne, die Daumen liegen hinter den

Ohren auf dem Nacken am unteren Rand des Schädelknochens und drücken auf die Muskulatur. Dann rücken die Daumenkuppen ein wenig nach außen in Richtung Ohren und pressen hier nochmals in gleicher Weise. Dadurch werden durch Fernwirkung vor allem die Augen günstig beeinflusst.

Die nächsten Übungen betreffen die Stirn. Beide Hände ruhen dabei – mit den Fingerspitzen zur Stirnmitte weisend – auf der rechten und linken Stirnhälfte. Langsam und unter leichtem Druck gleiten sie nach außen über die Stirn zu den Schläfen (Abb. 109).

Dann legt man die Fingerkuppen beim Haaransatz nahe beieinander auf den Schädel, die Handflächen ruhen seitlich auf den Schläfen. Zur Massage führt man die Finger unter leichtem Druck seitlich aufwärts zum Scheitel und presst dabei gleichzeitig mit den Handballen. In gleicher

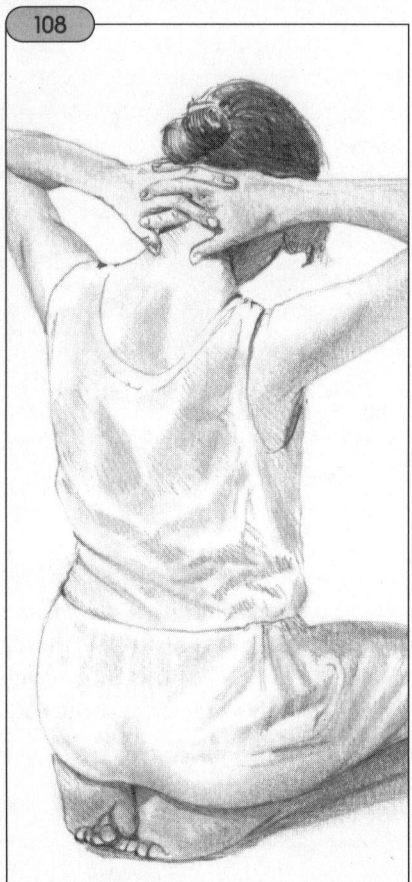

108

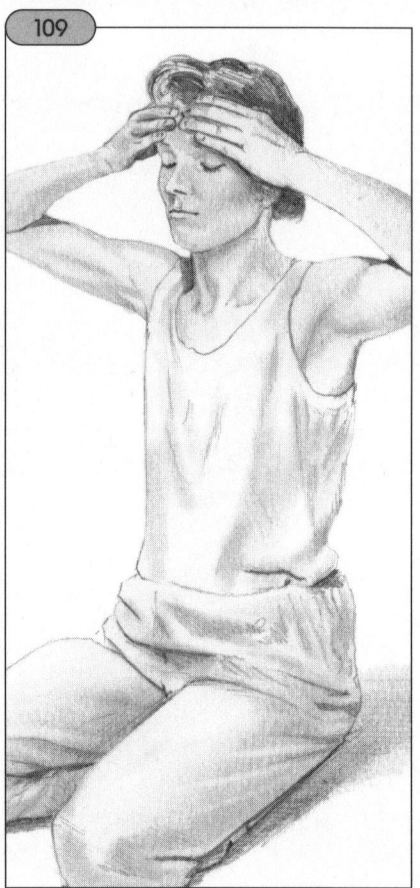

109

Weise führt man die Hände vom Scheitel wieder zurück in die Ausgangsstellung.

Gegen Kopfschmerzen und Schlaflosigkeit bewährt es sich, die Handflächen seitlich der Stirn auf die Schläfen zu pressen, während die Finger nach oben der Schädelrundung außen folgen. Unter leichtem Druck massiert man mit den Fingern und den Handflächen den Kopf aufwärts, bis sich die Finger auf der Mitte des Schädels treffen (Abb. 110).

Zur nächsten Übung legt man die Handflächen seitlich so an den Kopf, als halte man sich die Ohren zu. Die Fingerspitzen weisen dabei nach hinten. Durch Druck mit der Hand auf diese Partien des Kopfs werden vor allem Gallenblasenmeridian und Drei-Erwärmer-Meridian harmonisiert (Abb. 111). Anschließend legt man die Daumen auf den Hinterkopf, die Kuppen befinden sich etwas oberhalb der Vertiefung in der Mitte des Nackens, die das

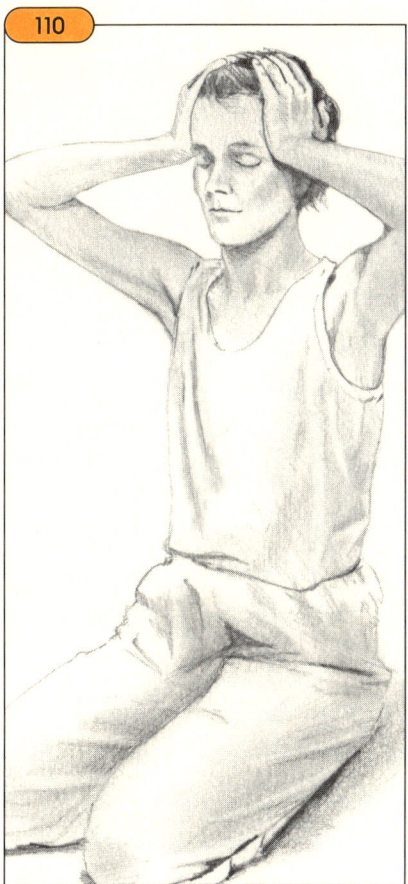

110

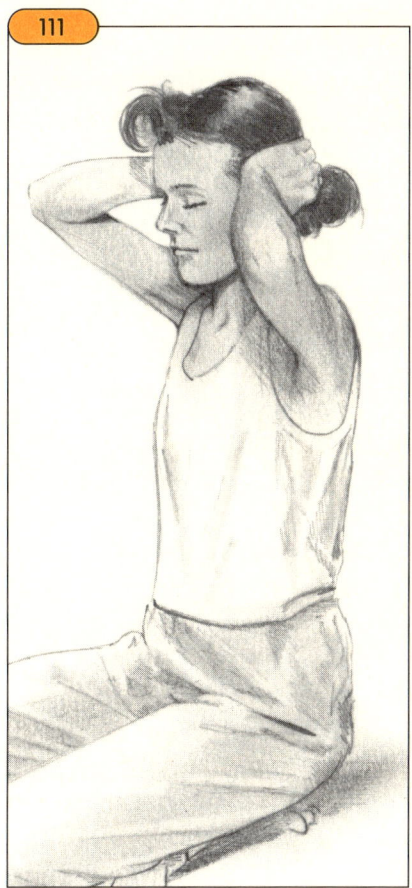

111

Ende der Schädelbasis markiert Die Handflächen und die Finger bedecken seitlich
den Kopf und die Ohren Sie stützen den
Kopf, während die Daumenkuppen von
oben nach unten mit sanftem Druck den
Hinterkopf massieren (Abb. 112).

Danach legt man beide Hände seitlich
auf das Gesicht, sodass die Fingerkuppen
auf den Schläfen ruhen und der Handballen sich unterhalb des Wangenkno-
chens befindet. Unter leichtem Druck

gleiten die Handflächen über die Wangen
nach hinten zu den Ohren.

Eine andere Technik am Kopf hilft vor
allem bei Schlafstörungen, Konzentrationsschwäche und Nervosität. Dazu legt
man die Hände seitlich an den Kopf, sodass die Handballen auf der Schläfengegend ruhen, während die Handflächen und
die Finger den Kopf nach hinten umfassen.
Die Hände üben in dieser Stellung leichten
Druck auf den Schädel aus (Abb. 113).

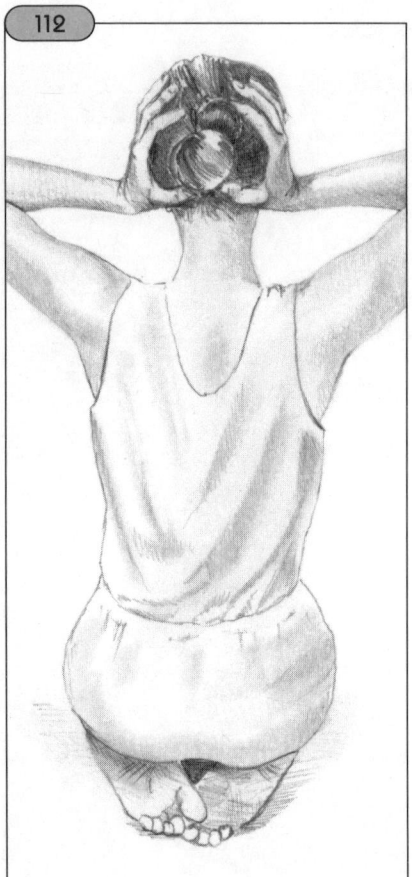

112

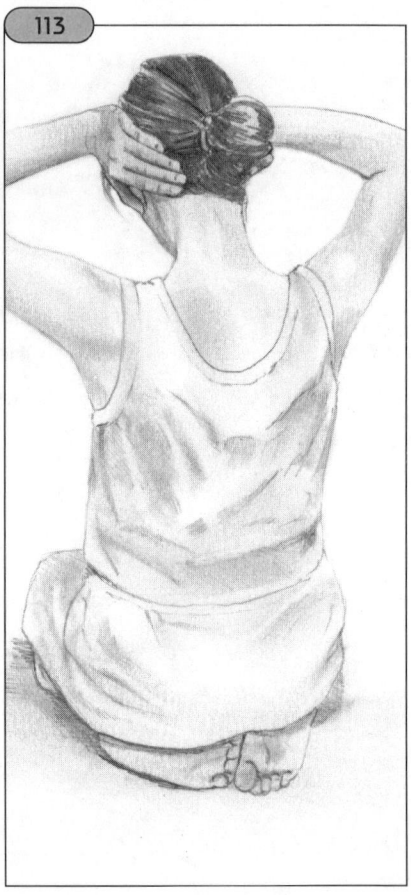

113

Danach führt man sie langsam etwas tiefer über die Ohren und presst hier nochmals. Insgesamt wird diese Anwendung zweimal durchgeführt. Verstärken kann man die Wirkung, wenn man anschließend mit dem Daumen und dem Zeigefinger einer Hand den Daumenballen und das Dreieck zwischen dem abgespreizten Daumen und dem Zeigefinger der anderen Hand durch Druck behandelt. Hier befindet sich ein wichtiger einzelner Behandlungspunkt, den auch die chinesische Akupressur kennt. Diese Massage wird auch an der anderen Hand durchgeführt. Zum Abschluss der Kopfbehandlung massiert man noch Ohren und Hals. Zunächst umfasst man mit beiden Händen den Kopf, sodass sich die Ohren zwischen Zeige- und Mittelfinger befinden. Unter leichtem Druck gleiten die Hände langsam nach unten (Abb. 114). Dabei soll vor allem hinter

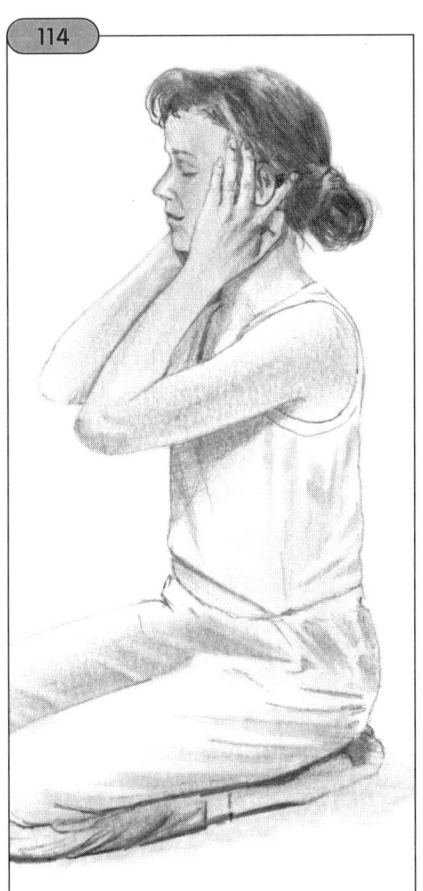

114

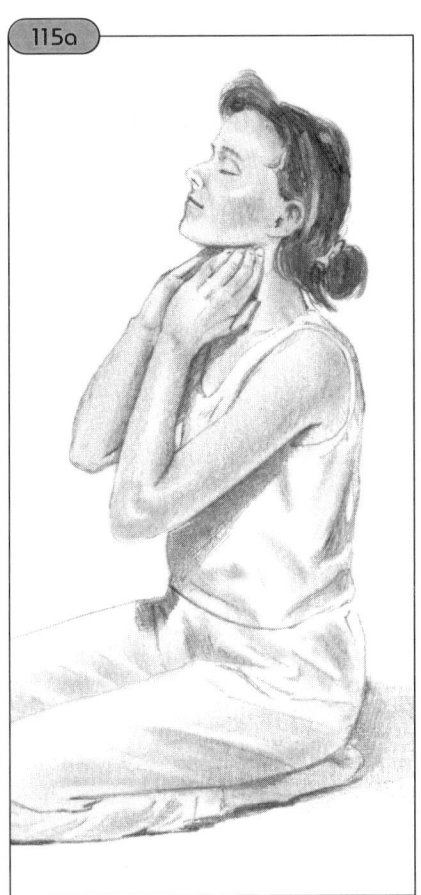

115a

und unter dem Ohr kräftiger auf den Knochen gedrückt werden, um die Ohrspeicheldrüse anzuregen. Gleichzeitig steigert diese Behandlung auch die Produktion der anderen Speicheldrüsen.

Halsmassage

Zur Halsmassage legt man die Finger mit den Kuppen unterhalb der Kinnladen in Richtung Ohren auf den Hals und übt sanften Druck aus. Wenn die Mandeln bei der Behandlung schmerzen, dürfen sie nur ganz leicht von außen massiert werden, bis der Schmerz nachlässt. In solchen Fällen sucht man am besten möglichst bald den Therapeuten auf (Abb. 115a).

Danach legt man eine Hand unter dem Kinn so um den Hals, dass der Daumen auf einer Seite, die vier Finger auf der an-

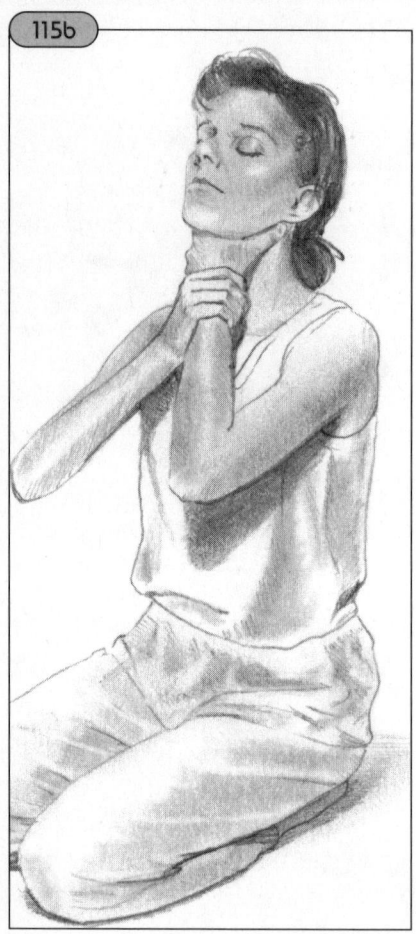

115b

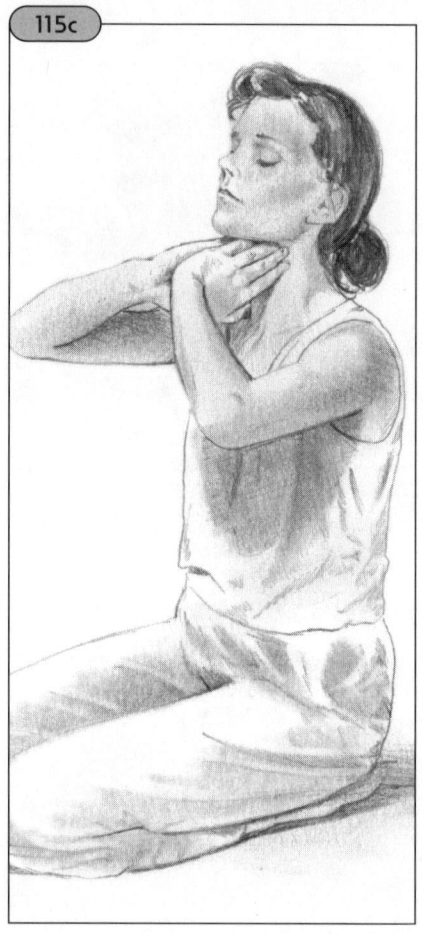

115c

deren Seite Richtung Ohren weisen. Die andere Hand wird um das Handgelenk gelegt. Diese Halsgegend wird dann durch sanften Druck von oben nach unten massiert. Dabei beeinflusst man auch die Funktion der Schilddrüsen günstig (Abb. 115b).

Zur letzten Übung am Hals legt man die Spitzen der vier Finger an beiden Sei-

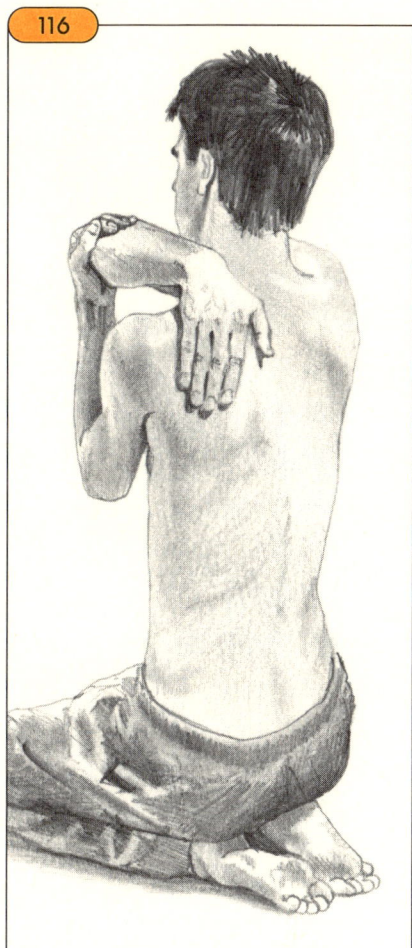

116

ten auf die Luftröhre und presst darauf von oben nach unten in Richtung Schlüsselbein (Abb. 115c). Anschließend massiert man noch den Zeigefinger der einen Hand mit Daumen und Zeigefinger der anderen Hand.

Schulter-Arm-Massage

Fortgesetzt wird die Selbstmassage in Sitzstellung mit der Behandlung der Schultern und Arme. Sie erweist sich vor allem bei rheumatischen Beschwerden und Durchblutungsstörungen in diesen Gebieten als sehr hilfreich. Gewöhnlich behandelt man nacheinander immer beide Schultern und Arme.

Zunächst legt man eine Hand mit den Fingerspitzen nach hinten auf die entgegengesetzte Schulter. Die andere Hand stützt den Arm am Ellbogen ab. Dann wird die Schulter leicht mit den Fingern und der Handfläche massiert. Anschließend hebt die stützende Hand den Ellbogen höher, sodass die massierende Hand die Schulterblätter erreichen kann. Behandelt wird so lange, bis der Schmerz in der Schulter nachlässt (Abb. 116).

Zur Behandlung der Arme legt man zunächst eine Hand mit den Fingerspitzen nach hinten in die Achselhöhle des anderen Arms. Der Daumen wird abgespreizt und presst von vorne (Abb. 117).

Anschließend führt man die Finger unter der Achselhöhle hindurch nach hinten und behandelt hier durch mäßigen Druck die Schultermuskulatur und das Schulterblatt. Diese Massage wirkt durch Fernwirkung übrigens auch gut bei Zahnschmerzen, weil dabei die entsprechenden Energiemeridiane harmonisiert werden (Abb. 118).

Nach den Schultern kommt der Oberarm an die Reihe. Eine Hand umfasst dazu den Oberarm außen bei der Schulter. Der Daumen liegt vorne, die vier Finger weisen nach hinten. In der Greiftechnik behandelt man den Oberarm nicht zu stark von der Schulter abwärts bis zum Ellbogen. Jetzt beugt man sich in der Sitzhaltung ein wenig zur Seite,

sodass der Unterarm auf den Oberschenkel der gleichen Seite gestützt werden kann. Die Hand hängt locker zwischen den Oberschenkeln. Mit der anderen Hand umfasst man den Unterarm beim Ellbogen, sodass der Daumen die Innenseite massieren kann, während die vier Finger auf der Außenseite liegen. Durch Greiftechnik massiert man den Unterarm vom Ellbogen abwärts bis zum Handgelenk (Abb. 119).

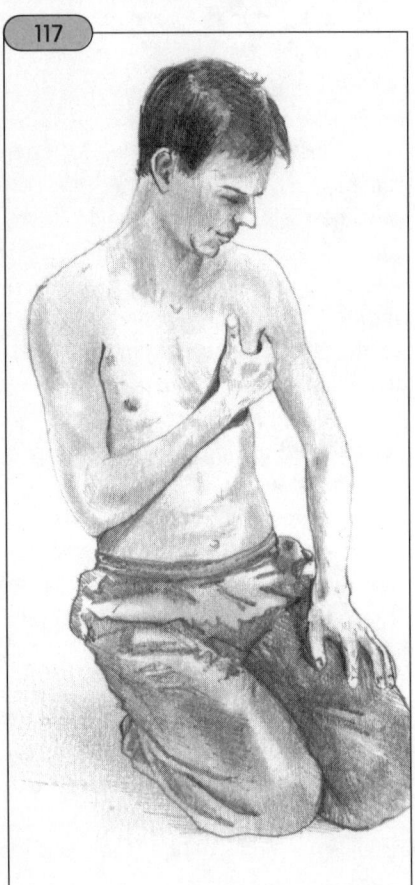

117

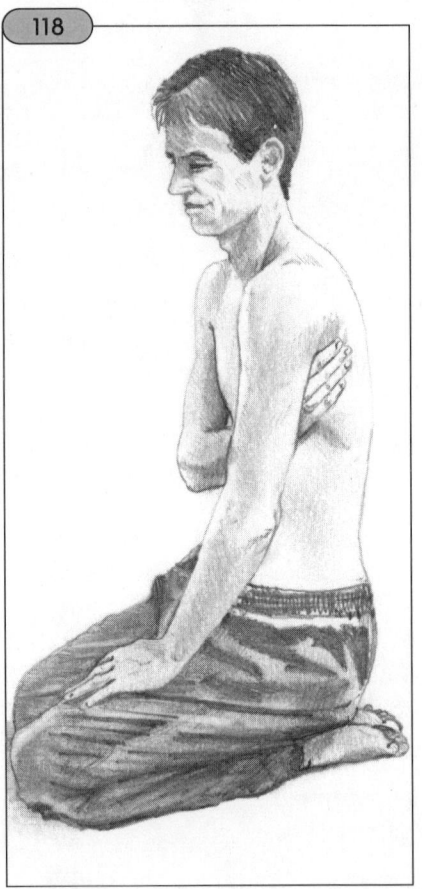

118

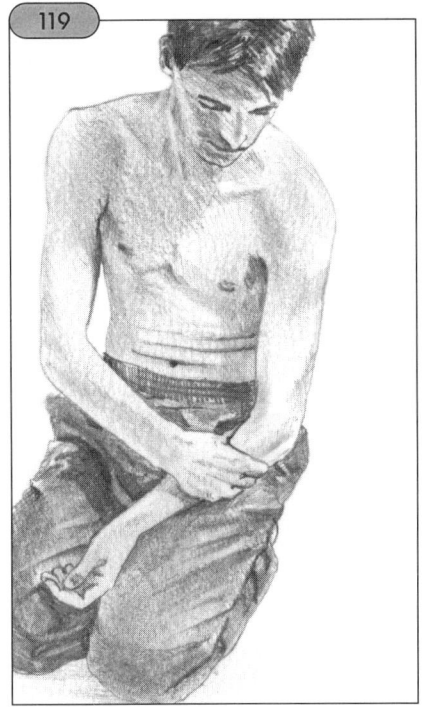

Unterarm zunächst mit der Innenseite oben unter das Knie. Die andere Hand fasst ihn am Handgelenk. Mit dem Knie presst man nun nicht zu stark durch Verlagerung des Körpergewichts nach vorne von der Ellenbeuge bis zum Gelenk den Arm ab (Abb. 121). Anschließend wiederholt man diese Anwendung mit dem Knie, legt jetzt aber den Unterarm mit der

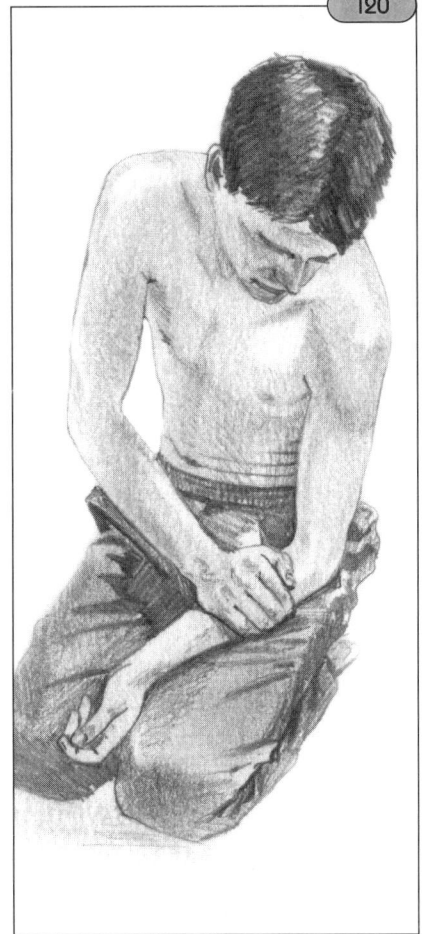

Stattdessen kann man in der gleichen Stellung auch mit der Handfläche die Innenseite des Unterarms von oben nach unten massieren. Dazu fasst die Hand so um den Arm, dass ihn die vier Finger von vorne umgreifen. Der Daumen liegt dicht neben der Handfläche und übt zusammen mit dieser den Massagedruck aus. Diese Anwendung empfiehlt sich zur Harmonisierung und Anregung der Energieströmungen im Körper, vor allem bei nervöser Erschöpfung (Abb. 120).

Bei rheumatischen Beschwerden am Unterarm kann Shiatsu auch mit dem Knie verabreicht werden. Dazu beugt man sich nach vorne und schiebt den

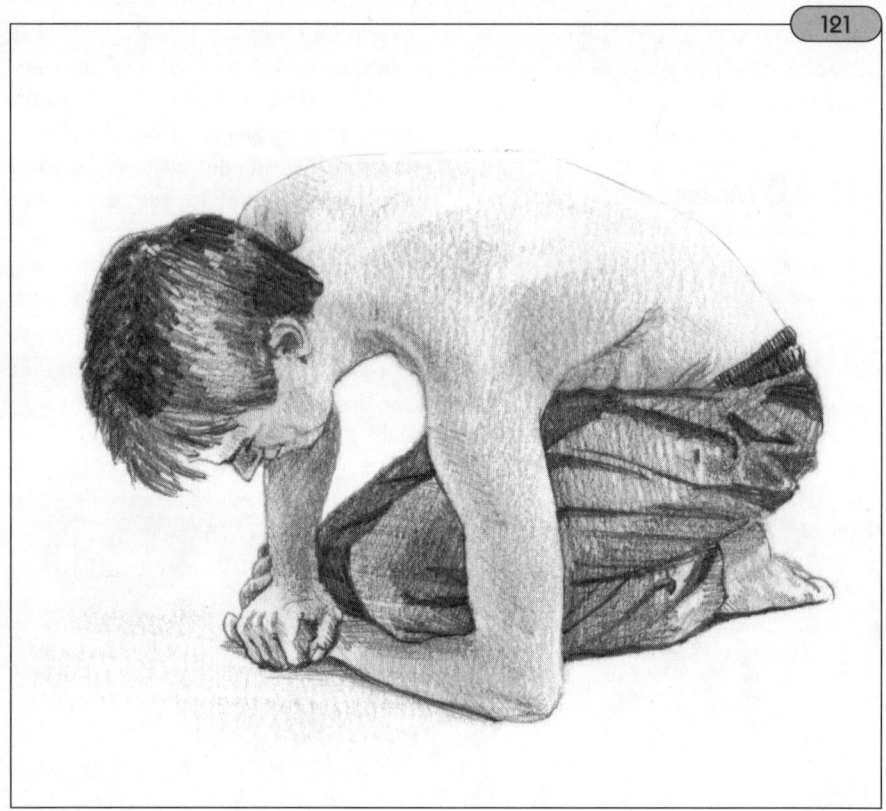

121

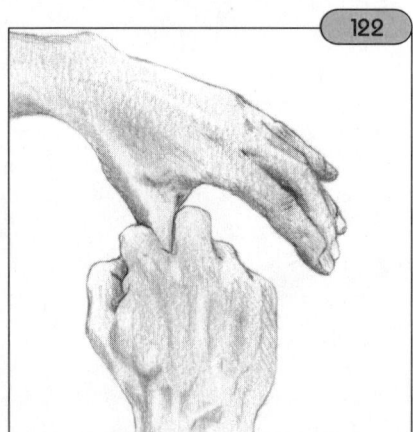

122

Außenseite nach oben auf den Boden. Das Handgelenk selbst wird im Sitzen massiert, indem man es gegen das hochgestellte Knie legt. Die andere Hand ruht auf dem Handrücken der ersten und übt leichten Gegendruck aus.

Zum Abschluss der Therapie an den Armen spreizt man zunächst die Finger beider Hände, schiebt sie ineinander und wendet sie so, dass die Handflächen vom Körper weg nach vorne zeigen. Dann nimmt man den Daumen einer Hand zwischen die abgebogenen Zeige- und

Mittelfinger der anderen und massiert ihn von unten bis zur Kuppe. Am Daumen der anderen Hand erfolgt diese Anwendung in entsprechender Weise (Abb. 122).

Bein-Fuß-Massage

Shiatsu-Massage an den Beinen erfolgt in Sitzstellung mit den Ellbogen und den Händen. Zuerst beugt man sich etwas zur Seite und drückt mit dem Ellbogen auf die Mitte des Oberschenkels. Stattdessen kann man mit überkreuzten Beinen auf dem Boden sitzen. Dabei erreicht man vor allem die Innenseiten des Oberschenkels. Bessere Wirkung erzielt man oft, wenn man nicht den Ellbogen, sondern den Unterarm quer zum Oberschenkel zur Massage verwendet, weil er die ganze Breite des Beins abdecken kann.

Anschließend umfasst man den Oberschenkel mit beiden Händen. Die Daumen liegen auf der Vorderseite, die Handflächen an der Außen- und Innenseite, die Finger greifen nach hinten. Zunächst wird der Oberschenkel in Grifftechnik von oben nach unten bis zum Knie massiert (Abb. 123).

Dann streckt man das Bein und behandelt durch kräftigen Druck mit den Daumen vor allem die Oberseite des Oberschenkels.

Danach wird der Unterschenkel massiert. Dazu legt man die Kuppen der vier Finger beider Hände rechts und links vom Schienbein auf die Vorderseite und die beiden Daumen an der Rückseite auf den Wadenmuskel. Mit dem Daumen wird nicht zu leichter Druck ausgeübt (Abb. 124). Eine stärkere Wirkung lässt sich mit einer anderen Handtechnik erzielen. Dazu fasst die eine Hand den Wadenmuskel von hinten, die andere greift über das Schienbein mit den Fingerkuppen ebenfalls seitlich nach der Wadenmuskulatur. Der Druck wird in diesem Fall mit den Daumen und den Fingerkuppen gleichzeitig ausgeübt. Die Massage erfolgt vom Knie abwärts bis zum Knöchel (Abb. 125). Zum Abschluss der Beinmassage behandelt man die einzelnen Zehen. Dazu stellt man den Fuß aufrecht auf die Ferse und umfasst ihn mit einer Hand.

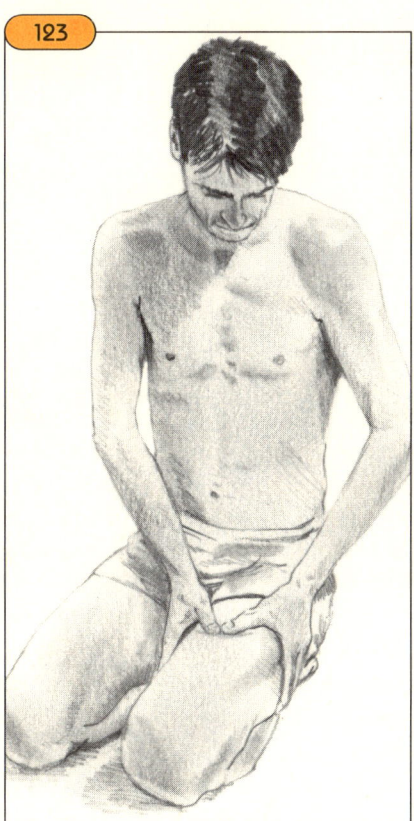

123

Der Daumen liegt dabei auf dem Fußrücken, die vier Finger stützen das Fußgewölbe von der Sohle her. Mit der anderen Hand beugt und massiert man einzeln jede Zehe. Danach setzt man sich auf die Unterschenkel, sodass die Fußsohlen hinter dem Gesäß vorstehen. Mit den Daumen massiert man in dieser Stellung die Fußsohlen von den Fersen bis vor zu den Zehen. Vor allem Fußgewölbe und Großzehenballen sollten gründlich behandelt

werden, weil sich hier wichtige Schaltzentren für die Energiemeridiane befinden (Abb. 126).

Brustmassage

Shiatsu-Massage an der Brust empfiehlt sich besonders bei Funktionsstörungen der Atmungsorgane. Allerdings muss in solchen Fällen immer durch fachmännische Untersuchung die Ursache ermittelt werden. Liegen beispielsweise ernste Lun-

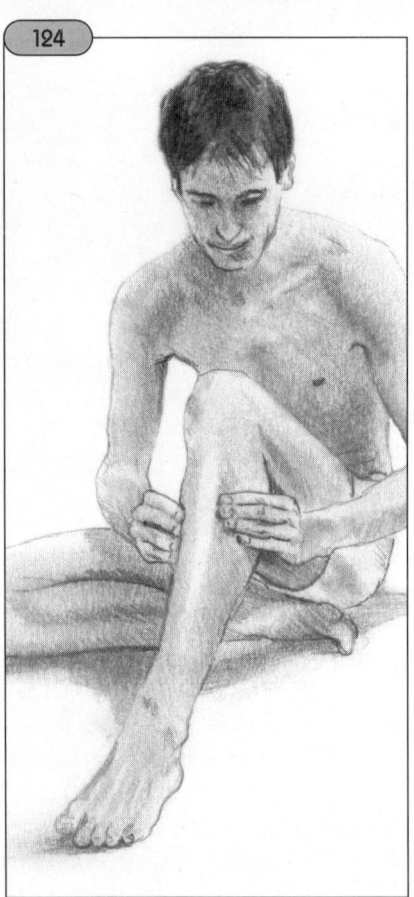

124

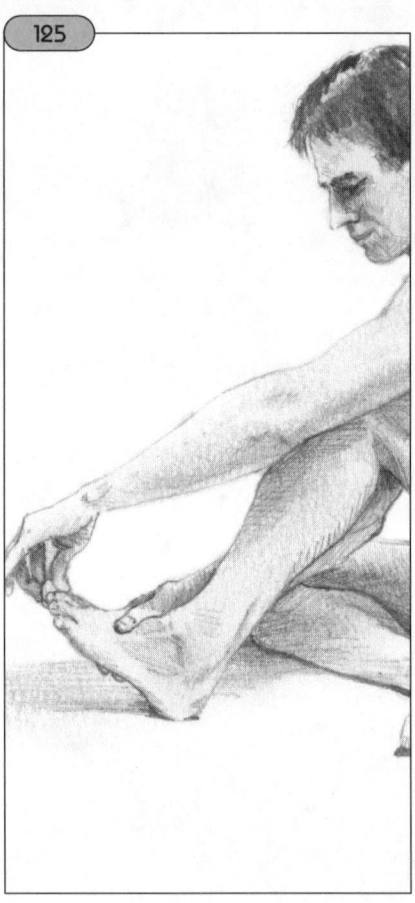

125

gen-Bronchial-Erkrankungen vor, würde eine alleinige Selbstmassage, die rechtzeitige intensive Therapie zu lange verzögern. Deshalb ist das Brust-Shiatsu nur zur Soforthilfe und/oder nach der Diagnose erlaubt.

Die Behandlung erfolgt in aufrechter Sitzstellung. Beide Hände legt man seitlich so auf den Brustkorb, dass die Handflächen die Rippen seitlich umfassen und die Finger nach innen weisend auf den Brustwarzen liegen. Zunächst übt man in dieser Grundstellung Druck auf den Brustkorb aus (Abb. 127). Dann gleiten die Hände langsam von außen nach innen, bis sich die Fingerkuppen in der Mitte beim Brustbein fast berühren. In gleicher Weise behandelt man, Stück für Stück nach unten gleitend, die tieferen Rippen bis hinab zum unteren Rippenbogen. Zum Abschluss legt man die Fingerkuppen dicht nebeneinander auf das

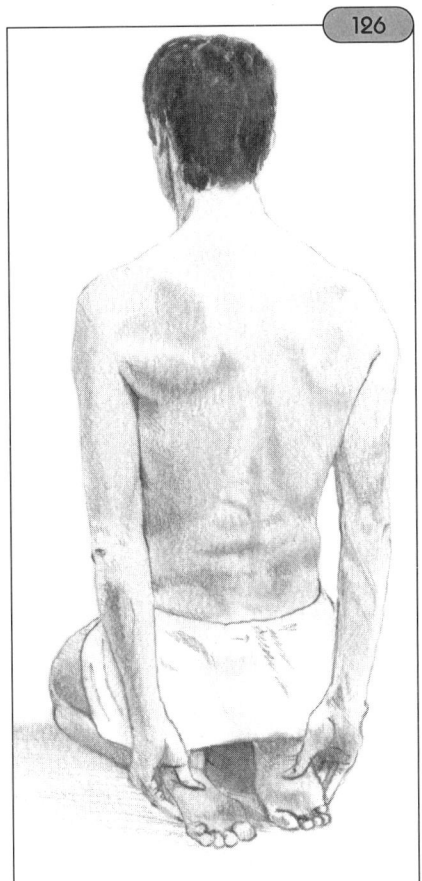

126

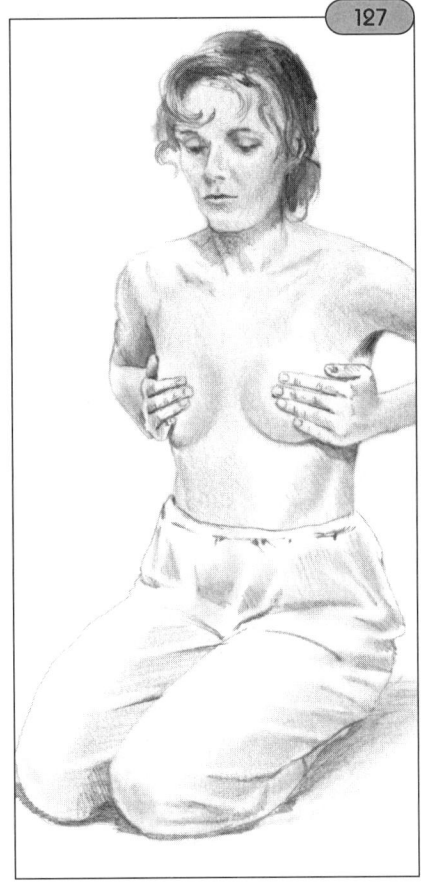

127

Brustbein und behandelt es gleichzeitig von beiden Seiten durch Druck von oben nach unten.

Rückenmassage

Fortgesetzt wird die Shiatsu-Therapie am Rücken. Dazu legt man zunächst eine zur Faust geballte Hand mit den Fingerknöcheln ungefähr auf die Mitte des Rückens neben der Wirbelsäule an. Die andere Hand wird flach auf die Faust gelegt. Ihre

Fingerspitzen reichen bis über das Gelenk der zur Faust geballten Hand hinaus. Durch Druck mit dieser Handfläche auf die darunter befindliche Hand behandelt man den Rücken (Abb. 128).

Dann legt man in Hüfthöhe eine Hand so auf den unteren Rücken, dass sich die Lendenwirbelsäule zwischen den vier Fingern auf der einen Seite und dem Daumen auf der anderen Seite befindet. Die andere Hand wird genau umgekehrt auf

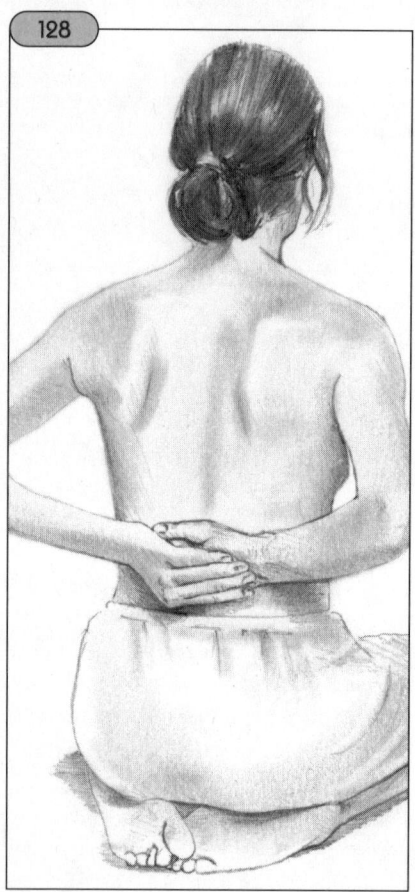

128

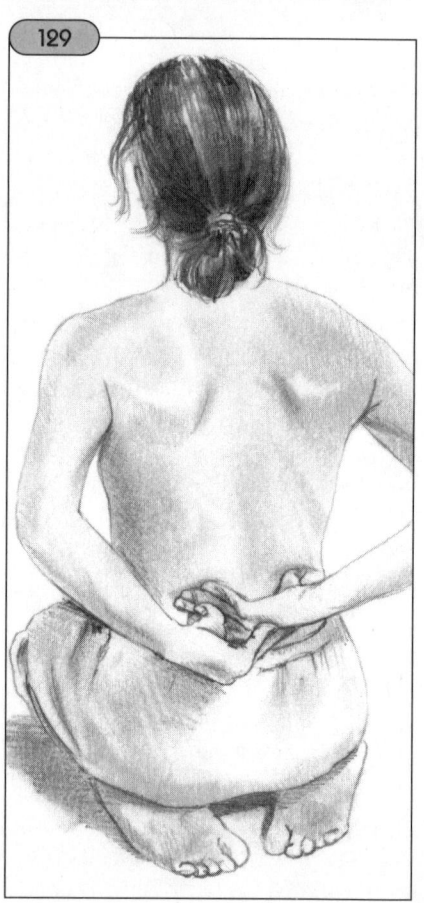

129

die erste gelegt, drückt also mit dem Daumen auf die vier Finger und mit den vier Fingern auf den Handrücken beim Daumen. Beide Handflächen werden leicht gewölbt, damit kein direkter Druck auf die Wirbelsäule ausgeübt wird. Zur Behandlung der Muskulatur seitlich der Wirbelsäule drückt die obere Hand kräftiger auf Fingerkuppen und Daumen der unteren. Während der Therapie gleiten die Hände langsam den Rücken hinunter bis zum Kreuzbein (Abb. 129). Nun stützt man die Hände in die Hüften, sodass die vier Finger nach vorne zeigen und auf den Hüftknochen liegen, die Handflächen diese seitlich umfassen und die Daumen hinten am Rücken rechts und links der Lendenwirbelsäule aufliegen, ohne sich zu berühren. Unter mäßigem Druck behandelt man diese vor allem für die Funktionen des Dickdarmmeridians wichtige Körperzone. Verbessert wird die Wirkung noch, wenn man sich beim Drücken mit den Händen aus den Hüften heraus etwas nach vorne beugt.

Bauchmassage

Die letzten Übungen der Shiatsu-Selbstmassage in sitzender Stellung behandeln den Bauch. Zuerst legt man die vier Finger einer Hand am Rand des unteren Rippenbogens einer Körperseite auf. Der Daumen bleibt untätig und wird abgespreizt. Die andere Hand ruht mit den vier Fingern auf dem Handrücken der ersten beim Gelenk, der Daumen der zweiten Hand liegt auf dem Handrücken der unteren bei den Fingerknöcheln. Mit der zweiten Hand übt man den Massage-

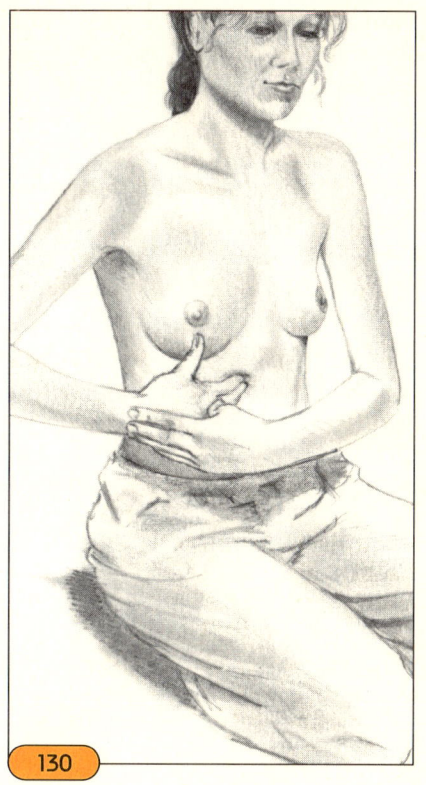

130

druck in den Bauch unter dem Rippenbogen aus. Die Behandlung wird ebenso an der anderen Körperseite durchgeführt (Abb. 130).

Danach legt man die Handfläche einer Hand am Rippenbogen einer Körperhälfte so an, dass die Finger in Bauchmitte auf der Gegend des Sonnengeflechts ruhen. Die andere Hand wird auf den Handrücken der ersten gelegt und übt sanften Druck in die Tiefe des Bauchraums aus (Abb. 131).

Anschließend stemmt man beide Hände gleichzeitig in die Hüften. Die

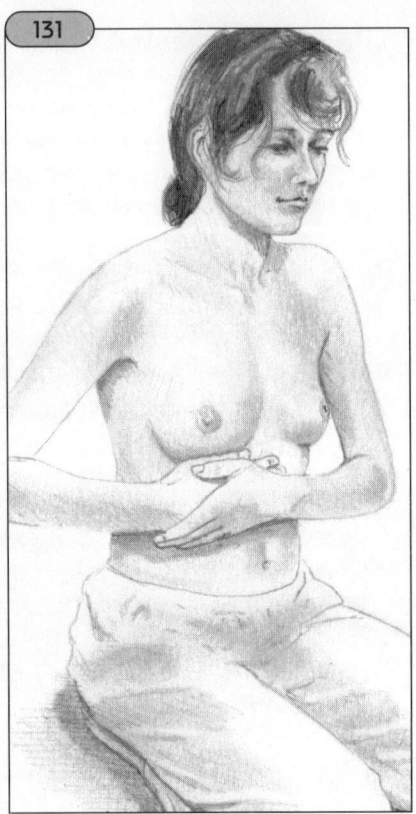

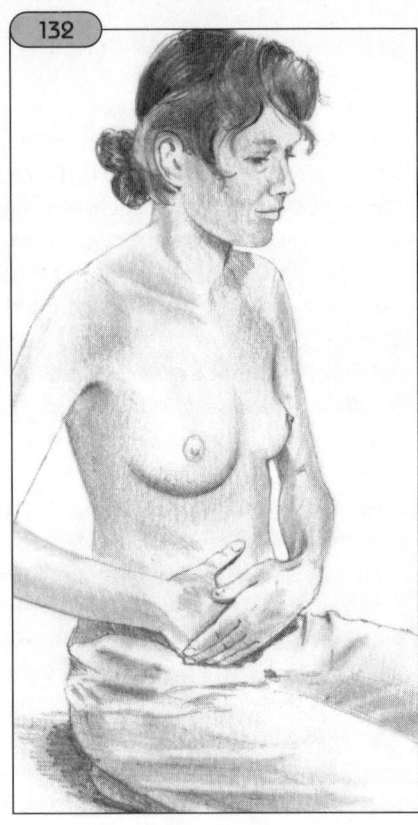

Daumen liegen dabei nach hinten abgespreizt am unteren Rücken, die Handflächen umfassen den Leib seitlich, die Finger ruhen etwa in Nabelhöhe vorne auf
dem Bauch, berühren sich aber nicht.
Unter sanftem Druck gleiten die Hände
langsam nach unten und beeinflussen
dabei mehrere Energiemeridiane gleichzeitig; insbesondere die Funktionen der
Verdauungsorgane werden durch diese
Behandlung angeregt. Zum Abschluss
legt man eine Hand mit der Handfläche
auf den Hüftknochen. Der Daumen wird

abgespreizt und weist nach innen zum
Nabel, die vier anderen Finger liegen
schräg nach unten auf der Unterbauch-
hälfte. Nun legt man die vier Finger der
anderen Hand kreuzweise flach auf den
Handrücken in der Knöchelgegend und
drückt die Hand nicht zu stark in den
Bauch. Entsprechend wird die Behandlung an der anderen Körperseite durchgeführt. Sie bewährt sich gut bei Funktionsstörungen des Magen-Darm-Kanals,
vor allem bei Appetitlosigkeit und Stuhlverstopfung (Abb. 132).

Shiatsu-Selbstmassage im Liegen

Selbstbehandlung durch Shiatsu ist teilweise auch in Seiten-, Rücken- und Bauchlage möglich. Die Mehrzahl der Übungen wird allerdings im Sitzen durchgeführt. Im Liegen benutzt man zur Massage nicht nur Finger und Handflächen, bei manchen Übungen wird auch das eigene Körpergewicht eingesetzt. Durch den stärkeren Druck erzielt man dabei oft besonders intensive Wirkungen.

Die Therapie beginnt in Seitenlage an den Armen. Dazu schiebt man den unten liegenden Arm etwas unter dem Körper vor. Mit der Hand des oben liegenden Arms umfasst man ihn unterhalb der Schultergegend. Der Daumen wird in die Achselhöhle geschoben, die Handfläche greift um den Arm herum, die Finger befinden sich unter dem Arm auf der Unterlage. Langsam massiert die Hand den Arm von oben nach unten, der Daumen an der Innenseite, die Finger pressen auf die Außenseite. Das Körpergewicht soll dazu nicht eingesetzt werden. Die Behandlung endet am Ellbogen.

Den Unterarm massiert man mithilfe des Körpergewichts. Dazu schiebt man zuerst den Unterarm mit der Außenseite nach oben unter die Hüften und lässt das Körpergewicht darauf ruhen. Anschließend dreht man den Unterarm so, dass die Innenseite nach oben weist, und legt wieder die Hüfte darüber. Sie soll das Gebiet vom Handgelenk bis möglichst nahe zum Ellbogen für kurze Zeit belasten.

Die Behandlung der Arme erfolgt dann entsprechend in der anderen Seitenlage am zweiten Arm. Stattdessen können die Unterarme auch in Rückenlage behandelt werden. Dazu legt man sich auf einer nicht zu weichen Unterlage auf den Rücken und schiebt einen Unterarm zunächst mit der Außenseite nach oben unter die Hüfte und das Kreuzbein. Der Druck wird durch das Körpergewicht ausgeübt und soll vom Ellbogen bis nahe ans Handgelenk reichen. Dann wendet man den Unterarm so, dass er mit der Innenseite nach oben unter die Hüfte und das Kreuzbein geschoben werden kann, und behandelt wieder etwa zehn Sekunden lang durch Druck des Körpergewichts. In gleicher Weise wendet man die Therapie dann am anderen Unterarm an.

In der Rückenlage massiert man auch die Beine. Zuerst streckt man ein Bein aus und beugt das andere so, dass der Fuß auf dem Oberschenkel des ausgestreckten Beins so weit wie möglich zur Hüfte emporgeführt werden kann. Dem Ungeübten fällt das anfangs nicht leicht, später kommt er mit dem Fuß aber immer höher (Abb. 133). Dann lässt man auf der Oberseite des ausgestreckten Beins den Fuß mit der Außenkante langsam nach unten streichen. Die Massage erfolgt durch mäßigen Druck des Fußes und reicht vom Oberschenkel über die Kniescheibe hinab bis zum Unterschenkel, möglichst nahe dem Knöchel. Diese Anwendung beeinflusst vor allem den Magenmeridian sehr gut.

Zur weiteren Massage dreht man das ausgestreckte Bein nach außen, sodass seine Innenfläche nach oben weist. Der Fuß des gebeugten anderen Beins wird wieder so weit wie möglich empor zur Hüftgegend geführt und streicht von hier aus in der oben beschriebenen Weise die Innenseite des Oberschenkels, die Kniekehle und die Wadenmuskulatur hinab.

Schließlich dreht man das gestreckte Bein mit dem Knie nach innen, sodass seine Außenseite nach oben weist, und behandelt diese mit dem Fuß des gebeugten anderen Beins wie oben beschrieben. Danach erfolgen diese Anwendungen in entsprechender Weise am anderen Bein. Die Unterseite des Unterschenkels behandelt man, indem man die Beine doppelt verkreuzt. Dazu wird ein Bein leicht hochgestellt und mit dem Oberschenkel des anderen überkreuzt. Dann schiebt man den Unterschenkel unter der Kniekehle des hochgestellten Beins hindurch und setzt den Fuß auf den Boden. Mit dem Schienbein übt man von

der Kniekehle nach unten zum Fuß fortschreitend Druck auf die Rückseite der Wadenmuskulatur aus. Weiter unten setzt man zur Massage dann die Zehen ein. Der andere Unterschenkel wird entsprechend behandelt.

Anschließend beugt man zunächst ein Bein so, dass die Rückseite des Unterschenkels die des Oberschenkels berührt und die Fußsohlen und Zehen unter dem Gesäß liegen. Danach wird das zweite Bein ebenso gebeugt. Diese Übung streckt vor allem den Magenmeridian.

Nun legt man den äußeren Fußknöchel des einen Beins auf den Oberschenkel des hochgestellten Beins. Langsam führt man ihn mit gleich bleibendem Druck über das Knie und presst dabei den anderen Unterschenkel mit dem Fuß kräftig gegen die Unterlage. Die Massage mit dem Knöchel soll am Unterschenkel abwärts so weit wie möglich nach unten in Richtung Fuß fortgesetzt werden (Abb. 134).

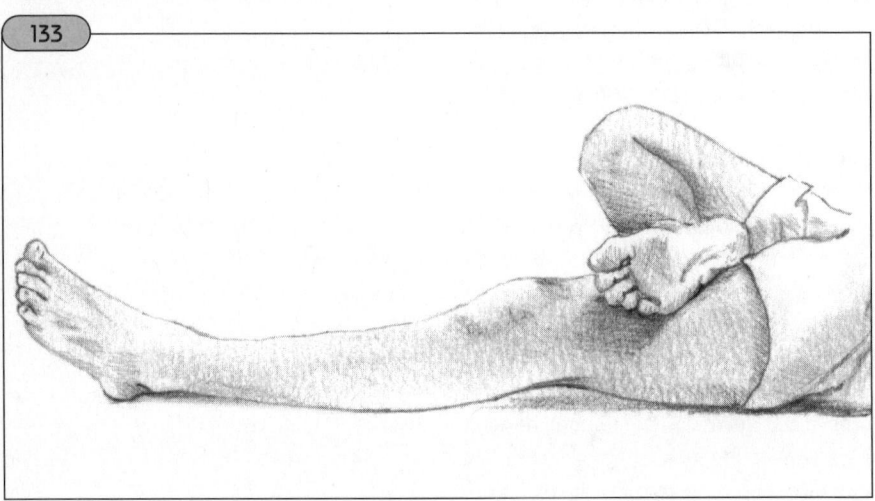

133

Bei der nächsten Übung streckt man beide Beine aus. Die Füße liegen eng beieinander, die Zehen weisen gestreckt nach vorne. Zur Behandlung werden die Fußinnenseiten – vor allem die beiden Großzehenballen – fest aneinander gepresst (Abb. 135).

Zum Schluss beugt und streckt man die Zehen der ausgestreckten Beine gleichzeitig so weit wie möglich. Fußrücken und -sohlen bewegen sich dabei mit nach oben und in maximaler Streckung nach vorne. Diese Übung belebt müde, schwere Beine schnell wieder, regt die Durchblutung an, beseitigt Schlafstörungen, Appetitmangel und Verdauungsstörungen durch Fernwirkung.

Die nächsten Übungen führt man zunächst in Rückenlage am unteren Rücken durch. Dazu ballt man beide Hände zu Fäusten und schiebt sie mit den Knöcheln nach oben unter den mittleren Rücken (Abb. 136). Sie sollen zu beiden Seiten der Wirbelsäule liegen. Druck wird ausgeübt durch das eigene Körpergewicht, das den Rücken gegen die Fäuste presst. Zur Behandlung des gesamten Rückens führt man beide Fäuste gleichzeitig zuerst so weit wie möglich nach oben Richtung Schulterblätter, dann seitlich der Wirbelsäule nach unten Richtung Gesäß.

Vor der nächsten Anwendung schiebt man ein Kissen unter den mittleren Rückenabschnitt. Dann führt man beide Hände gleichzeitig auf dem Kissen unter den Rücken. Die abgespreizten Daumen weisen unterhalb der unteren Rippenbögen auf den Körperseiten nach vorne

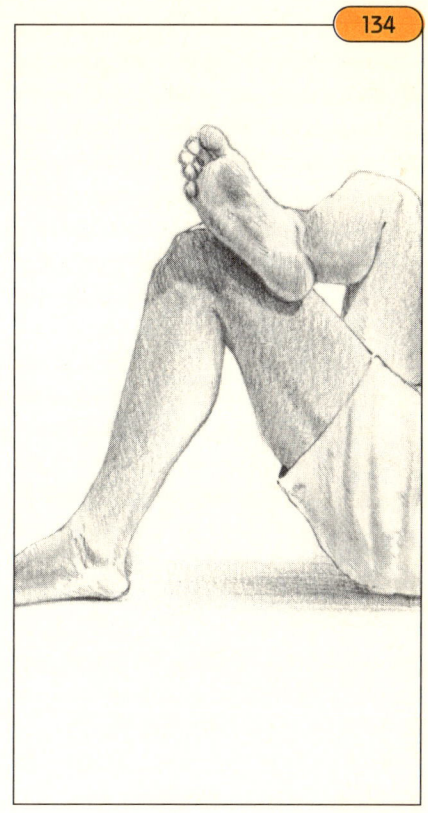

134

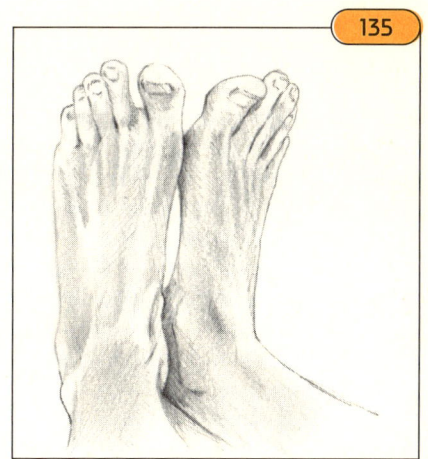

135

oben Richtung Nabel, die Handflächen und die Finger liegen auf dem Rücken, die Fingerkuppen nahe beieinander zu beiden Seiten der Wirbelsäule. Druck wird zunächst nur durch das eigene Körpergewicht für kurze Zeit ausgeübt. Dann massiert man den Rücken mit den Handflächen und den Fingern zusätzlich, wobei das weiche Kissen die notwendige Bewegungsfreiheit gewährleistet.

Zur Bauchmassage in Rückenlage legt man eine Hand flach unter dem unteren Rippenbogen auf die Mitte des Oberbauchs. Vier Finger der anderen Hand ruhen mit den Kuppen auf dem Handrü-

cken der ersten und üben nicht zu starken Massagedruck auf die Energiezentren der Hara-Region aus (Abb. 137).

Nun dreht man sich auf den Bauch um und schiebt ein nicht zu weiches Kissen oder eine feste Nackenrolle unter den Oberbauch. Eine Hand wird auf dem Kissen mit der Handfläche nach oben seitlich unter den Bauch geschoben. Der andere Arm ruht, im Ellbogen angewinkelt, vor dem Kopf und stützt den Körper ab (Abb. 138). Massagedruck wird zunächst durch das Körpergewicht ausgeübt, das den Bauch gegen die Handfläche drückt. Danach ballt man die Hand zur Faust, wobei

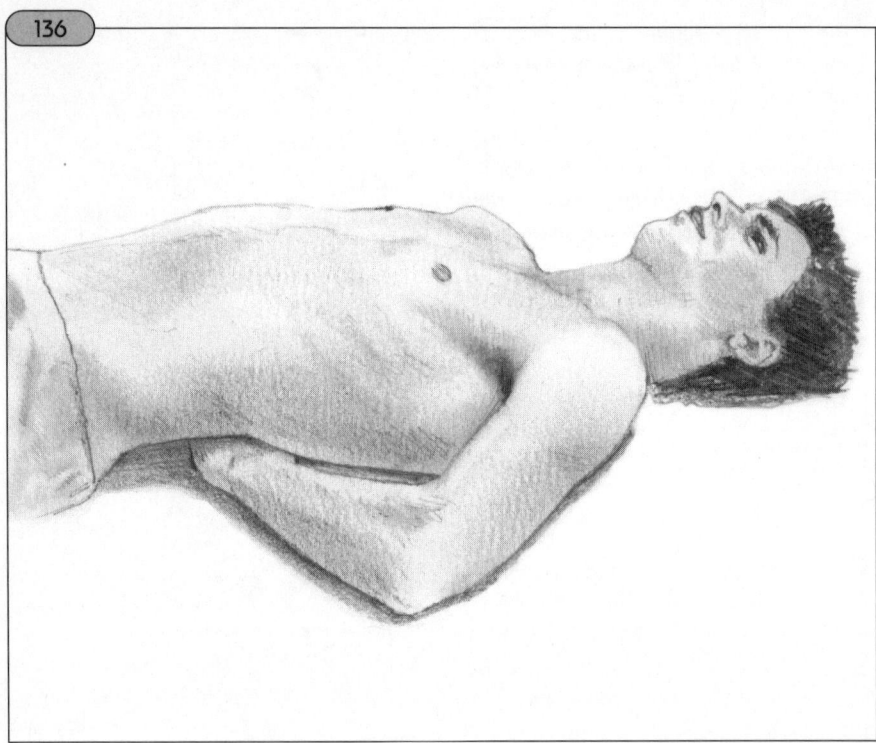

136

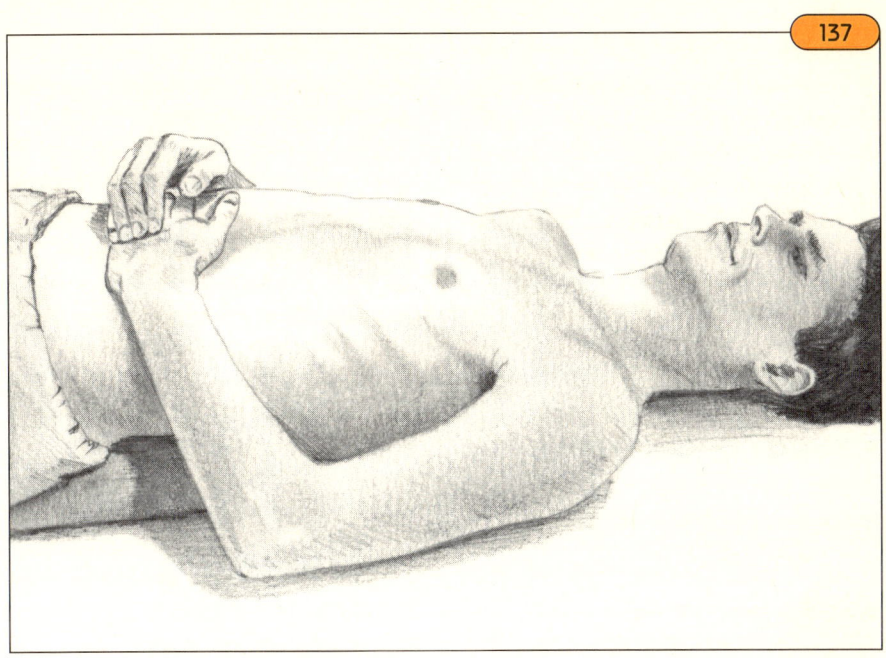

137

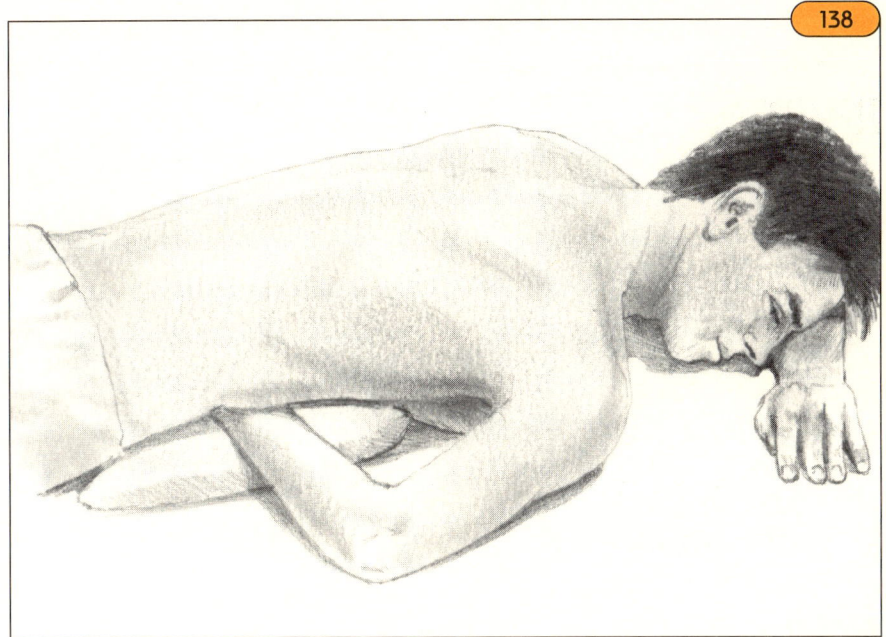

138

verstärkter Druck auf den Oberbauch erfolgt. Das nachgiebige Kissen gewährleistet dabei die notwendige Bewegungsfreiheit für die Bewegung der Finger.

Die Hand öffnet sich wieder und gleitet weiter hinunter zum Nabel. Das Kissen nimmt sie dabei mit. Erneut wird die Hand zur Faust geballt und der Bauch durch das Körpergewicht darauf gepresst. In der gleichen Weise behandelt man anschließend noch den Unterbauch etwas unterhalb des Nabels und noch ein Stück tiefer oberhalb des Schambeins. Verbessert wird die Wirkung, wenn man die Übung nacheinander zuerst auf der rechten, dann auf der linken Körperhälfte durchführt. Dazu schiebt man die linke Hand wie oben beschrieben auf dem Kissen unter den Bauch, aber so weit, dass sie über die Körpermitte hinaus die rechte Bauchseite bedeckt. Die Faust soll nur diese rechte Hälfte behandeln. Die Anwendung erfolgt von oben nach unten in der bereits beschriebenen Weise. Dann schiebt man die zur Faust geballte rechte Hand so unter den

Bauch, dass sie die linke Bauchhälfte von oben nach unten in der gleichen Weise behandelt. Danach legt man sich wieder auf den Rücken. Die rechte Hand ruht flach auf dem Nabel, die linke legt man auf den Handrücken der rechten und übt damit sanften Druck in den Bauch aus. Unter leichtem Druck gleiten die Hände die Bauchmitte hinunter bis zur Schambeingegend. Anschließend legt man die Hände seitlich vom Nabel schräg nach innen unten so auf den Bauch, dass die Handflächen neben dem Nabel ruhen und die Finger nach unten ein Dreieck bilden. Die Fingerkuppen sollen sich dabei berühren. Mäßiger Druck wird im Rhythmus der Atmung mit jeder Ausatmung auf die wichtigen Energiemeridiane im Unterbauch ausgeübt (Abb. 139).

Zum Abschluss der Shiatsu-Selbstmassage behandelt man in Rückenlage den Hinterkopf und Nacken. Unter dem Kopf liegt ein Kissen. Eine Hand umfasst den Nacken, sodass die vier Finger auf einer Seite der Halswirbelsäule auf der Musku-

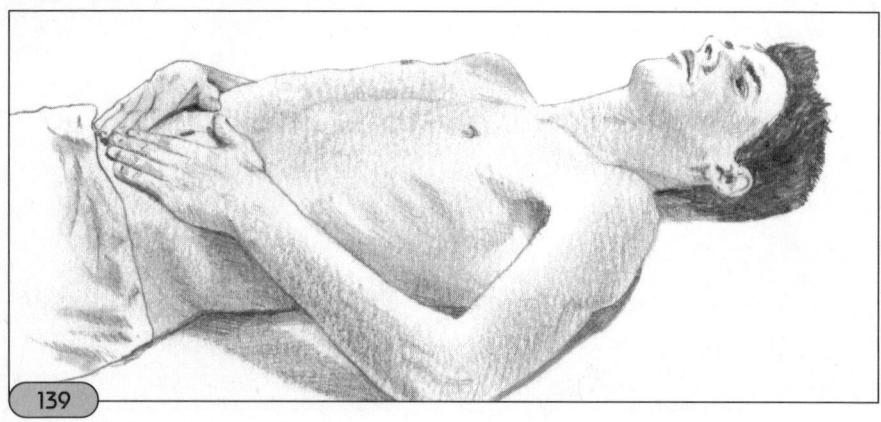

139

latur liegen, während die Handfläche direkt auf der Nackenmitte über der Wirbelsäule ruht. Mit der anderen Hand stützt man den Hinterkopf, der in der Handfläche ruhen soll. Nun massiert man mit Daumen und Fingern seitlich der Wirbelsäule den Nacken von oben nach unten. Dazu lässt man das Gewicht des Kopfes auf den Fingerkuppen ruhen, um eine gute Tiefenwirkung zu erzielen.

Anschließend umfasst man mit beiden Händen seitlich den Kopf und legt die abgespreizten Daumen nach hinten an den unteren Rand des Schädelknochens. Diese Region wird von außen nach innen massiert, indem man den Kopf auf die Daumenkuppen senkt. Die Daumen sollen sich in der Mitte des Hinterkopfes auf der Vertiefung treffen, die das untere Ende der Schädelbasis markiert. Hier befinden sich wichtige Energiezentren, die man durch den Druck des Daumens harmoni-

siert. Zur letzten Übung umfasst man mit beiden Händen den Kopf so, dass die Handflächen die Seiten bedecken und die Finger nahe beieinander auf dem Hinterkopf ruhen. Druck wird seitlich und hinten auf den Schädel ausgeübt (Abb. 140).

Shiatsu-Selbstbehandlung sollte möglichst als Ganzkörpermassage abends vor dem Einschlafen durchgeführt werden. Dazu wendet man die in diesem Kapitel beschriebenen Techniken nacheinander an. Schon bald wird die konsequente Behandlung das Allgemeinbefinden deutlich bessern. Vor allem schläft man leichter ein und erwacht morgens nach gutem, ungestörtem Schlaf frisch und erholt.

Bei Bedarf können einzelne der hier beschriebenen Übungen auch gezielt zur Behandlung von Gesundheitsstörungen eingesetzt werden. Die verschiedenen Anwendungsgebiete lernen wir im nächsten Kapitel ausführlich kennen.

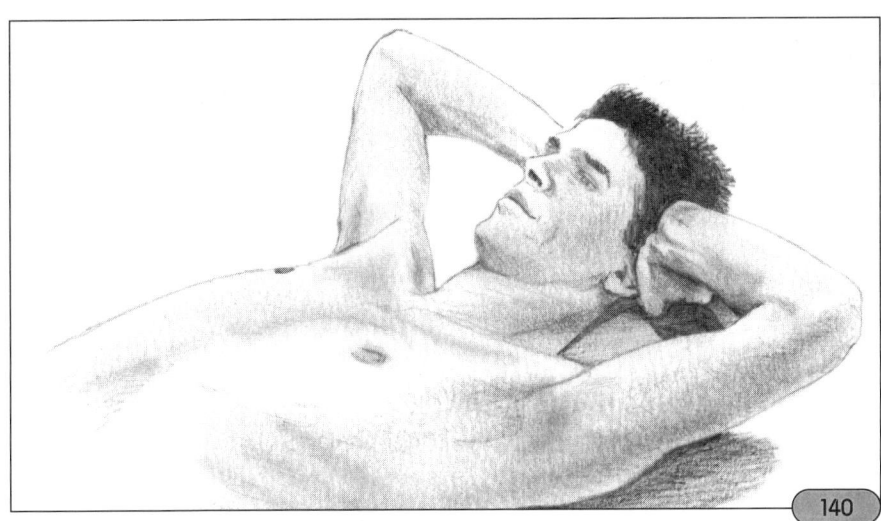

140

Anwendungsgebiete der Shiatsu-Massage für den Hausgebrauch

Shiatsu-Therapie empfiehlt sich vor allem als vorbeugend wirkendes, modernes »Hausmittel« zur regelmäßigen Gesundheitsvorsorge.

Wir stellten aber schon mehrfach besondere Anwendungsgebiete der einzelnen Shiatsu-Übungen heraus. Shiatsu-Selbstmassage kann also auch als Hausmittel zur Behandlung vieler Krankheiten angewendet werden, gegen die man sonst Medikamente einnehmen müsste.

In den vorangegangenen Kapiteln lernten wir verschiedene Techniken zur Behandlung an den einzelnen Körperabschnitten durch Shiatsu kennen. Hier wollen wir nun beschreiben, wie diese Übungen speziell gegen bestimmte Erkrankungen eingesetzt werden können.

Herz-Kreislauf-Störungen

In der Statistik der Todesursachen stehen Erkrankungen an Herz und Kreislauf in allen westlichen Industrienationen mit Abstand an der Spitze. Im Allgemeinen können sie als Zivilisationskrankheiten verstanden werden, die sich vornehmlich aus der heute verbreiteten falschen Lebensweise und Ernährung erklären. Medikamentöse Behandlung genügt zur Heilung ebenso wenig wie die Shiatsu-Therapie. Zwar kann die Shiatsu-Massage den Energiefluss wieder normalisieren und das Verhältnis von Yin und Yang harmonisieren, dauernde Besserung ist aber nur dann zu erzielen, wenn der Patient selbst durch Reform falscher Ernährungs- und Lebensgewohnheiten dafür sorgt, dass die Energieverhältnisse auch normal bleiben.

Bluthochdruck

Der ideale Blutdruck beträgt in jedem Alter in den Oberarmarterien 120/80. Mit zunehmendem Alter steigt er allerdings meist an, weil sich die Arterien verhärten und durch Einlagerung von Kalk und anderen schädlichen Stoffen verengen. Vom eigentlichen Bluthochdruck spricht man aber erst ab Werten über 150–160/90–95. Er muss unbedingt normalisiert werden, denn dauernde Erhöhung zieht oft ernste Herz- und Gefäßerkrankungen nach sich, unter anderem auch den häufig tödlichen Schlaganfall. Allerdings soll diese Blutdrucksenkung schonend erfolgen, sonst treten oft unerwünschte Nebenwirkungen auf. Die schleichende Krankheit äußert sich nur in uncharakteristischen Beschwerden, die häufig auf die leichte Schulter genommen werden. Dann wird die Diagnose zufällig gestellt, wenn der Therapeut wegen einer anderen Erkrankung aufgesucht wurde und dabei routinemäßig auch den Blutdruck misst.

Anzeichen des Hochdrucks sind anfangs erweiterte Hautblutgefäße, die den Patienten ein vitales, gesundes Aussehen verleihen. Gelegentlich treten Kopfschmerzen und Schwindel auf. Bleibt er unbehandelt, wird im Laufe der Zeit die Niere geschädigt und sondert eine Substanz ab, die zur Verkrampfung der Gefäße führt. Die Patienten wirken daher bald blass, klagen über vermehrte Kopfschmerzen mit Schwindel, Ohrensausen, Gedächtnis- und Konzentrationsschwäche und rascher Ermüdung schon nach geringen Anstrengungen. Später kommt es infolge ständiger Überlastung des Herzens zur Herzmuskelschwäche, die brüchigen Hirngefäße können reißen (Schlaganfall), die Nieren beginnen zu schrumpfen und erzeugen Wassersucht und Harnvergiftung. Frühzeitige und regelmäßige Behandlung des Bluthochdrucks – wenn nötig lebenslang – unter ständiger Verlaufskontrolle des Fachmanns ist erforderlich, um diesen ernsten Folgekrankheiten vorzubeugen. Die Therapie richtet sich vor allem gegen die Krankheitsursachen. Insbesondere hektische, stressreiche Lebensführung mit vielen Aufregungen, dauernder Überarbeitung und Schlafmangel muss reformiert werden. Die Ernährung soll reizarm sein und wenig oder überhaupt keine Fleischprodukte enthalten. Auf Kochsalz verzichtet man so weit wie möglich, da der heute übliche Kochsalzverbrauch im begründeten Verdacht steht, maßgeblich zum verbreiteten Bluthochdruck beizutragen.

Durch fachmännische Untersuchung müssen andere Ursachen des Hochdrucks ausgeschlossen werden, zum Beispiel Arterienverkalkung, Nierenleiden, Blutkrankheiten, Allergien, Infektionsherde an Mandeln oder Zahnwurzeln oder Störungen der Hormondrüsen (Pubertät, Wechseljahre). Auf Nikotin, das als Gefäßgift zur Verkrampfung der Arterien führt, ist streng zu verzichten, Übergewicht muss schonend normalisiert werden.

Aus der Sicht der Shiatsu-Therapie entsteht Bluthochdruck hauptsächlich durch Störung der Energieströmung im Kreislaufmeridian. Außerdem können auch Nieren-, Harnblasen-, Gallenblasen-, Leber-, Dickdarm- und Dünndarmmeridian daran beteiligt sein.

Zur Selbstbehandlung führt man zweimal die Meridianübung 5 (siehe Kapitel »Shiatsu-Selbstmassage«) durch, die sich auch zur Vorbeugung gut eignet. Außerdem massiert man einmal täglich (abends) das Vorsorgegebiet des Kreislaufmeridians nach dem folgenden Schema.

Armmassage in Sitzstellung

Eine Hand wird mit den Fingerspitzen nach hinten in die Achselhöhle des anderen Arms geführt. Der abgespreizte Daumen liegt vorne auf der Schulter. In Greiftechnik behandelt man den Oberarm bis zum Ellbogen, der Druck wird vor allem auf die Innenseite ausgeübt. Dann beugt man sich leicht zur Seite und stützt den Unterarm mit der Außenseite auf den

Fortsetzung S.128

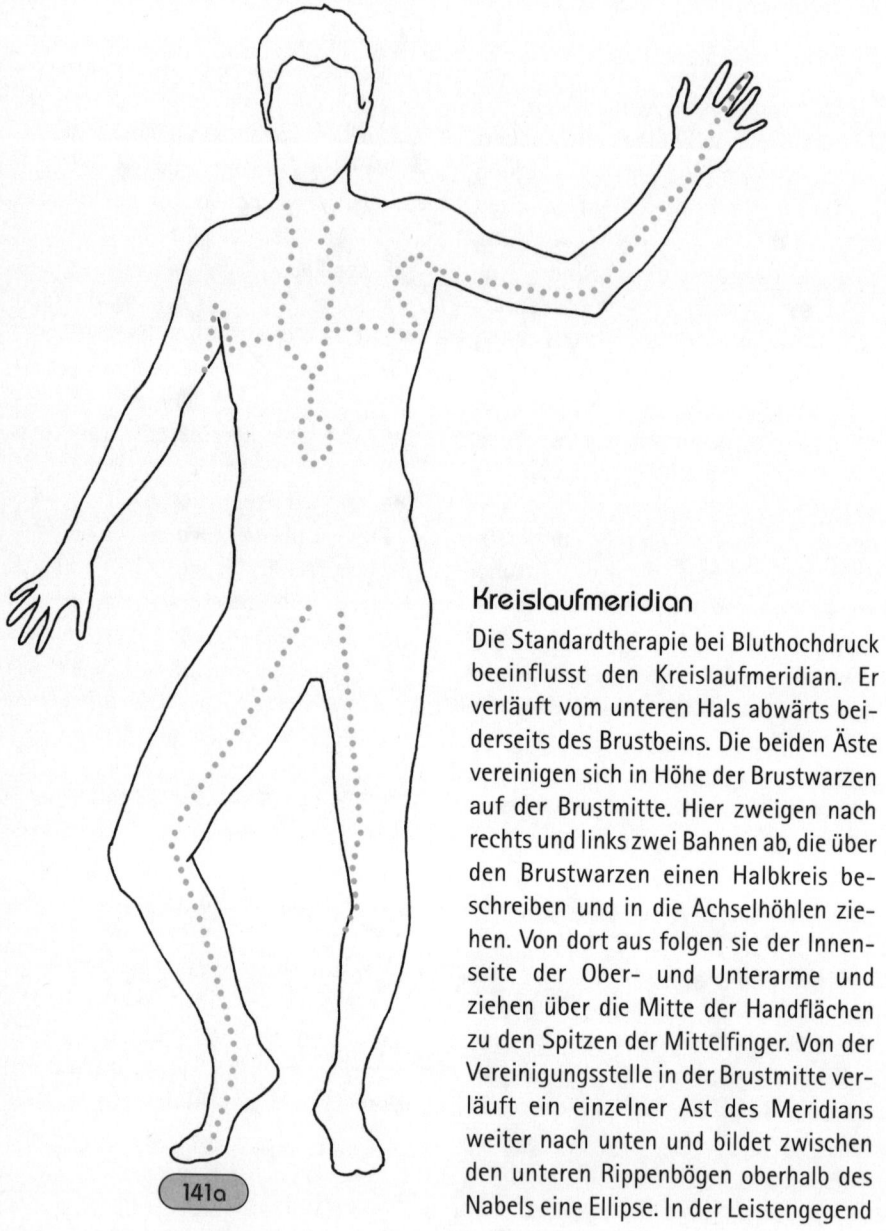

141a

Kreislaufmeridian

Die Standardtherapie bei Bluthochdruck beeinflusst den Kreislaufmeridian. Er verläuft vom unteren Hals abwärts beiderseits des Brustbeins. Die beiden Äste vereinigen sich in Höhe der Brustwarzen auf der Brustmitte. Hier zweigen nach rechts und links zwei Bahnen ab, die über den Brustwarzen einen Halbkreis beschreiben und in die Achselhöhlen ziehen. Von dort aus folgen sie der Innenseite der Ober- und Unterarme und ziehen über die Mitte der Handflächen zu den Spitzen der Mittelfinger. Von der Vereinigungsstelle in der Brustmitte verläuft ein einzelner Ast des Meridians weiter nach unten und bildet zwischen den unteren Rippenbögen oberhalb des Nabels eine Ellipse. In der Leistengegend

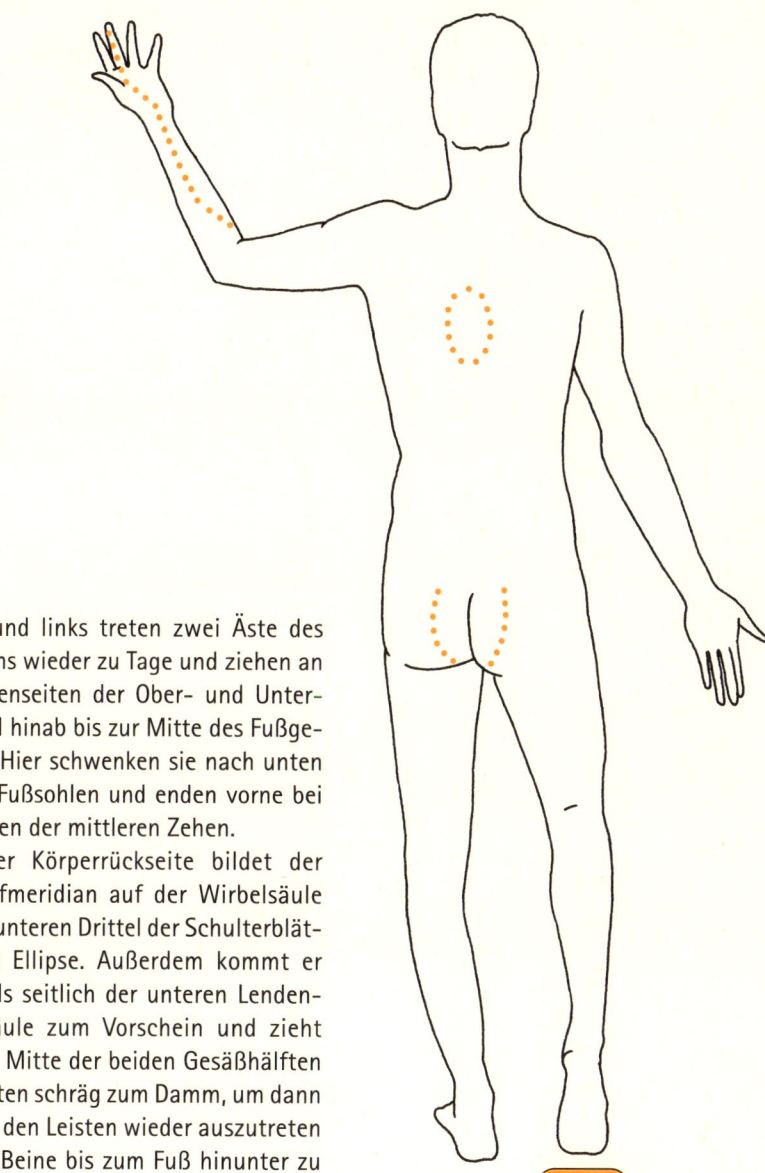

141b

rechts und links treten zwei Äste des Meridians wieder zu Tage und ziehen an den Innenseiten der Ober- und Unterschenkel hinab bis zur Mitte des Fußgewölbes. Hier schwenken sie nach unten auf die Fußsohlen und enden vorne bei den Ballen der mittleren Zehen.

An der Körperrückseite bildet der Kreislaufmeridian auf der Wirbelsäule ab dem unteren Drittel der Schulterblätter eine Ellipse. Außerdem kommt er nochmals seitlich der unteren Lendenwirbelsäule zum Vorschein und zieht über die Mitte der beiden Gesäßhälften nach unten schräg zum Damm, um dann vorne in den Leisten wieder auszutreten und die Beine bis zum Fuß hinunter zu ziehen.

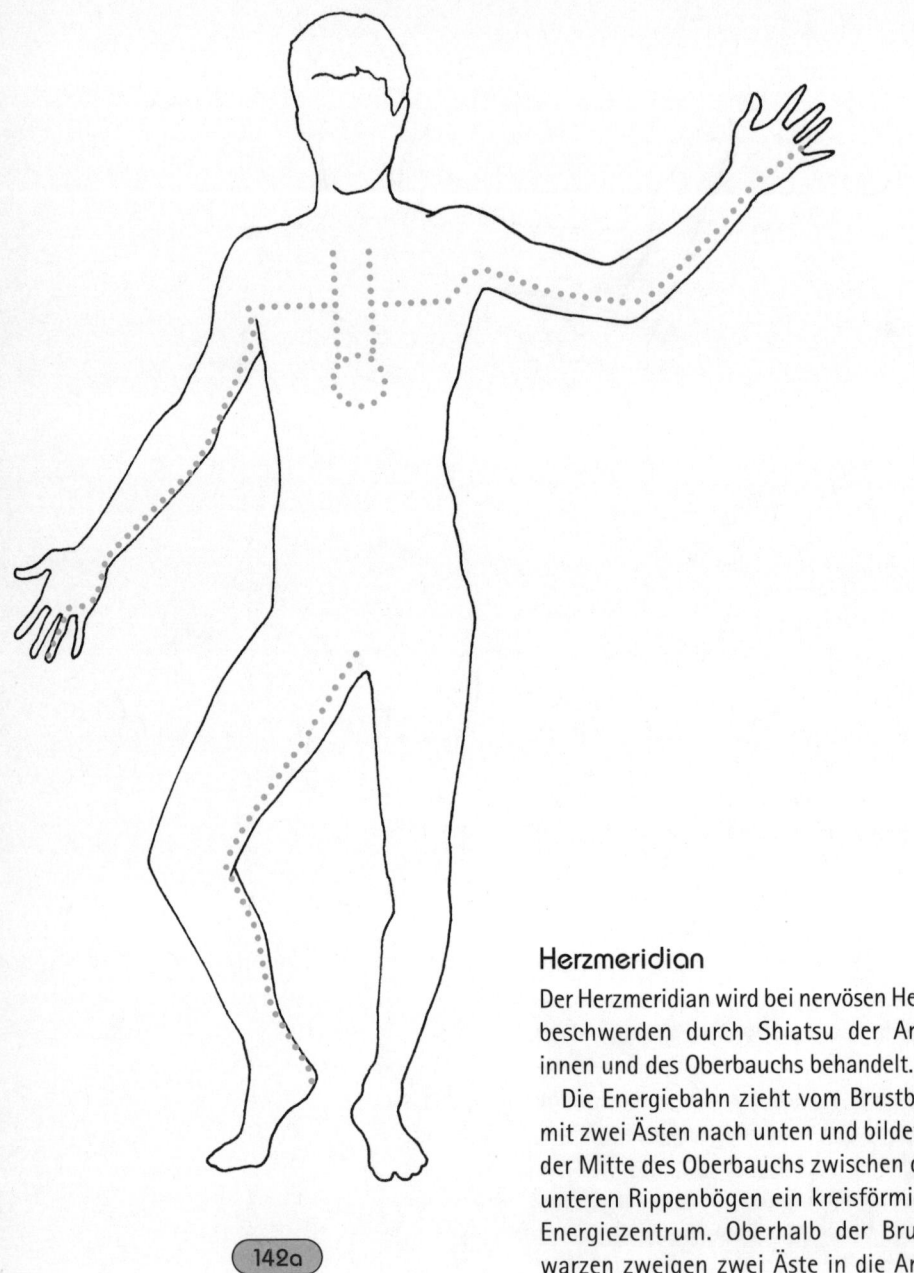

142a

Herzmeridian

Der Herzmeridian wird bei nervösen Herzbeschwerden durch Shiatsu der Arme
innen und des Oberbauchs behandelt.

Die Energiebahn zieht vom Brustbein
mit zwei Ästen nach unten und bildet in
der Mitte des Oberbauchs zwischen den
unteren Rippenbögen ein kreisförmiges
Energiezentrum. Oberhalb der Brustwarzen zweigen zwei Äste in die Arme

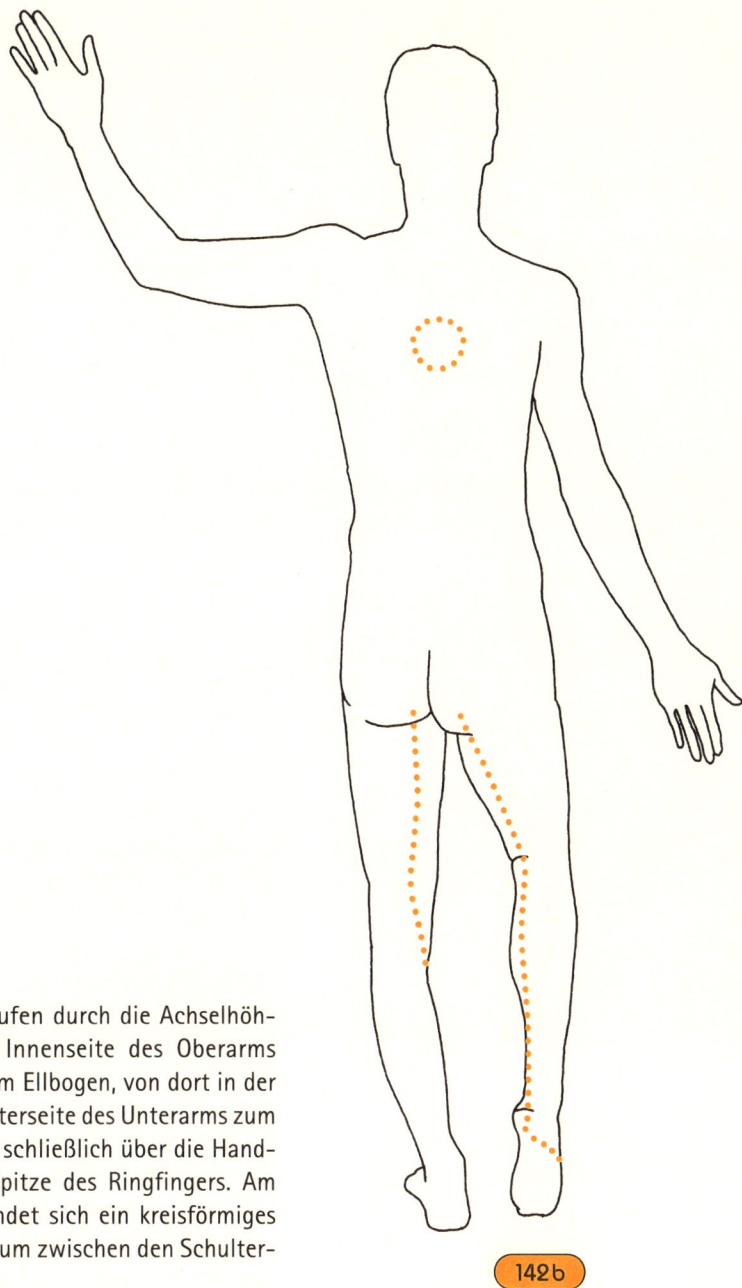

142b

ab. Sie verlaufen durch die Achselhöhlen, an der Innenseite des Oberarms unten bis zum Ellbogen, von dort in der Mitte der Unterseite des Unterarms zum Handgelenk, schließlich über die Handfläche zur Spitze des Ringfingers. Am Rücken befindet sich ein kreisförmiges Energiezentrum zwischen den Schulterblättern.

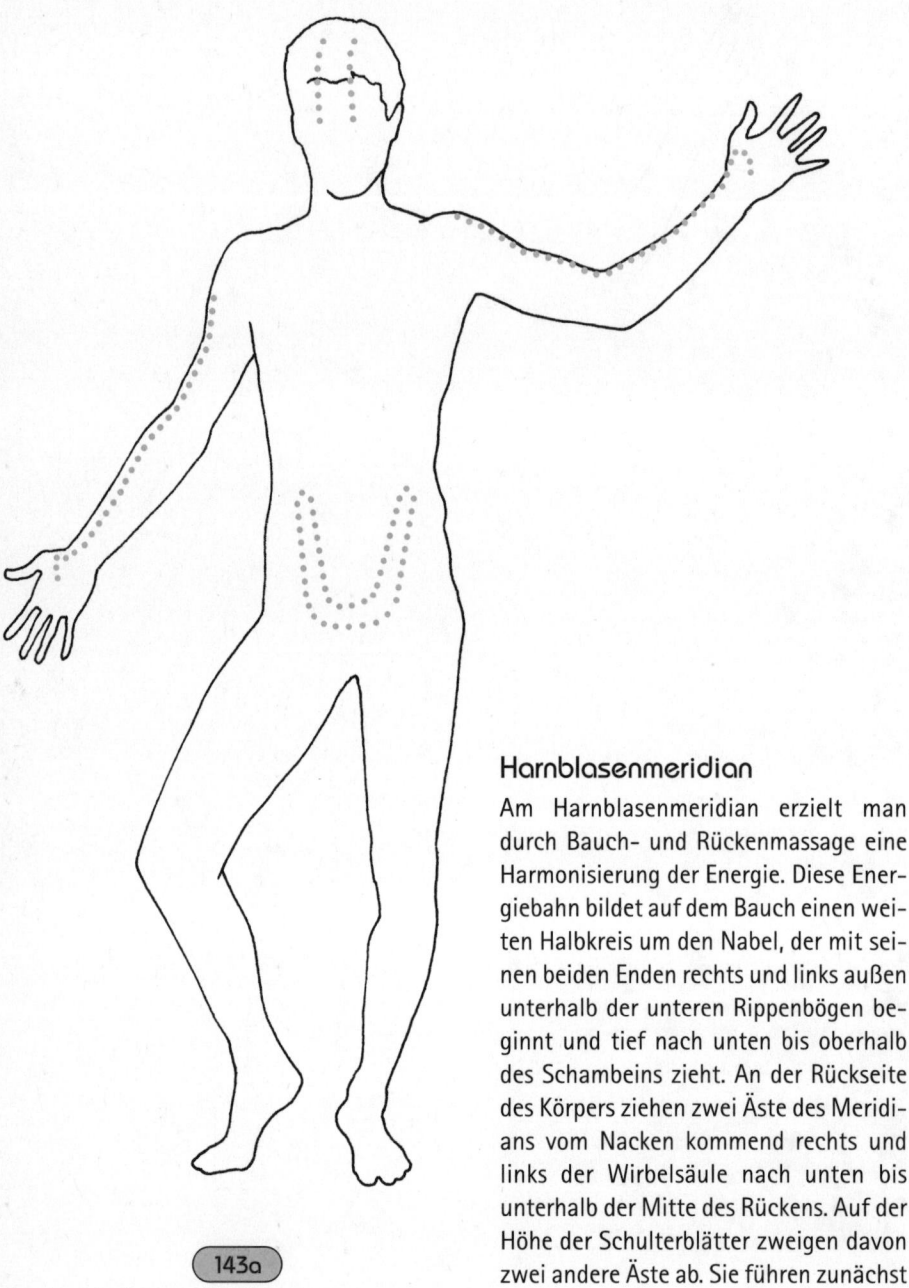

143a

Harnblasenmeridian

Am Harnblasenmeridian erzielt man durch Bauch- und Rückenmassage eine Harmonisierung der Energie. Diese Energiebahn bildet auf dem Bauch einen weiten Halbkreis um den Nabel, der mit seinen beiden Enden rechts und links außen unterhalb der unteren Rippenbögen beginnt und tief nach unten bis oberhalb des Schambeins zieht. An der Rückseite des Körpers ziehen zwei Äste des Meridians vom Nacken kommend rechts und links der Wirbelsäule nach unten bis unterhalb der Mitte des Rückens. Auf der Höhe der Schulterblätter zweigen davon zwei andere Äste ab. Sie führen zunächst

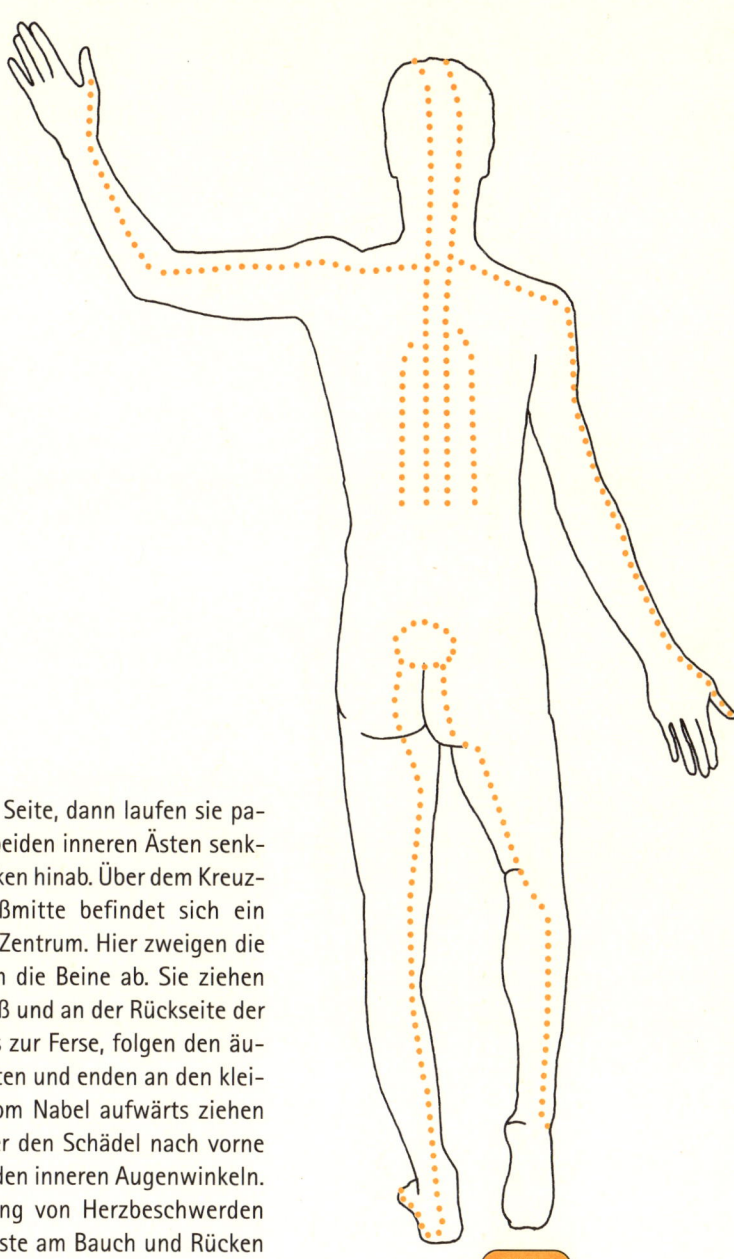

ein wenig zur Seite, dann laufen sie parallel zu den beiden inneren Ästen senkrecht den Rücken hinab. Über dem Kreuzbein in Gesäßmitte befindet sich ein
kreisförmiges Zentrum. Hier zweigen die
beiden Äste in die Beine ab. Sie ziehen
über das Gesäß und an der Rückseite der
Beine abwärts zur Ferse, folgen den äußeren Fußkanten und enden an den kleinen Zehen. Vom Nabel aufwärts ziehen
zwei Äste über den Schädel nach vorne
und enden in den inneren Augenwinkeln.
Zur Behandlung von Herzbeschwerden
sind nur die Äste am Bauch und Rücken
von Bedeutung.

143b

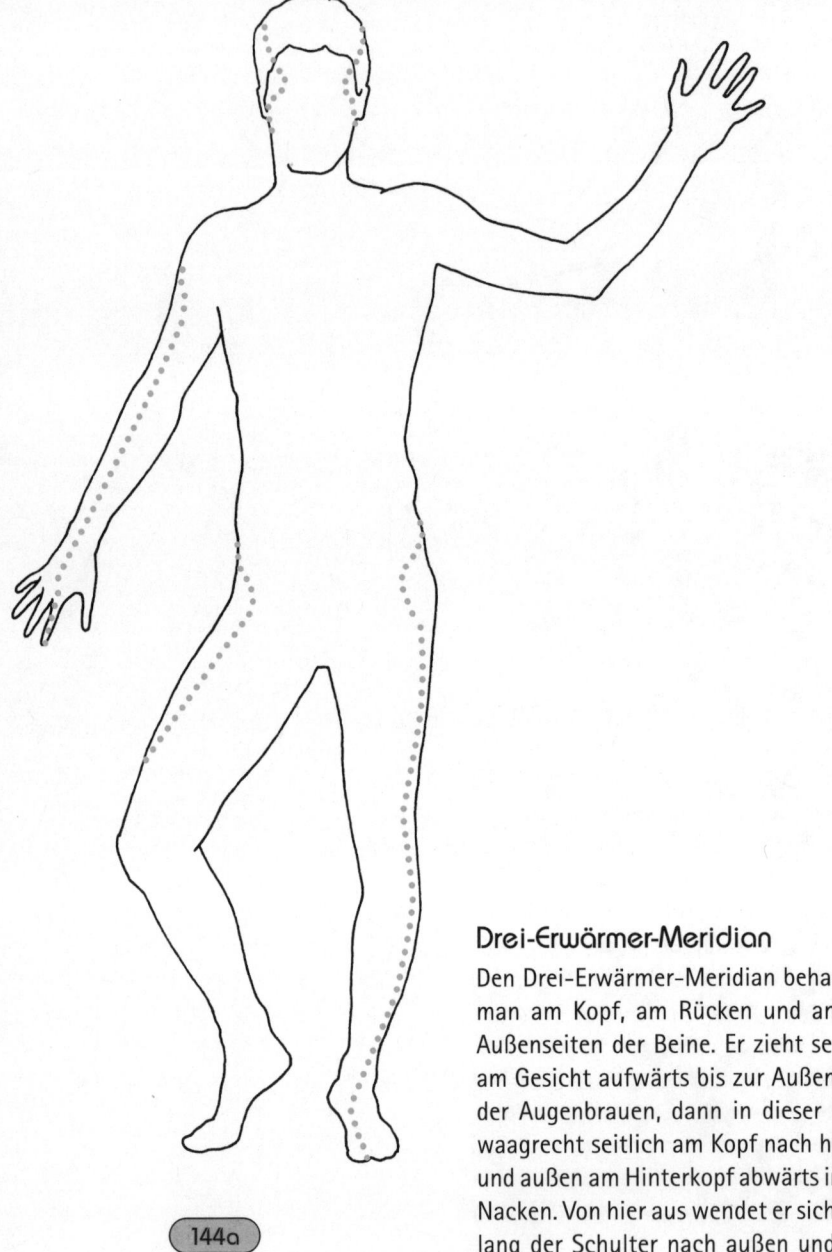

144a

Drei-Erwärmer-Meridian

Den Drei-Erwärmer-Meridian behandelt
man am Kopf, am Rücken und an den
Außenseiten der Beine. Er zieht seitlich
am Gesicht aufwärts bis zur Außenseite
der Augenbrauen, dann in dieser Höhe
waagrecht seitlich am Kopf nach hinten
und außen am Hinterkopf abwärts in den
Nacken. Von hier aus wendet er sich entlang der Schulter nach außen und gibt

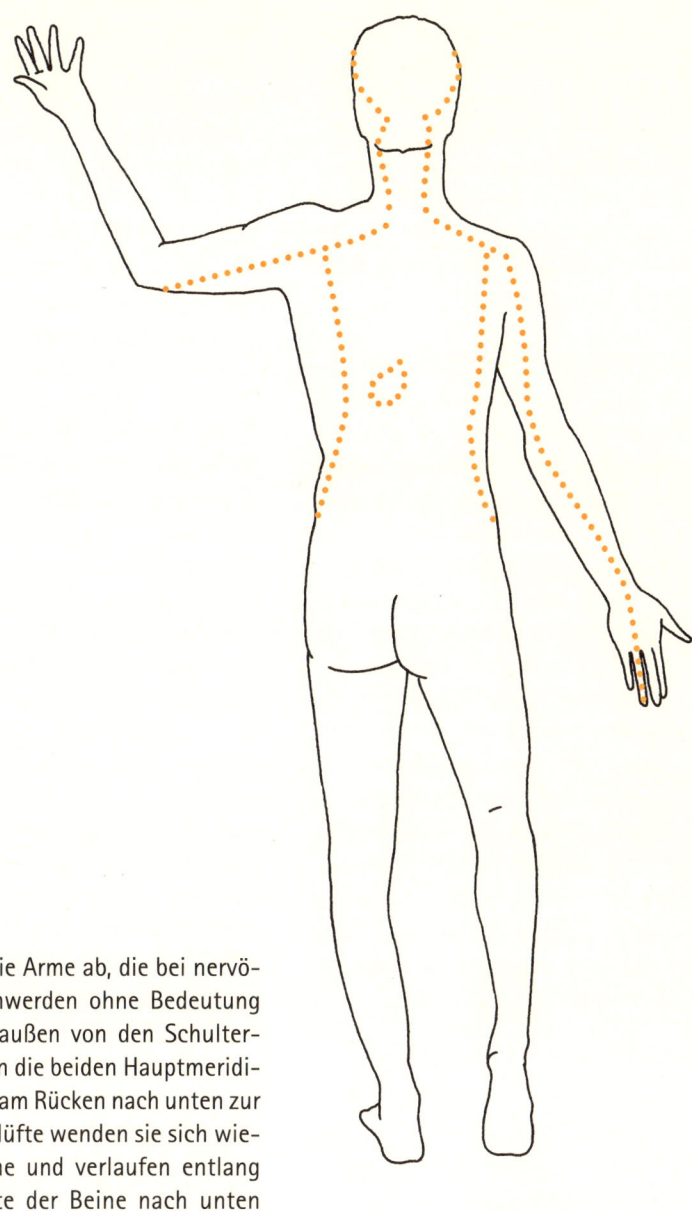

zwei Äste in die Arme ab, die bei nervösen Herzbeschwerden ohne Bedeutung
sind. Seitlich außen von den Schulterblättern führen die beiden Hauptmeridi-
ane senkrecht am Rücken nach unten zur
Hüfte. In der Hüfte wenden sie sich wieder nach vorne und verlaufen entlang
der Außenseite der Beine nach unten
zum Fußgelenk, von dort schließlich über
den Fußrücken bis zur großen Zehe.

144b

Fortsetzung von Seite 119

Oberschenkel. Mit der anderen Hand umfasst man ihn am Ellbogen, sodass der Daumen auf der Innenseite liegt, die vier Finger dagegen die Außenseite massieren. In Greiftechnik wird der Unterarm von oben bis zum Handgelenk hinab massiert. Am anderen Arm erfolgt dann die gleiche Anwendung.

Brustmassage in Sitzstellung

Beide Hände liegen in Höhe der Brustwarzen so auf dem Brustkorb, dass die Handflächen die Rippen umfassen und die Finger oberhalb der Brustwarzen liegen. Dann massiert man langsam von außen nach innen Richtung Brustbein die Region oberhalb der Brustwarzen, ohne dass sich die Fingerspitzen berühren. In gleicher Weise behandelt man aufsteigend den oberen Brustkorb mit den beiden Meridianästen. Zum Schluss legt man oberhalb der Schlüsselbeine die Fingerspitzen dicht nebeneinander und behandelt nach unten durch sanften Druck die Meridianäste seitlich des Brustbeins. Unterhalb der Brustwarzen rücken die Fingerkuppen dann ganz zusammen und folgen dem einzelnen Meridian abwärts bis zur Mitte des Bauchs oberhalb des Nabels.

Bauchmassage in Rückenlage

Eine Handfläche bedeckt den Bauch oberhalb des Nabels zwischen und unter den Rippenbögen. Die andere Hand drückt mit den Kuppen der vier Finger über den Fingerknöcheln sanft in die Tiefe des Bauchs auf die Ellipse des Kreislaufmeridians.

Rückenmassage in Sitzstellung

Man greift mit einer Hand unter der Achselhöhle des gleichen Arms nach hinten. Die Handfläche ruht auf der Wirbelsäule zwischen den unteren Dritteln der Schulterblätter.

Die zweite Hand führt man unter der anderen Achsel nach hinten und legt sie auf den Handrücken der ersten. Die Hände gleiten langsam abwärts, etwa bis zur Mitte des Rückens, und behandeln dabei die Ellipse des Kreislaufmeridians.

Beinmassage in Sitzstellung

Dazu setzt man sich mit überkreuzten Beinen auf den Boden und beugt sich nach einer Seite, sodass der Unterarm auf der Innenseite des Oberschenkels liegt. Druck wird durch Verlagerung des Körpergewichts von oben nach unten bis zum Knie auf den Kreislaufmeridian ausgeübt. Dann umfasst man am Knie mit beiden Händen den Unterschenkel, sodass eine Hand von hinten die Wadenmuskulatur umschließt und die andere von vorne über das Schienbein ebenfalls seitlich auf den Unterschenkel drückt. Gepresst wird gleichzeitig mit allen Fingern bis hinab zum Knöchel. Zum Abschluss setzt man sich auf die Unterschenkel, die Fußsohlen schauen unter dem Gesäß hervor. Vom Fußgewölbe aus massiert man mit den Daumen in der Mitte der Sohle nach vorne zu den Zehen.

Zu niedriger Blutdruck

Blutunterdruck gilt im Allgemeinen als beste »Versicherung« für ein langes

Leben, weil er Herz und Gefäße schont. Andererseits führt der Hypotoniker aber ein »Leben auf Sparflamme« und fühlt sich häufig aus äußerlich nicht erkennbaren Gründen allgemein schlapp, abgespannt, depressiv und überfordert. Deshalb ist eine Behandlung bei Blutdruckwerten unter 100/70–65 durchaus sinnvoll. Allerdings dauert sie oft sehr lange und führt nicht immer zu normalen Werten um 120/80, denn zu niedriger Blutdruck kann anlagebedingt sein.

Es empfiehlt sich auch bei Blutunterdruck immer, eine gründliche fachmännische Untersuchung vornehmen zu lassen; denn manchmal verbirgt sich dahinter eine organische oder seelische Krankheit, die gezielter Therapie bedarf.

Die Leitsymptome des zu niedrigen Blutdrucks ähneln denen beim Hochdruck, also Kopfschmerzen, Schwindel und Leistungsschwäche. Charakteristisch ist, dass sich das Befinden im Liegen wegen der besseren Blutverteilung deutlich bessert und im Stehen verschlechtert, was beim Hochdruck nicht der Fall ist.

Aus der Sicht der Shiatsu-Therapie entsteht Blutunterdruck durch Energiestörungen im Kreislaufmeridian. Dieser sollte zur Basistherapie immer so behandelt werden, wie es bereits beim Bluthochdruck beschrieben wurde.

Die Wirkung dieser Anwendungen bei beiden Blutdruckstörungen erklärt sich daraus, dass die Massage alle Veränderungen des in den Arterien herrschenden Drucks normalisieren kann, also sowohl die Abweichungen nach oben als auch die nach unten. Diese doppelte Wirkung

kennen wir auch in der westlichen Naturheilkunde bei manchen Heilmitteln.

Je nach Einzelfall muss die Behandlung des Kreislaufmeridians durch Massage anderer Energiebahnen unterstützt werden. Wenn der Blutunterdruck mit Blutarmut und Verdauungsstörungen einhergeht, sollten zusätzlich Magen- und Dünndarmmeridian beeinflusst werden.

Bei Fehlfunktionen des vegetativen Nervensystems und bei seelischen Ursachen des zu niedrigen Blutdrucks behandelt man auch den Herzmeridian mit. Bestehen Schlafstörungen oder neigen die Betroffenen zu allergischen Hautausschlägen, dann kommt eine Zusatztherapie am Drei-Erwärmer-Meridian und am Harnblasenmeridian infrage. In anderen Fällen empfiehlt es sich auch, noch den Nierenmeridian zu behandeln. Das gilt vor allem bei Erschöpfung und Leistungsschwäche mit niedrigem Blutdruck als Folge dauernder Überanstrengung oder in der Genesungszeit.

Grundsätzlich empfiehlt sich bei Blutunterdruck die Ganzkörper-Selbstbehandlung einmal täglich abends, bei Bedarf morgens zusätzlich die kürzere Behandlung des Kreislaufmeridians. Ferner sollten zweimal täglich alle sechs Meridianübungen (siehe Kapitel »Shiatsu-Selbstmassage«) durchgeführt werden.

Weitere Anwendungen an einzelnen Meridianen verordnet bei Bedarf der Therapeut. Er muss immer konsultiert werden, wenn Ganzkörper-Shiatsu und Meridianübungen den niedrigen Blutdruck nach einiger Zeit nicht deutlich gebessert haben.

Herzbeschwerden

Nervöse Herzbeschwerden kann nur der Fachmann sicher von organisch verursachten unterscheiden. Sie äußern sich mit anfallsweise auftretender Herzbeschleunigung, Druckgefühl in der Herzgegend und Herzschlägen außer der Reihe sowie allgemeinen Zeichen der Nervosität, wie Zittern der Hände, Unruhe, Angst, Atemnot und nervöses Schwitzen.

Als Ursachen kommen vor allem Aufregungen, Stress und seelische Konflikte in Betracht. Außerdem können hormonelle Veränderungen in der Pubertät oder den Wechseljahren, Nikotinmissbrauch und Vitalstoffmangel (Eisen, Vitamine) zu solchen Funktionsstörungen führen. Ohne Behandlung entwickeln sich daraus oft organische Herzkrankheiten. Je früher man mit der Therapie beginnt, desto günstiger sind die Aussichten auf völlige Heilung. Zur Grundbehandlung müssen alle vermeidbaren Ursachen ausgeschaltet werden, vor allem Nikotin und andere Genussgifte, Mangelkrankheiten, Stress und seelische Fehlhaltungen. Erst wenn das gelingt, kann Shiatsu allein oder mit anderen Naturheilmitteln zu bleibenden Erfolgen führen.

Zur Vorbeugung und Behandlung akuter Beschwerden empfiehlt es sich, täglich abends Shiatsu am Herz-, Kreislauf- und Harnblasenmeridian sowie am Drei-Erwärmer-Meridian durchzuführen. Zusätzlich behandelt man morgens und abends mit den gymnastischen Meridianübungen 3 bis 6 (siehe Kapitel »Shiatsu-Selbstmassage«). Der Kreislaufmeridian wird wie bei Bluthochdruck behandelt.

Armmassage in Sitzstellung

Sie wird bei nervösen Herzbeschwerden wie gegen Bluthochdruck durchgeführt, der Druck soll dabei aber abgeschwächt ausgeübt werden.

Bauchmassage in Rückenlage

Dazu legt man eine Handfläche auf das Energiezentrum des Herzmeridians im Oberbauch zwischen beiden unteren Rippenbögen. Die andere Hand wird entgegengesetzt auf den Handrücken der unteren gelegt und übt mäßigen Druck auf den Bauch aus.

Kopfmassage in Sitzstellung

Die Handflächen liegen mit den Fingerspitzen seitlich so am Kopf, als halte man sich die Ohren zu. Durch Druck wird der seitliche Verlauf des Drei-Erwärmer-Meridians günstig beeinflusst. Danach übt man mit den Fingern seitlich am Hinterkopf von oben nach unten fortschreitend Druck auf die Meridianzweige aus. Diese Massage endet seitlich am Nacken dort, wo die Schultern beginnen.

Schultermassage in Sitzstellung

Die Hand wird mit den Fingerspitzen nach hinten neben dem Nacken auf die andere Schulter gelegt. Mit der anderen Hand stützt man den Ellbogen ab. Mit Handfläche und Finger massiert man die Schulter vor allem hinten über dem Drei-Erwärmer-Meridian vom Nacken nach außen. Danach hebt die stützende Hand den Ellbogen höher, sodass die Massage außen am Schulterblatt nach unten fortgesetzt werden kann. Ebenso auf der anderen Schulter.

Rückenmassage in Rückenlage

Sie beeinflusst den außen am Rücken verlaufenden Drei-Erwärmer-Meridian und die insgesamt vier Äste des in der Mitte und innen seitlich der Wirbelsäule befindlichen Harnblasenmeridians. Dazu schiebt man eine Hand mit der Handfläche nach oben auf der Höhe der Schulterblätter zunächst bis zum Rand der Wirbelsäule unter eine Rückenhälfte. Durch Druck mit den Fingerkuppen und der Handfläche werden die beiden Äste des Blasenmeridians von den Schulterblättern abwärts bis in die Hüftgegend behandelt. In gleicher Weise beeinflusst man anschließend die beiden Meridianzweige auf der anderen Rückenhälfte.

Anschließend umfasst man mit beiden Händen seitlich den Brustkorb, wobei die Daumen nach vorne zeigen, die Handflächen seitlich am Körper liegen und die vier Finger hinten auf dem Drei-Erwärmer-Meridian ruhen. Die Massage erfolgt ab dem unteren Ende der Schulterblätter den Rücken hinab bis zur Hüfte. Ab der Hüfte massiert man dann mit beiden Daumen den vorderen Meridianverlauf abwärts bis zum Oberschenkel.

Bauchmassage in Rückenlage

Beide Hände ruhen unter den unteren Rippenbögen seitlich auf dem Bauch, die Handflächen auf die Hüften gestützt, die Fingerkuppen in Bauchmitte weisend. Langsam und mit mäßigem Druck gleiten die Hände den Bauch entlang nach unten bis in die Leistengegend, um den Blasenmeridian zu beeinflussen.

Beinmassage in Rückenlage

Dazu wird ein Bein ausgestreckt und so gedreht, dass die Außenseite nach oben weist. Der Fuß des gebeugten anderen Beins wird auf dem Oberschenkel des gestreckten so weit wie möglich aufwärts Richtung Hüfte geführt. Mit der Außenseite des Fußes streicht man dann an der Außenseite des Beins unter mäßigem Druck hinab bis zum Fußknöchel, um den Energiefluss im Drei-Erwärmer-Meridian zu harmonisieren. Das andere Bein wird danach in gleicher Weise behandelt.

Speziell gegen nervöses Herzklopfen empfiehlt sich Ganzkörper-Shiatsu und zusätzlich Massage des Sonnengeflechts im Oberbauch. Dazu legt man die Handflächen übereinander zwischen den unteren Rippenbögen auf den Oberbauch und übt in Richtung Nabel nicht zu starken Druck aus. Diese Anwendung kann auch zur Soforthilfe bei Herzschmerzen empfohlen werden, zusätzlich ist aber immer Normalisierung des Herzmeridians erforderlich.

Blutarmut

Mangel an roten Blutkörperchen und des zum Sauerstofftransport im Körper unentbehrlichen Eisens erklärt sich aus falscher Ernährung oder ungenügender Verwertung des Nahrungseisens bei der Verdauung (vor allem bei Magenleiden), Blutverlusten (auch Monatsblutung der Frau), erhöhtem Eisenbedarf im Wachstum, bei

Sportlern, während der Schwangerschaft und Stillzeit, bei Knochenkrankheiten mit ungenügender Produktion von roten Blutzellen oder abnorm gesteigertem Abbau der roten Blutkörperchen bei verschiedenen organischen Krankheiten.

Symptomatisch sind unspezifische Warnzeichen, vornehmlich abnorm rasche Ermüdung und Leistungsschwäche, Herzbeschwerden, Kurzatmigkeit, brüchige Nägel, spröde, glanzlose Haare, schlaffe und blasse Haut sowie Schmerzen beim Schlucken hinter dem Brustbein und Kopfschmerzen mit Schwindelanfällen. Nur durch fachmännische Blutuntersuchung kann eine Anämie sicher nachgewiesen werden, die genannten Symptome legen nur den Verdacht auf Blutarmut nahe und sollten Anlass zur baldigen Konsultation des Therapeuten sein.

Die Behandlung richtet sich nach den Ursachen und besteht in der Regel aus Arzneimitteln, die Eisen, manchmal zusätzlich Kobalt, Kupfer und andere Wirkstoffe enthalten. Shiatsu allein kann Blutarmut nicht beseitigen, trägt aber zur baldigen Besserung des Allgemeinbefindens bei.

Wenn Verdauungsstörungen als Ursachen diagnostiziert wurden, kommt nach Anweisung des Therapeuten die gezielte Behandlung vor allem am Drei-Erwärmer-Meridian und am Magenmeridian, bei Bedarf zusätzlich am Dünndarmmeridian, in Betracht. Im allgemeinen empfiehlt sich aber Ganzkörper-Shiatsu, denn Blutarmut betrifft den ganzen Organismus. Selbstbehandlung ohne fachmännischen Rat unterlässt man besser, um keine ernsten Krankheiten zu verschleiern.

Erkrankungen der Atemwege

Alle ernsteren Krankheiten und Funktionsstörungen der Atmungsorgane erfordern fachmännische Untersuchung und gezielte Therapie der Ursachen.

Für den Hausgebrauch empfiehlt sich Shiatsu-Massage hauptsächlich bei Husten und Schnupfen durch Erkältung und zur Soforthilfe bei anfallsweise auftretender Atemnot.

Husten

Reizungen und Entzündungen der Atemwege führen zum Hustenreflex. Sinnvoll ist er dann, wenn dabei Fremdkörper oder Schleim aus den Atemwegen entfernt werden. Der trockene Reizhusten dagegen nützt nichts, sondern unterhält sich durch die ständige neue Reizung der Schleimhäute bei jedem Hustenstoß selbst. Deshalb sollte er rasch beseitigt werden, was beim Zweckhusten nur bedingt zu empfehlen ist, damit es nicht zur Verschleimung der Bronchien und daraus resultierenden ernsten Folgekrankheiten kommt. Dauert Husten trotz Behandlung länger als drei bis fünf Tage unvermindert an, muss der Fachmann zur gründlichen Untersuchung konsultiert werden.

Hustentherapie durch Shiatsu schließt die gleichzeitige Anwendung von Naturheilmitteln, bei Bedarf auch chemischen Hustenblockern, nicht aus. Vielmehr kann deren Wirkung gerade mit Shiatsu oft verbessert und beschleunigt werden. Aus der Sicht der asiatischen Energielehre entsteht Husten nicht nur bei lokaler Reizung der Bronchialschleimhaut oder durch Blutstauungen in den Lungen bei Herzschwäche. Oft deuten dauernder Husten und Schmerzen in der Brust auch auf nervöse Spannungen hin oder erklären sich aus Leberfunktionsstörungen infolge von falscher Ernährung oder Alkoholmissbrauch.

Schließlich können auch Angstzustände und andere seelische Störungen zum hartnäckigen Husten führen. Alle diese Faktoren werden von der westlichen Medizin kaum beachtet.

Wegen der vielfältigen Ursachen des Hustens kennt die Shiatsu-Therapie auch keine einheitliche Hustenbehandlung. Störungen im Lungenmeridian liegen naturgemäß oft vor.

Aber auch Leber-, Magen-, Harnblasen-, Nieren-, Gallenblasen- oder Dünndarmmeridian können gestört sein. Mit Sicherheit lässt sich das nur bei gründlicher Untersuchung durch den erfahrenen Shiatsu-Therapeuten feststellen.

Grundsätzlich sollte zur Hustenbehandlung immer der Lungenmeridian beeinflusst werden. Wenn diese Anwendung nicht innerhalb von drei bis fünf Tagen hilft, sucht man so bald wie möglich den Fachmann auf. Er kann dann weitere, direkt gegen die Ursachen gerichtete Techniken verordnen.

Der Lungenmeridian wird hauptsächlich durch Arm-, Brust- und Bein-Shiatsu behandelt, zusätzlich kann man noch Hals und Schultern massieren.

Hals-Schulter-Arm-Massage

Im Sitzen legt man auf beiden Seiten der Luftröhre die Kuppen der vier Finger auf den Hals und massiert vom Kinn nach unten bis zur Brustbein-Schlüsselbein-Verbindung. Anschließend legt man eine Hand auf die andere Schulter, sodass die Finger auf der Schulterhöhe Halt finden und der Handballen unter dem Schlüsselbein auf dem Lungenmeridian liegt. Die Massage erfolgt mit dem Handballen vom Brustbein nach außen zur Schulter. An der anderen Schulter wird die Therapie in gleicher Weise durchgeführt.

Nun dreht man einen Arm mit der Innenseite nach vorne. Die Hand des anderen legt man in die Achselhöhle, der Daumen ruht an der Innenseite des Oberarms unmittelbar unter der Schulter auf dem Lungenmeridian. In Greiftechnik wird die Energiebahn von oben nach unten bis zum Handgelenk massiert. Danach behandelt man den anderen Arm.

Brustmassage im Sitzen

Auf der Höhe der Brustwarzen umfassen die Handflächen den Brustkorb an den Seiten, die Finger zeigen nach innen zum Brustbein, ihre Spitzen liegen innen seitlich neben den Brustwarzen. Langsam gleiten die Hände den Brustkorb hinab, bis die Fingerkuppen am unteren Rippenbogen ankommen. Dann nimmt man sie unter sanftem Druck entlang des unteren Rippenbogenrands langsam zurück bis zur Hüfte. Zum Schluss stützt man die Hände in die Hüften und presst dort auf die beiden Energiezentren.

Beinmassage im Sitzen

Der Oberschenkel wird mit beiden Händen so umfasst, dass die Daumen auf seiner Oberseite, die Handflächen auf seinen Außen- und Innenseiten und die Fingerkuppen dicht nebeneinander in der Mitte der Rückseite ruhen. Durch Greiftechnik mit Druck der Finger vor allem auf der Rückseite des Oberschenkels massiert man von oben bis zum Knie.

Dann streckt man das Bein und legt unter dem Knie die Finger beider Hände seitlich des Schienbeins an. Die Handflächen umschließen die Seiten des Unterschenkels, die abgespreizten Daumen liegen in der Mitte der Rückseite auf der Wadenmuskulatur. Behandelt wird wieder in Greiftechnik unter Druck der Daumen von der Kniekehle bis zur Ferse.

Schnupfen

Der Nasenkatarr geht einher mit Schwellung der Nasenschleimhäute, verlegter Nasenatmung und (in akuten Fällen) mit Niesreiz und Kribbeln. Häufigste Ursache ist eine Erkältung, bei chronisch behinderter Nasenatmung können ständige Reizungen von außen durch Staub, Rauch und ähnliche Stoffe, Polypen oder Nasennebenhöhlenentzündungen, manchmal auch Verbiegungen der Nasenscheidewand als Ursachen vorliegen. Selbstbehandlung durch Shiatsu ist beim akuten Erkältungsschnupfen erlaubt, in allen anderen Fällen muss der Fachmann die Ursachen ermitteln und danach die Thera-

pie verordnen. Sie wird sich meist nicht allein auf das Gebiet der Nase beschränken. Je nach Energiediagnose verordnet der Therapeut vielleicht auch Harmonisierung im Nieren-, Harnblasen- oder Dickdarmmeridian oder auch im Drei-Erwärmer-Meridian.

Gegen akuten Schnupfen genügt meist die Behandlung der Nasenseiten und Wangenknochen. Dazu legt man die Finger seitlich der Nase von beiden Seiten an und drückt einige Zeit nach innen, als wollte man sich in die Nase kneifen. Anschließend legt man die Fingerkuppen auf die Wangenknochen und drückt mit dem Kopf dagegen. Diese Anwendung wird bis zu sechsmal am Tag durchgeführt.

Stattdessen kann man auch Daumen und Zeigefinger der linken Hand unten bei den Nasenlöchern auf die Nasenflügel legen. Daumen und Zeigefinger der rechten Hand legt man mit den Spitzen auf die entsprechenden Finger der linken und übt mit ihnen sanften Druck auf die Nasenflügel aus. Die Massage führt hinauf bis zur Nasenwurzel und wird ebenfalls bis zu sechsmal täglich durchgeführt.

Gegen die begleitenden Kopfschmerzen bei Schnupfen legt man die Fingerkuppen beider Hände am oberen Augenhöhlenrand unter den Brauen auf, während die Handflächen die Wangen bedecken. Das Gesicht wird einige Sekunden lang leicht nach vorne gegen die Fingerkuppen gebeugt, die dabei mäßigen Druck ausüben. Bei Bedarf wiederholt man mehrmals täglich.

Äußerlich oder innerlich anzuwendede Schnupfenmittel und Schmerztabletten gegen die allgemeine Abgeschlagenheit sollten – wenn überhaupt – nur auf dem Höhepunkt der Beschwerden für kurze Zeit eingenommen werden.

Atemnot – Kurzatmigkeit

Anfallsweise auftretende Atemnot deutet auf organische Erkrankungen der Atmungsorgane oder des Herzens hin, die nicht selten auch durch seelische Ursachen oder allergische Reaktionen begünstigt oder ausgelöst werden. Sie erfordert immer gründliche Untersuchung und umfassende Energiediagnose. Nach dem Befund richtet sich die Behandlung.

Zur Basistherapie muss fast immer der Lungenmeridian behandelt werden, wie es bereits beim Husten beschrieben wurde. Auch Energieströmungen im Herz- und Kreislaufmeridian sollten harmonisiert werden. Ferner können Störungen vor allem noch im Leber-, Harnblasen-, Magen- und Nierenmeridian bestehen. Diese verschiedenen Ursachen verbieten die Shiatsu-Therapie bei Atemnot ohne Rat des Therapeuten, der bei Bedarf zusätzlich andere Heilmittel verordnen muss.

Anders sieht es bei der verbreiteten Kurzatmigkeit aus, die sich oft aus mangelnder Bewegung, hektischer Kurzatmigkeit aus seelisch-nervöser Ursache oder Übergewicht erklärt. Wer schon nach geringer körperlicher Anstrengung außer Atem kommt, sollte unverzüglich damit beginnen, seine Lebensweise umzustellen und Übergewicht durch richtige Ernährung schonend zu normalisieren. Ganzkörper-Shiatsu einmal täglich abends und zweimal täglich gymnastische Meridianübungen (siehe Kapitel »Shiatsu-Selbstmassage«) unterstützen ihn dabei spürbar.

Ferner empfiehlt es sich, durch Yoga-Atemübungen oder das daraus entwickelte, auf westliche Verhältnisse abgestimmte autogene Training für ausgeglichene Tiefatmung und innere Ruhe und Gelassenheit zu sorgen. Notfalls muss falsche Atmung beim speziell geschulten Atemtherapeuten durch Atemgymnastik korrigiert werden.

Kurzatmigkeit entsteht meist als Folge von »Zivilisationssünden« und kann durch rechtzeitige, richtige Selbsthilfe vollständig ausgeheilt werden, ehe daraus organische Störungen entstehen. Vorsorglich sucht man vor Beginn der Selbstbehandlung aber doch den Therapeuten auf, damit Krankheiten als Ursachen der Kurzatmigkeit sicher ausgeschlossen werden.

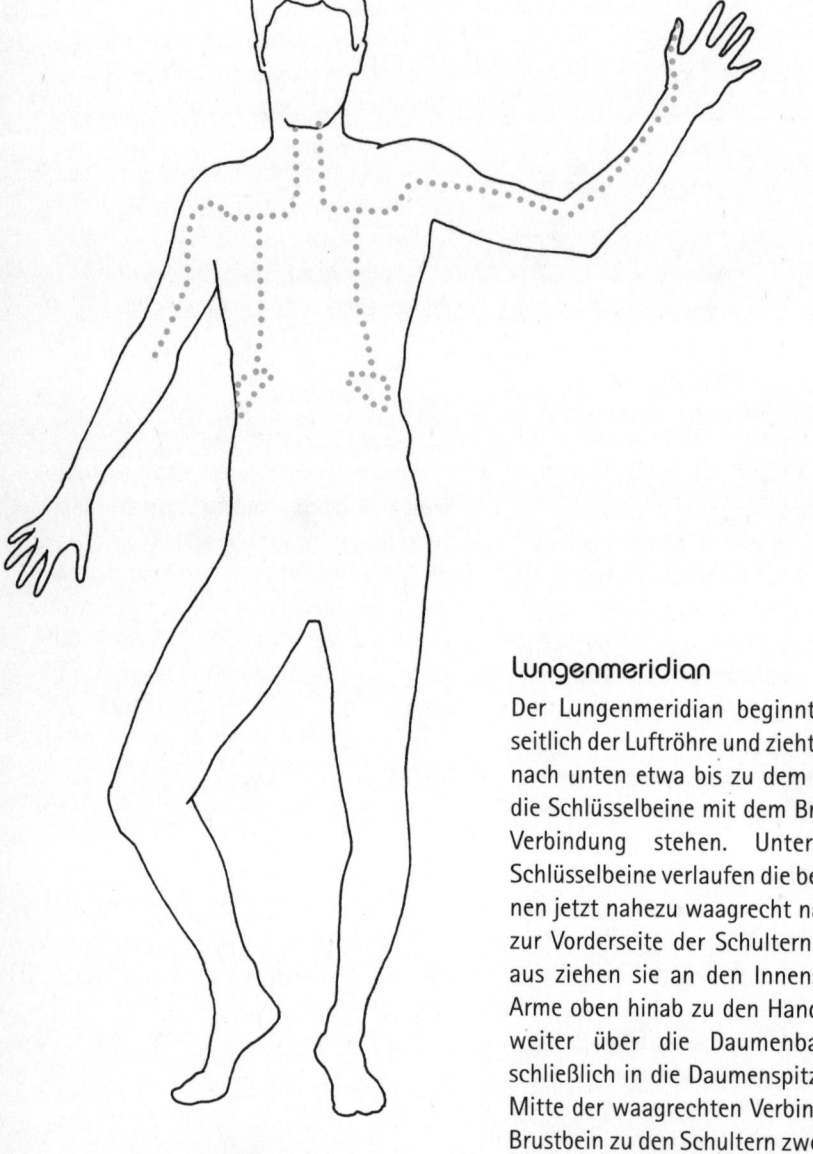

145a

Lungenmeridian

Der Lungenmeridian beginnt am Hals seitlich der Luftröhre und zieht senkrecht nach unten etwa bis zu dem Punkt, wo die Schlüsselbeine mit dem Brustbein in Verbindung stehen. Unterhalb der Schlüsselbeine verlaufen die beiden Bahnen jetzt nahezu waagrecht nach außen zur Vorderseite der Schultern. Von dort aus ziehen sie an den Innenseiten der Arme oben hinab zu den Handgelenken, weiter über die Daumenballen und schließlich in die Daumenspitzen. In der Mitte der waagrechten Verbindung vom Brustbein zu den Schultern zweigen zwei Äste ab, die senkrecht nach unten verlaufen und die Mitte der unteren Rippen-

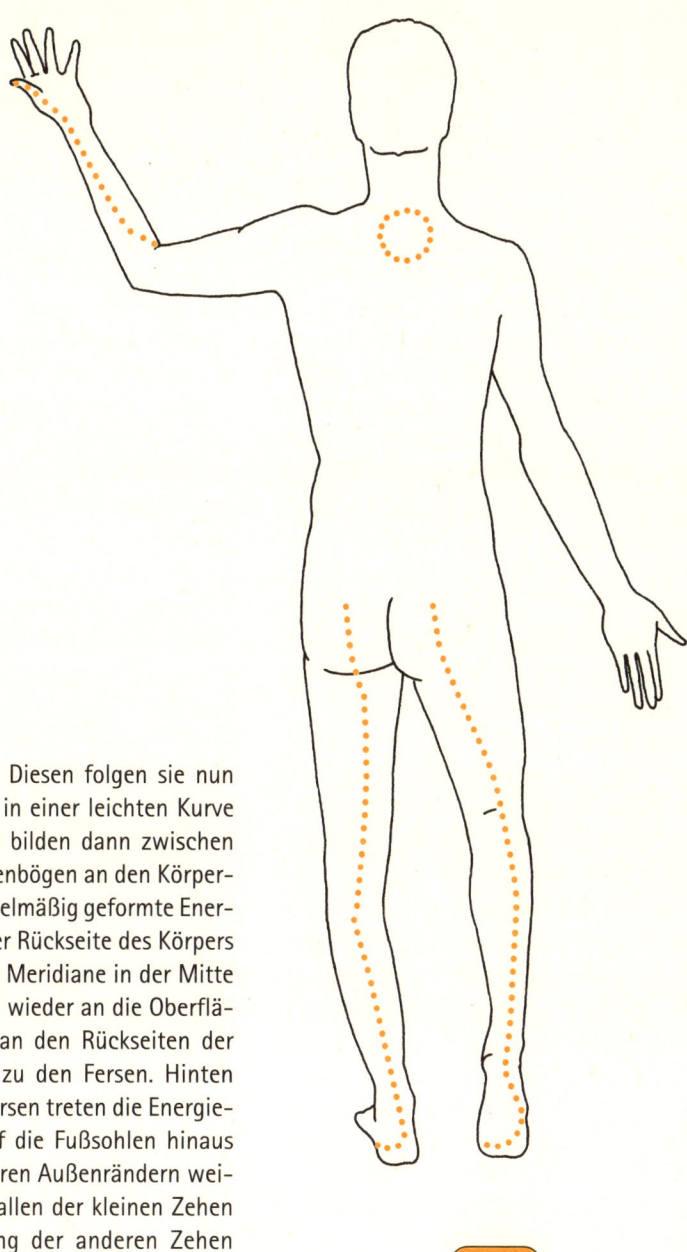

bögen erreichen. Diesen folgen sie nun
ein kurzes Stück in einer leichten Kurve
nach hinten und bilden dann zwischen
Hüften und Rippenbögen an den Körperseiten zwei unregelmäßig geformte Energiezentren. An der Rückseite des Körpers
treten die beiden Meridiane in der Mitte
der Gesäßhälften wieder an die Oberfläche und ziehen an den Rückseiten der
Beine hinab bis zu den Fersen. Hinten
außen auf den Fersen treten die Energiebahnen dann auf die Fußsohlen hinaus
und ziehen an deren Außenrändern weiter bis zu dem Ballen der kleinen Zehen
und dann entlang der anderen Zehen
quer hinüber zu den Großzehenballen.

145a

Verdauungs- und Stoffwechselstörungen

Da wir einen Teil unserer Lebensenergie aus der Verdauung und Verstoffwechselung der Nahrung beziehen, führen Störungen dieser Körperfunktionen immer zur Disharmonie unserer Energie. Umgekehrt beeinträchtigt die gestörte Harmonie von Yin und Yang in den Meridianen oder der stockende Energiefluss stets Verdauungsfunktionen und Stoffwechsel mit. Shiatsu bietet sich deshalb zur unterstützenden Therapie vieler Krankheiten dieser Organsysteme an.

Der medizinische Laie kann eine Verdauungsstörung kaum richtig beurteilen und erst recht keine Stoffwechselkrankheit erkennen. Deshalb gilt die oberste Regel: Alle von Anfang an schwereren, mit stärker beeinträchtigtem Allgemeinbefinden einhergehenden oder von Fieber begleiteten Erkrankungen der Verdauungsorgane erfordern unverzüglich die Konsultation des Therapeuten. In leichteren Fällen, zum Beispiel beim »verdorbenen Magen« mit Durchfall und Erbrechen, kann zunächst einmal Selbsthilfe erlaubt sein. Wenn sich das Befinden aber nicht bis zum dritten Tag deutlich bessert, muss ebenfalls der Fachmann aufgesucht werden.

Unabhängig davon, ob man mit Shiatsu und/oder Hausmitteln der westlichen Medizin behandelt, stets muss man zur Grundbehandlung Diät einhalten. Sie schont die erkrankten Verdauungsorgane und entlastet den Stoffwechsel. Genaue Diätanweisungen bei Erkrankungen des Stoffwechsels und der Verdauungsorgane erhält man entweder vom Therapeuten oder im Buchhandel und Reformhaus. Die Diät ist als Heilmittel zu verstehen und muss deshalb ebenso strikt eingehalten werden wie die Verordnung anderer Heilmittel. Akute Verdauungsstörungen sprechen oft auf zweitägiges Teefasten am besten an. Dabei trinken die Patienten nur ein bis zwei Liter ungesüßten Kamillen- und Pfefferminztee über den Tag verteilt und halten Bettruhe ein.

Wir können die zahlreichen Erkrankungen des Verdauungs- und Stoffwechselsystems hier auch nicht annähernd vollständig besprechen. Deshalb stellen wir die häufigsten vor und empfehlen dazu die Standardtherapie. Weitere Anwendungen verordnet bei Bedarf immer der Fachmann. Einleitend sollen die Verlaufsgebiete der für die Verdauungsorgane besonders wichtigen Meridiane zum besseren Verständnis der Therapie kurz beschrieben werden. Außer diesen Meridianen spielt noch der Drei-Erwärmer-Meridian für die Verdauungsorgane eine Rolle. Er wurde bereits im Kapitel über Herzbeschwerden ausführlich beschrieben.

Nachdem wir nun die wichtigsten Meridiane für die Verdauungsorgane kennen, wollen wir Ratschläge zur Shiatsu-Therapie verschiedener Erkrankungen in diesem Organsystem geben.

Magen-Darm-Erkrankungen

Erkrankungen an Magen und/oder Darm werden durch Basisbehandlung mit Diät,

Shiatsu an einem oder mehreren Meridianen und (wenn nötig) verschiedenen Arzneimitteln behandelt. Alle unklaren Symptome müssen zunächst vom Fachmann untersucht werden, damit bei der Behandlung keine wichtigen Krankheitszeichen verschleiert werden, ohne dass die Krankheit ausheilt.

Die Shiatsu-Therapie richtet sich im Allgemeinen nicht gegen spezielle Krankheiten, sondern harmonisiert und normalisiert über die Meridiane das Verdauungssystem, sodass die Erkrankung dabei mit ausgeheilt wird.

Die folgenden Übungen eignen sich also bei verschiedenen Verdauungsstörungen, die vom Magen oder Darm ausgehen, zur Standardtherapie. Kombinationen verschiedener Meridianbehandlungen zur gezielten Therapie kommen später.

Behandlung des Magenmeridians

Die Behandlung beginnt in Sitzstellung am Gesicht, das man mit den Handflächen zunächst wie beim Waschen bestreicht. Dann legt man die Fingerkuppen auf den unteren Augenhöhlenrand, umschließt mit den Handflächen die Wangen und legt das Kinn in die Handballen. Durch Zug der Hände nach unten übt man leichten Druck auf den Meridian aus, wobei vor allem sein Beginn unter den Augen beeinflusst wird.

Anschließend legt man beide Hände mit den Fingern Richtung Ohren auf den Hals unterhalb des Kinns und massiert mit sanftem Druck nach unten zu den Schultern.

Diese werden danach vom Nacken nach außen behandelt. Dazu legt man eine Hand mit den Fingerspitzen nach hinten unten auf die andere Schulter und massiert mit den Fingern auf dem hinten an der Schulter verlaufenden Meridian vor zur Schulterspitze. Die andere Hand stützt dabei den Ellbogen der massierenden Hand von unten. An der zweiten Schulter behandelt man in entsprechender Weise.

Von den Schultern abwärts massiert man anschließend die Arme. Dazu legt man den Daumen einer Hand von vorne in die Achselhöhle und umfasst mit der Handfläche und den Fingern den Oberarm, sodass die Finger hinten auf dem Meridian liegen. In Greiftechnik behandelt man den Oberarm bis zum Ellbogen. Dann umfasst man den Unterarm so, dass die Finger seitlich außen auf seiner Oberseite und der Daumen an der Innenseite liegen, und massiert abwärts bis zum Handgelenk auf der Kleinfingerseite.

Fortgesetzt wird die Behandlung auf der Brust in Sitzstellung. Die Finger ruhen innen neben den Brustwarzen auf den beiden Meridianästen und die Handflächen umschließen die Brust an den Seiten. Langsam gleiten die Fingerspitzen über den Meridian abwärts bis unter die Rippenbögen. Dort rücken die Hände etwas nach innen auf den Bauch und massieren weiter abwärts zu den Hüften und hier wieder etwas nach außen. Zum Abschluss werden die Beine behandelt. Man streckt ein Bein aus und beugt das

Fortsetzung Seite 150

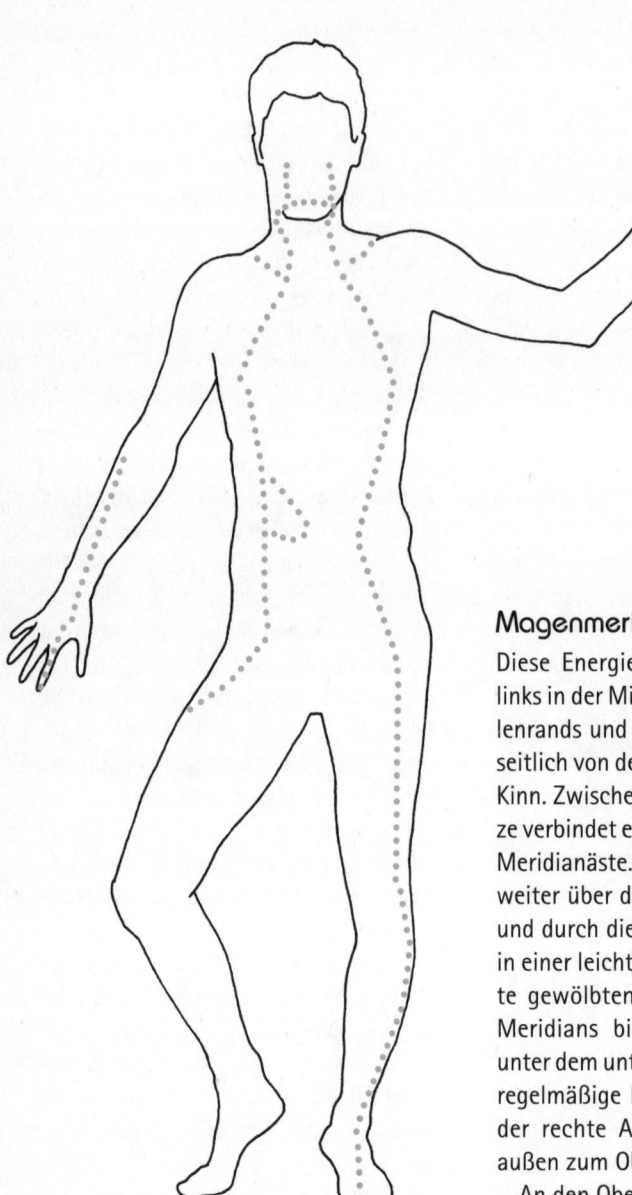

146a

Magenmeridian

Diese Energiebahn beginnt rechts und links in der Mitte des unteren Augenhöh-lenrands und verläuft durch das Gesicht seitlich von den Mundwinkeln hinab zum Kinn. Zwischen Unterlippe und Kinnspit-ze verbindet eine kurze Querspange beide Meridianäste. Sie ziehen am Hals entlang weiter über die Schlüsselbeine zur Brust und durch die Brustwarzen weiter hinab in einer leicht nach innen zur Körpermit-te gewölbten Kurve. Der linke Ast des Meridians bildet auf dem Oberbauch unter dem unteren Rippenbogen eine un-regelmäßige Ellipse und zieht dann wie der rechte Ast über den Hüftknochen außen zum Oberschenkel.

An den Oberschenkeln verlaufen beide Bahnen bis hinab zu den Knien seitlich außen auf den Vorderseiten. Ab den Knien ziehen die Meridiane etwas weiter

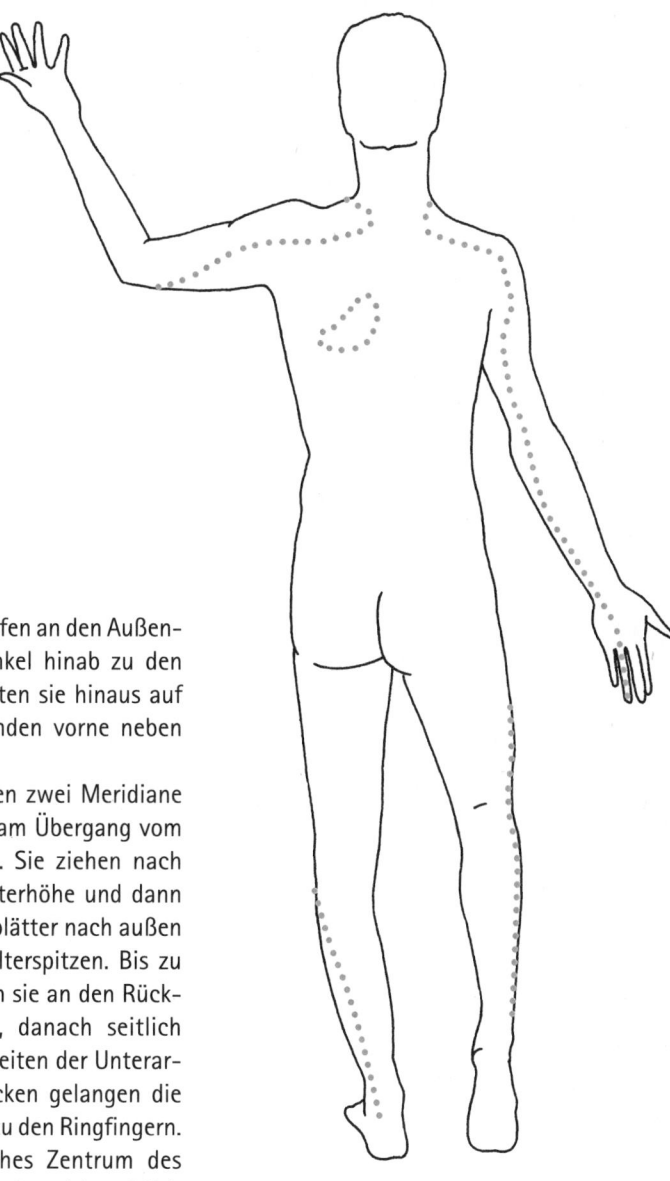

nach außen und verlaufen an den Außenseiten der Unterschenkel hinab zu den
Fußknöcheln. Dort treten sie hinaus auf
die Fußrücken und enden vorne neben
den großen Zehen.

In die Arme gelangen zwei Meridiane
über die Abzweigung am Übergang vom
Hals in die Schultern. Sie ziehen nach
hinten über die Schulterhöhe und dann
oberhalb der Schulterblätter nach außen
zu den hinteren Schulterspitzen. Bis zu
den Ellbogen verlaufen sie an den Rückseiten der Oberarme, danach seitlich
außen, an den Vorderseiten der Unterarme. Über die Handrücken gelangen die
Meridiane schließlich zu den Ringfingern.
Ein weiteres elliptisches Zentrum des
Magenmeridians befindet sich seitlich
der Wirbelsäule unterhalb des linken
Schulterblatts.

146b

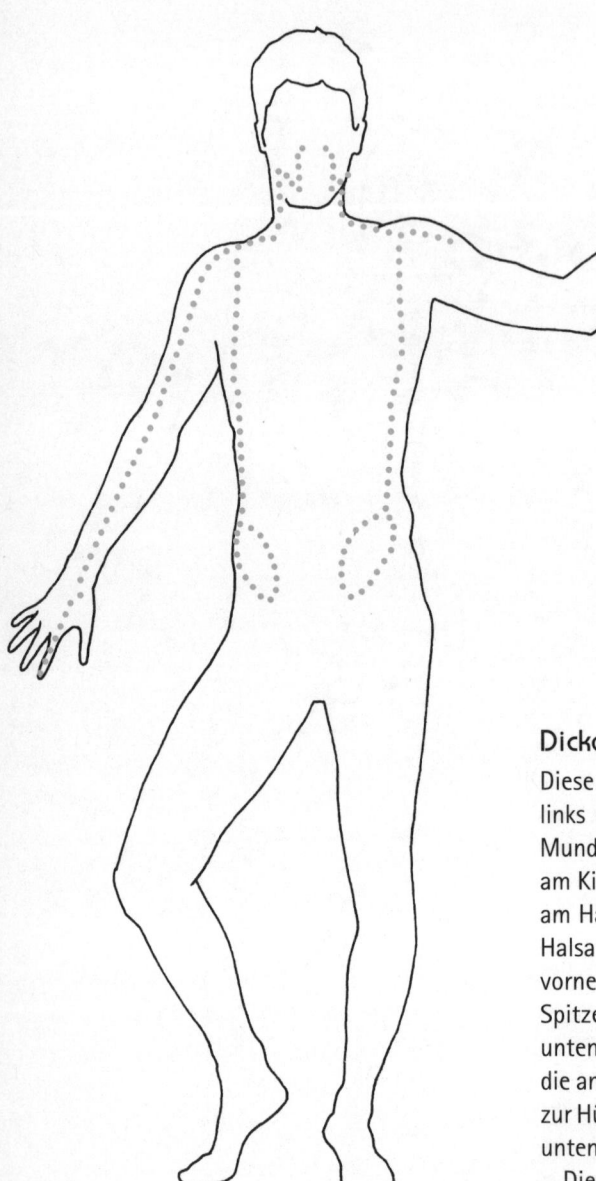

147a

Dickdarmmeridian

Diese Energiebahn beginnt rechts und links der Nasenflügel und zieht an den Mundwinkeln hinab zum Kinn, sodass ein am Kinn offenes Dreieck entsteht. Außen am Hals verläuft sie nach unten bis zum Halsansatz an den Schultern und dann vorne entlang der Schultern zu deren Spitzen. Hier zweigen senkrecht nach unten die beiden Brust-Bauch-Äste ab, die an den Seiten des Rumpfs nach unten zur Hüfte ziehen und dort eine nach innen unten gerichtete Ellipse bilden.

Die beiden anderen Äste ziehen von den Schultern in die Arme. Zunächst verlaufen sie an den Oberseiten der Oberarme innen bis zu den Ellbogen, dann mehr

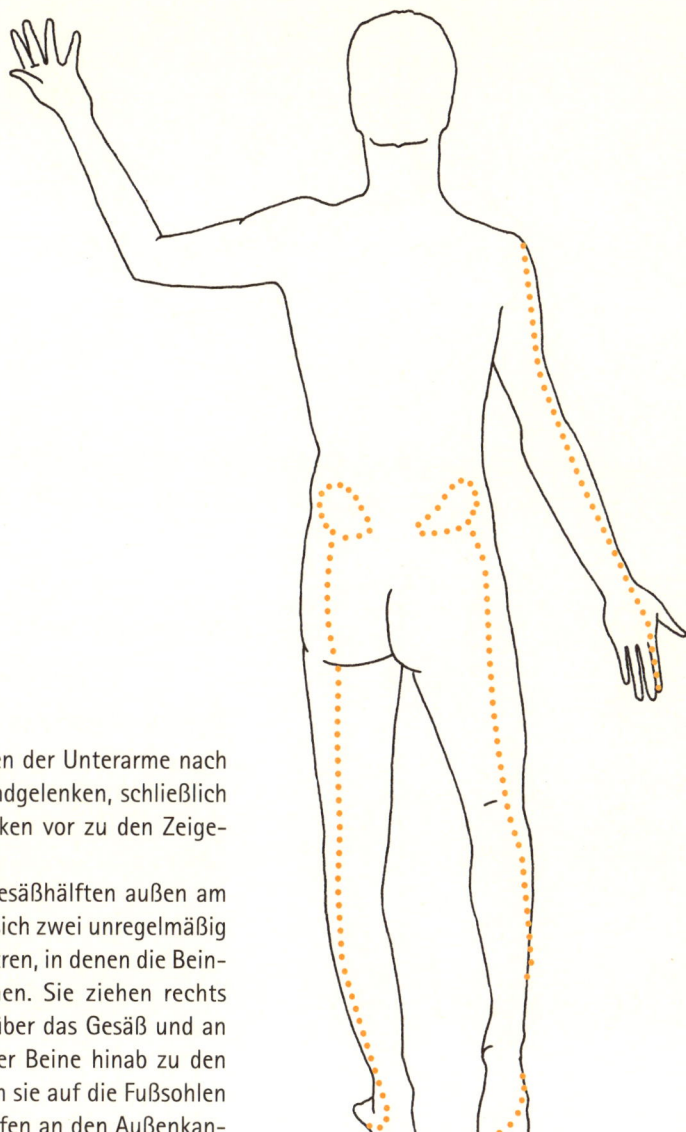

147b

an den Innenseiten der Unterarme nach unten zu den Handgelenken, schließlich über die Handrücken vor zu den Zeigefingern.

Oberhalb der Gesäßhälften außen am Rücken befinden sich zwei unregelmäßig runde Energiezentren, in denen die Beinmeridiane beginnen. Sie ziehen rechts und links außen über das Gesäß und an den Rückseiten der Beine hinab zu den Fersen. Dort treten sie auf die Fußsohlen hinaus und verlaufen an den Außenkanten der Füße wie ein Haken parallel zum Lungenmeridian nach vorne zu den Kleinzehenballen und quer über die anderen Zehenballen zu den großen Zehen.

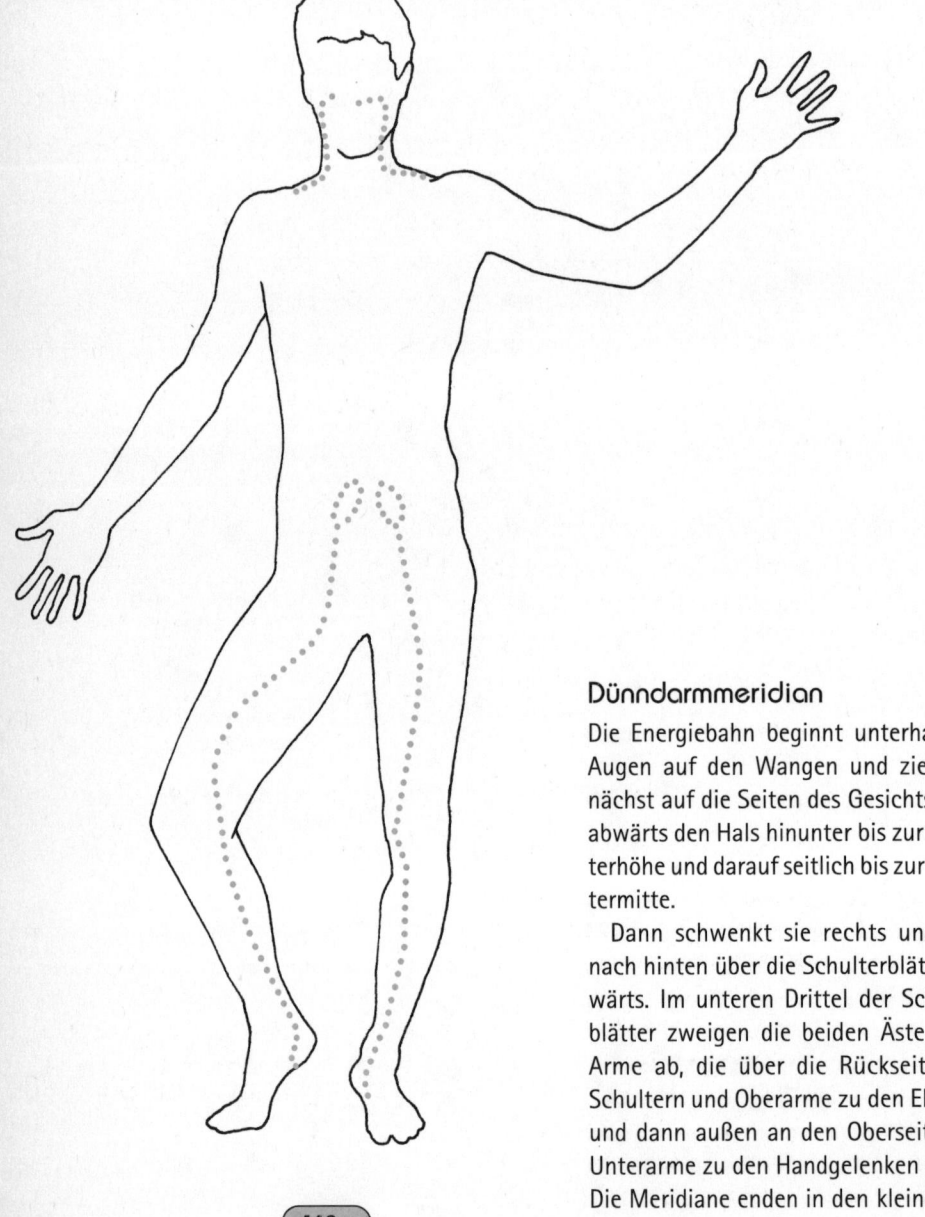

148a

Dünndarmmeridian

Die Energiebahn beginnt unterhalb der Augen auf den Wangen und zieht zunächst auf die Seiten des Gesichts, dann abwärts den Hals hinunter bis zur Schulterhöhe und darauf seitlich bis zur Schultermitte.

Dann schwenkt sie rechts und links nach hinten über die Schulterblätter abwärts. Im unteren Drittel der Schulterblätter zweigen die beiden Äste in die Arme ab, die über die Rückseiten der Schultern und Oberarme zu den Ellbogen und dann außen an den Oberseiten der Unterarme zu den Handgelenken ziehen. Die Meridiane enden in den kleinen Fingern.

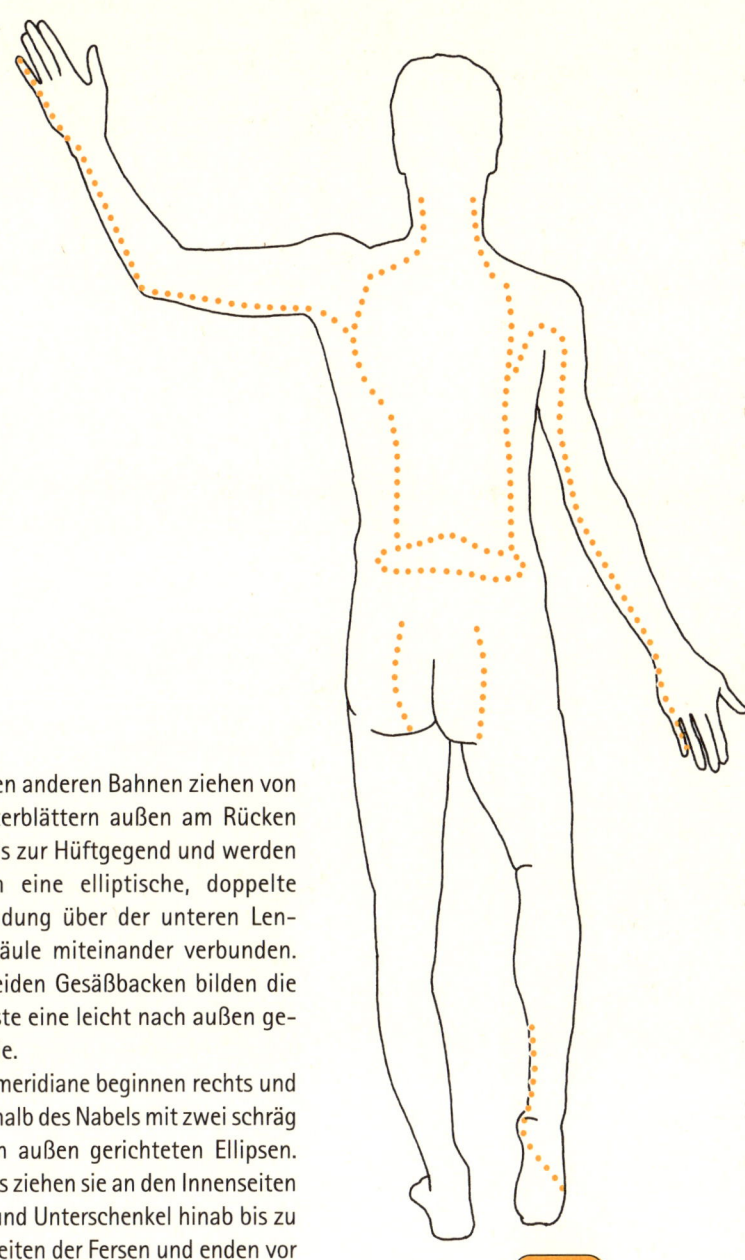

148b

Die beiden anderen Bahnen ziehen von den Schulterblättern außen am Rücken hinunter bis zur Hüftgegend und werden hier durch eine elliptische, doppelte Querverbindung über der unteren Lendenwirbelsäule miteinander verbunden. Auf den beiden Gesäßbacken bilden die Meridianäste eine leicht nach außen gewölbte Linie.

Die Beinmeridiane beginnen rechts und links unterhalb des Nabels mit zwei schräg nach unten außen gerichteten Ellipsen. Von hier aus ziehen sie an den Innenseiten der Ober- und Unterschenkel hinab bis zu den Innenseiten der Fersen und enden vor den Fersen auf den Fußsohlen.

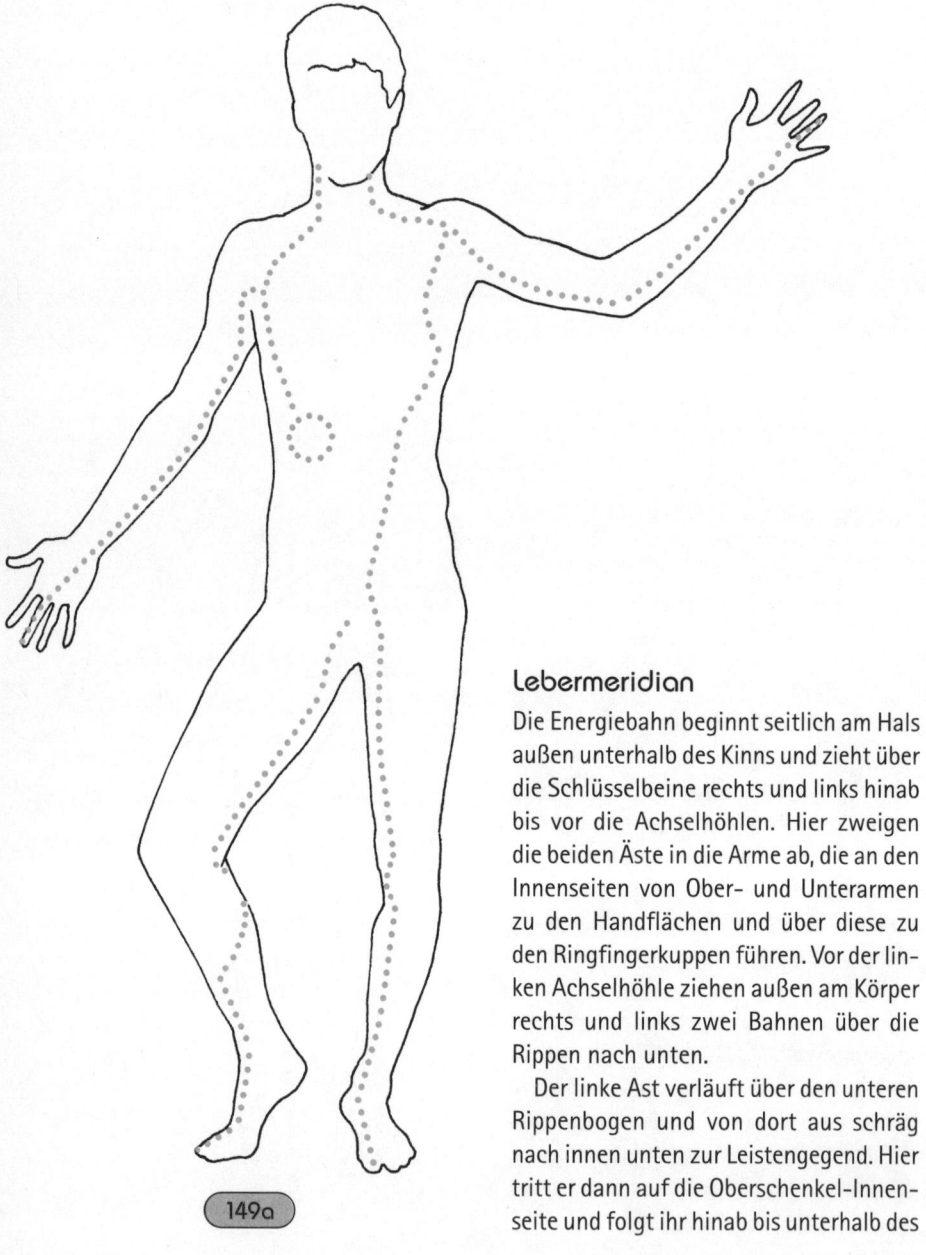

149a

Lebermeridian

Die Energiebahn beginnt seitlich am Hals außen unterhalb des Kinns und zieht über die Schlüsselbeine rechts und links hinab bis vor die Achselhöhlen. Hier zweigen die beiden Äste in die Arme ab, die an den Innenseiten von Ober- und Unterarmen zu den Handflächen und über diese zu den Ringfingerkuppen führen. Vor der linken Achselhöhle ziehen außen am Körper rechts und links zwei Bahnen über die Rippen nach unten.

Der linke Ast verläuft über den unteren Rippenbogen und von dort aus schräg nach innen unten zur Leistengegend. Hier tritt er dann auf die Oberschenkel-Innenseite und folgt ihr hinab bis unterhalb des

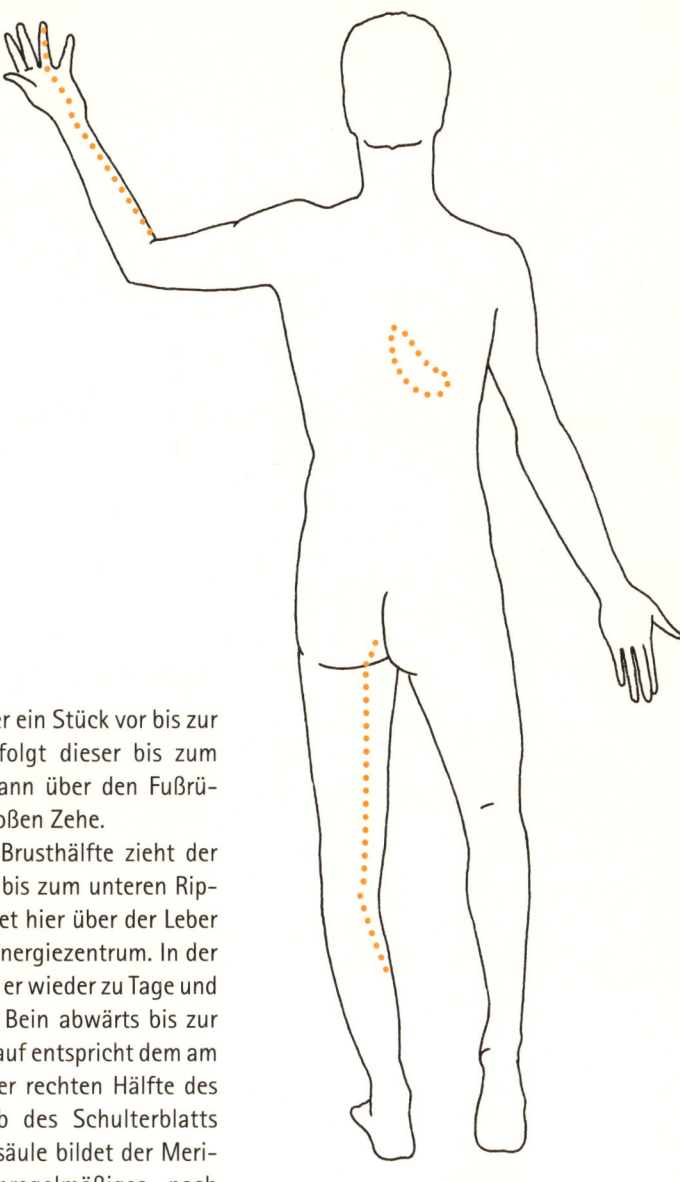

Knies. Dann rückt er ein Stück vor bis zur Schienbeinkante, folgt dieser bis zum Fußknöchel und dann über den Fußrücken vor bis zur großen Zehe.

An der rechten Brusthälfte zieht der Lebermeridian nur bis zum unteren Rippenbogen und bildet hier über der Leber ein kreisförmiges Energiezentrum. In der Leistengegend tritt er wieder zu Tage und folgt dem rechten Bein abwärts bis zur Großzehe. Der Verlauf entspricht dem am linken Bein. Auf der rechten Hälfte des Rückens unterhalb des Schulterblatts seitlich der Wirbelsäule bildet der Meridian noch ein unregelmäßiges, nach unten weisendes Zentrum.

149b

147

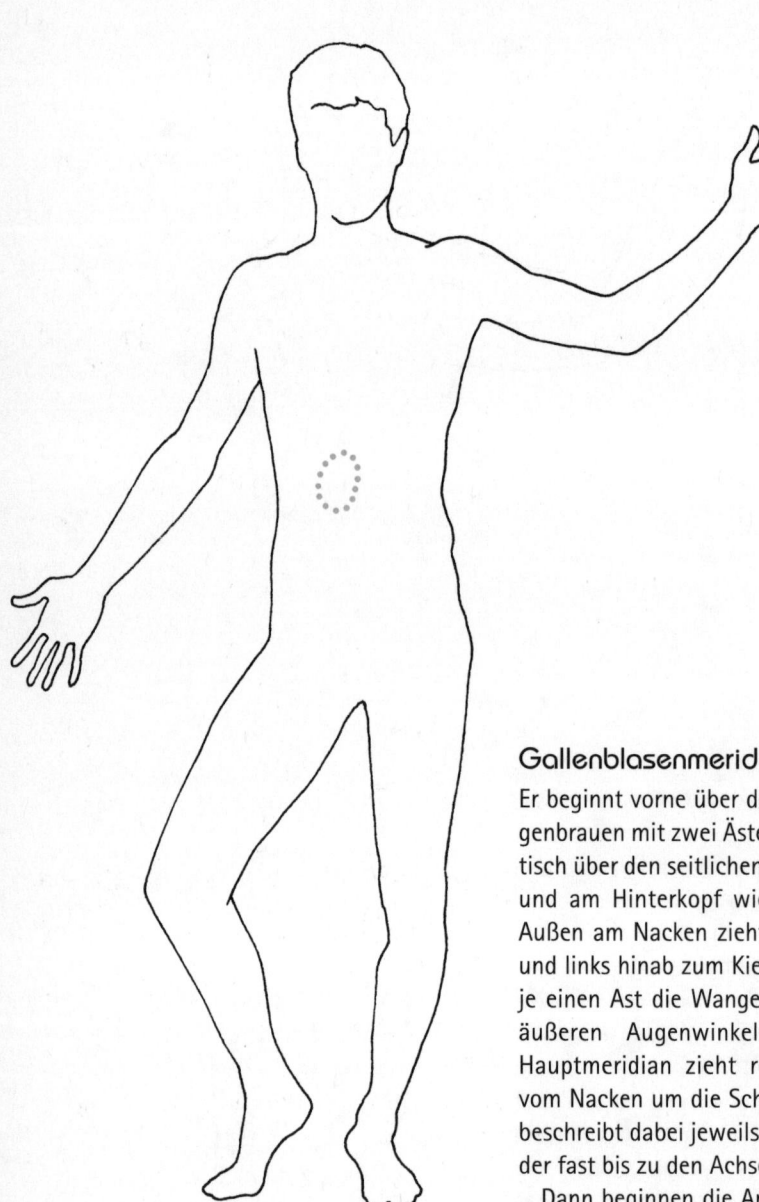

150a

Gallenblasenmeridian

Er beginnt vorne über der Mitte der Augenbrauen mit zwei Ästen, die sich elliptisch über den seitlichen Kopf erstrecken und am Hinterkopf wieder vereinigen. Außen am Nacken zieht er dann rechts und links hinab zum Kiefergelenk, wo er je einen Ast die Wangen empor zu den äußeren Augenwinkeln abgibt. Der Hauptmeridian zieht rechts und links vom Nacken um die Schulterblätter und beschreibt dabei jeweils einen Halbkreis, der fast bis zu den Achselhöhlen reicht.

Dann beginnen die Armmeridiane, die außen an den Ober- und Unterarmen zu den Kuppen der Mittelfinger abwärts ziehen. Hinter den Achselhöhlen zweigen

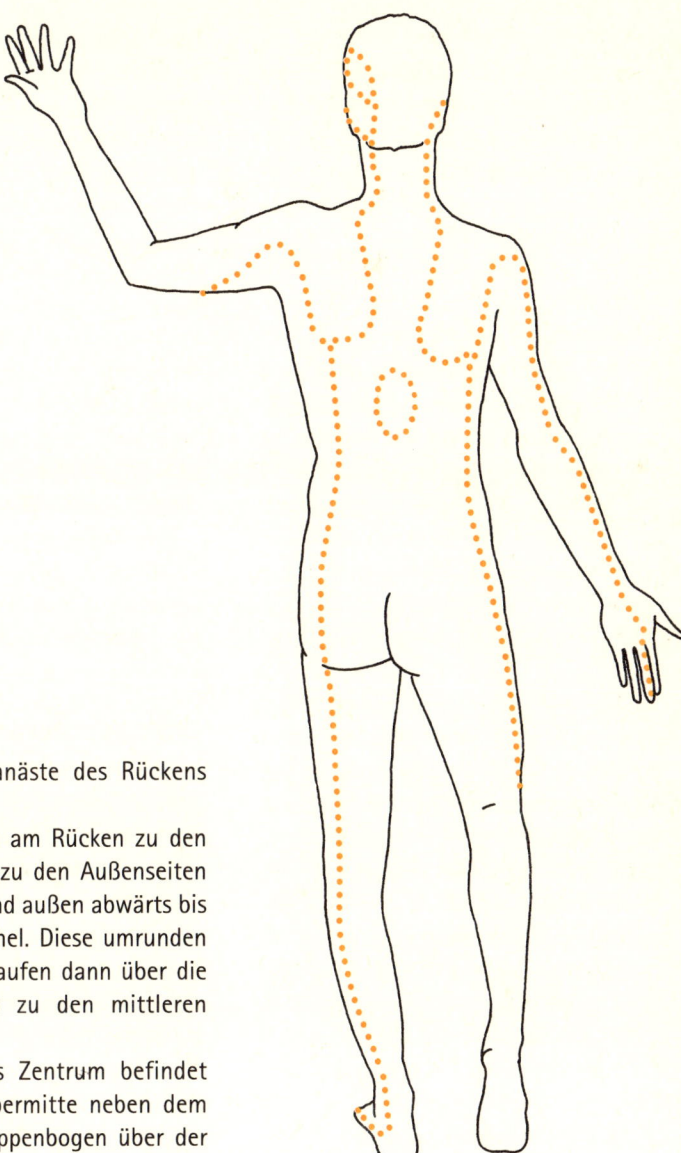

die beiden Meridianäste des Rückens
nach unten ab.

Sie ziehen außen am Rücken zu den
Hüften, über diese zu den Außenseiten
der Oberschenkel und außen abwärts bis
hinter die Fußknöchel. Diese umrunden
sie hinten und verlaufen dann über die
Fußrücken vor bis zu den mittleren
Zehen.

Ein kreisförmiges Zentrum befindet
sich Richtung Körpermitte neben dem
rechten unteren Rippenbogen über der
Leber-Gallenblasen-Gegend, ein zweites
am Rücken auf mittlerer Höhe rechts der
Wirbelsäule unterhalb des oben genannten Leber-Energie-Zentrums.

150b

Fortsetzung von Seite 139

andere so weit wie möglich nach oben zur Hüfte. Die Außenkante des Fußes liegt seitlich außen auf der Außenseite des Oberschenkels. Durch Druck mit dem Fuß massiert man von oben hinab bis vor den Fußknöchel.

Behandlung des Dickdarmmeridians

Auch er wird zunächst im Gesicht behandelt. Die Hände legt man dazu von unten so auf das Kinn und die Mundwinkel, dass die Fingerkuppen seitlich in den Nasenwinkeln liegen. Druck übt man von oben nach unten von den Nasenwinkeln über die Mundwinkel abwärts zu den Kinnseiten aus. Anschließend massiert man den Hals abwärts wie beim Magenmeridian beschrieben.

Entlang der Schultern behandelt man den vorne verlaufenden Meridian mit den Handballen. Dazu liegt eine Hand auf der anderen Schulter beim Halsansatz. Die Finger ruhen hinten, der Handballen drückt vorn nach außen zur Schulterspitze auf den Meridian. An der anderen Schulter ebenso vorgehen.

Jetzt kommen die Arme an die Reihe. Der Daumen einer Hand wird wieder in die Achselhöhle geschoben, Handflächen und Finger umfassen den Arm so, dass die Finger auf seiner oberen Seite ruhen. In Greiftechnik mit Druck vor allem an der inneren Oberseite massiert man den Arm abwärts bis zum Handgelenk auf der Daumenseite. Am anderen Arm erfolgt dann die Anwendung in gleicher Weise.

Die Massage der Brust entspricht der beim Magenmeridian, erfolgt aber mit den Handflächen seitlich außen von den Brustwarzen, dem Brustkorb nach unten bis zu den Hüften folgend. Hier legt man die Hände dann mit den Fingerspitzen schräg nach unten innen weisend auf den Bauch und drückt auf die beiden elliptischen Zentren des Meridians. Sie befinden sich über den beiden Darmkehren des auf- und absteigenden Dickdarms, zwischen denen der quer verlaufende Dickdarm durchhängt. An diesen beiden Knickstellen stauen sich Kotmassen besonders oft, die Massage bewährt sich deshalb vor allem bei Stuhlverstopfung.

Zum Schluss werden der untere Rücken, das Gesäß und die Rückseiten der Beine außen behandelt. Zunächst legt man sich auf den Rücken und stützt die Hände in die Hüften, sodass die Handflächen und die Finger hinten nach innen zur Wirbelsäule liegen und die abgespreizten Daumen seitlich Halt finden. Hier wird Druck auf die beiden elliptischen Zentren des Meridians ausgeübt. Dann gleiten die Hände langsam nach unten über das Gesäß bis zu den Oberschenkeln. Man setzt sich wieder auf und umfasst den Oberschenkel mit beiden Händen so, dass die Daumen auf der Oberseite liegen, die Handflächen seitlich innen und außen und die Fingerkuppen an der Rückseite außen auf dem Meridian. Von oben nach unten zum Gelenk wird das Bein dann massiert. Am anderen Bein ebenso vorgehen. Schließlich massiert man die Fußsohlen, indem man sich mit dem Gesäß auf die Unterschenkel setzt, sodass die

Fußsohlen dahinter hervorschauen. Die Daumen werden außen an den Fersen angesetzt und massieren an den Fußaußenkanten zu den Kleinzehenballen und mit kräftigem Druck quer unter den anderen Zehen zu den Großzehenballen.

Behandlung des Dünndarmmeridians

Sie beginnt wieder an Gesicht und Hals. Die Hände werden mit den Fingerspitzen schräg nach oben Richtung Nase auf die Wangen gelegt, die Handballen ruhen seitlich hinten auf den Kiefergelenken, die abgespreizten Daumen geben den Händen unter dem Kinn festen Halt.

Langsam »zieht« man die Fingerkuppen unter mäßigem Druck von der Nase ein kurzes Stück waagrecht zur Seite und dann über die Wangen senkrecht nach unten zum Kiefer. Dann legt man die Finger mit den Kuppen Richtung Ohren unter den Kinnladen auf den Hals und massiert nach unten zum Halsansatz.

Nun wird die Schulter beim Halsansatz mit der Hand der anderen Körperseite so umfasst, dass der Handballen vorne auf dem Schlüsselbein ruht, während die Fingerkuppen nach hinten zum Rücken weisen.

Die andere Hand stützt den behandelnden Arm am Ellbogen. Zunächst übt man mit dem Handballen Druck von vorne auf den Meridian aus, dann behandelt man mit den Fingerkuppen die hintere Schulterpartie quer oberhalb des Schulterblatts nach außen zur Schulterspitze. Am äußeren Rand des Schulterblatts angekommen, hebt man mit der stützenden Hand

den Ellbogen an, sodass die Hand außen am Schulterblatt abwärts bis in die Höhe der Achselhöhle massieren kann.

Danach massiert man den Arm. Dazu legt man eine Hand mit den Fingerspitzen nach hinten in die Achselhöhle des anderen Arms, sodass die Fingerkuppen an der unteren Außenseite des Oberarms liegen, und massiert in Greiftechnik bis zum Ellbogen.

Dann umfasst man den Unterarm am Ellbogen, sodass der Daumen auf der Innenseite, die Handfläche mit den Fingern oben liegt. Die Kuppen der Finger ruhen auf der Oberseite außen am Rand des Unterarms. In Greiftechnik massiert man abwärts bis zum Handgelenk auf der Kleinfingerseite. Die Behandlung wird in gleicher Weise an der anderen Schulter und am andern Arm durchgeführt.

Jetzt massiert man in Sitzstellung den Rücken. Dazu legt man eine Hand unter der Achselhöhle durch seitlich neben das Schulterblatt der anderen Rückenhälfte. Die andere Hand stützt den Ellbogen des massierenden Arms. Langsam gleitet die Hand den Rücken entlang nach unten zur Hüfte, die Fingerkuppen üben dabei im äußeren Drittel des Rückens von oben nach unten Druck auf den Meridian aus. An der anderen Körperhälfte behandelt man entsprechend.

Zum Abschluss stemmt man beide Hände so in die Hüften, dass die Daumen vorne auf den Hüftknochen ruhen und Halt geben, während Handflächen und Fingerkuppen auf dem unteren Rücken liegen. Die Fingerkuppen befinden sich dabei neben der unteren Lendenwirbelsäule und berühren sich fast. Sie werden unter Druck langsam nach rechts und links über die verbindende »Querspange« zwischen den beiden Meridianästen nach außen geführt.

Nun legt man sich auf den Rücken, die Handflächen ruhen außerhalb des Nabels nahe beieinander, die Finger weisen schräg nach außen unten zur Leistenbeuge. Durch mäßigen Druck in Wellentechnik werden die beiden Energiezentren beeinflusst. Dann streckt man ein Bein aus und zieht das andere hoch, sodass der Fuß mit der Außenkante auf der Innenseite des anderen Oberschenkels nahe bei der Leistenbeuge liegt.

Unter nicht zu leichtem Druck gleitet er innen am Oberschenkel zum Knie hinab und am Unterschenkel innen oben neben dem Schienbein so weit wie möglich nach unten Richtung Fußknöchel.

Behandlung des Drei-Erwärmer-Meridians

Sie wurde bereits im Kapitel über Herzbeschwerden beschrieben. Zur Behandlung verschiedener Magen-Darm-Leiden kombiniert man die Massagen der einzelnen Meridiane nach Bedarf. Auch andere Meridiane müssen im Einzelfall noch behandelt werden. Die Massage der hier nicht genannten Energiebahnen wurde entweder schon weiter vorne oder wird später noch ausführlich beschrieben.

Wenn die Standardtherapie nicht ausreicht, ist eine gründliche Energiediagnose durch den Fachmann erforderlich, damit die gestörten Meridiane gezielt behandelt werden können. Gerade bei aku-

ten Erkrankungen genügt Shiatsu allein nicht, sondern muss durch Heilpflanzen und andere Arzneimittel sowie Diät unterstützt werden.

Magenbeschwerden

Dazu gehören vor allem akute und chronische Entzündungen der Magenschleimhaut bei »verdorbenem Magen« oder aus seelisch-nervöser Ursache, die zu Magenblutungen und -krämpfen oder Magenübersäuerung führen können.

Normalerweise behandelt man den Magen- und Harnblasenmeridian. Bei Magenkrämpfen empfiehlt sich die Massage des Magen- und Herzmeridians. Magenkrämpfe müssen immer fachmännisch untersucht werden. Massage des Magen- und Nierenmeridians unterstützt die verordnete Therapie.

Darmstörungen

Entzündungen der Darmschleimhaut und Darmkoliken erfordern eine Behandlung des Magen- und Dünndarmmeridians. Manchmal kommt auch Massage des Dünndarm- und Milzmeridians in Betracht. Geschwüre am Zwölffingerdarm oder am Magen, die beide aus seelisch-nervösen Ursachen entstehen können, beeinflusst man neben der verordneten Therapie durch Behandlung des Magen-, Dünndarm- und Herzmeridians.

Wenn diese Standardtherapie nicht ausreicht, massiert man stattdessen den Kreislauf- und Blasenmeridian, manchmal empfiehlt sich auch die Anwendung am Gallenblasen- und Harnblasenmeridian.

Appetitmangel und Vielessen

Appetitlosigkeit kann Anzeichen einer ernsten Krankheit sein, aber auch vorübergehend aus harmloser Ursache (oft seelisch-nervös) auftreten. Gewöhnlich genügt es, den Magen- und Dünndarmmeridian zu behandeln. Wenn sich der Appetit nicht bald wieder einstellt, muss der Fachmann aufgesucht werden.

Zu reichliches Essen führt zum Übergewicht. Die Ursachen des Vielessens sind unterschiedlich, zum Beispiel Drüsenstörungen, Magenerkrankungen oder seelische Konflikte. Grundsätzlich behandelt man abnormen Hunger durch Massage des Dünndarm- und Milzmeridians. Wer dazu neigt, reichlich Süßigkeiten oder zwischen den Mahlzeiten kleine »Happen« zu sich zu nehmen, kombiniert besser die Massage des Magen- und Dünndarmmeridians. Besteht nun das Gefühl, zu viel gegessen zu haben, vielleicht noch verbunden mit Blähungen und Koliken, dann sollte die Behandlung am Magen- und Nierenmeridian erfolgen.

Ungenügende Verwertung der Nahrung erfordert bei längerer Dauer gründliche fachmännische Untersuchung. Symptomatisch sind zum Beispiel Völlegefühl, Blähungen, Darmstörungen und Erschöpfungszustände als Folge der Mangelernährung.

In solchen Fällen kommen verschiedene Kombinationen in Betracht. Grundsätzlich behandelt man Magen- und Dünndarmmeridian. Im Einzelfall eignet sich auch die Massage von Dünndarm- und Dickdarmmeridian oder Drei-Erwärmer-Meridian und Dünndarmmeridian oder Milz- und Dünndarmmeridian oder Gallenblasen- und Dünndarmmeridian.

Wenn diese Standardtherapien nicht bald helfen, sollte immer eine Energiediagnose erfolgen, damit die Ursachen gezielt beseitigt werden können.

Durchfall und Stuhlverstopfung

Durchfälle entstehen meist bei akuten Magen-Darm-Katarren und kommen zum Stehen, wenn man diese beiden Organe durch die bei Magenbeschwerden und Darmstörungen beschriebenen Massagetechniken behandelt. Wenn der Durchfall auf zu hastiges Essen zurückzuführen ist, empfiehlt sich die Massage des Dickdarm- und Milzmeridians.

Bei allgemeinen Verdauungsstörungen kann es zu chronischen Durchfällen kommen, die unter Umständen mit Stuhlverstopfung abwechseln. Dann behandelt man Dünndarm- und Dickdarmmeridian. Die gleiche Anwendung empfiehlt sich bei Durchfall nach dem Genuss zu kalter Getränke.

Schließlich kennen wir noch den nervösen Durchfall (Schreck, Angst, Stress), der über den Dickdarm- und Harnblasenmeridian beeinflusst wird.

Dauern Durchfälle trotz Shiatsu, Teefasten und unterstützende andere Anwendungen länger als drei Tage, muss unbedingt fachmännische Hilfe in Anspruch genommen werden, ehe es zur chronischen Darmentzündung oder zum gefährlichen Verlust an Mineralsalzen kommt. Bei Durchfall mit stärker beeinträchtigtem Allgemeinbefinden und/oder höherem Fieber ist an eine ernste Infektion zu denken und sofort der Arzt zu rufen. Gegen Stuhl-verstopfung legt man eine Hand mit der Handfläche auf den Hüftknochen, wobei der abgespreizte Daumen nach innen zum Nabel weist und die Finger auf dem Unter-bauch schräg nach unten innen zeigen. Die vier Finger der anderen Hand legt man kreuzweise in der Fingerknöchelgegend auf den Handrücken und presst die Hand nicht zu stark in den Bauch. An der ande-ren Bauchhälfte wird diese Anwendung ebenfalls durchgeführt.

Genügt das nicht, legt man die Hand-ballen in Nabelhöhe auf die beiden Bauchhälften. Die Handflächen und die Finger weisen wie ein Dreieck schräg nach innen unten. In Wellentechnik be-handelt man den Dickdarmmeridian über den beiden Darmkehren. Auf Abführmit-tel sollte man wegen der Gefahr ernster Nebenwirkungen bei längerem Gebrauch verzichten. Chronische Darmträgheit er-fordert fachmännische Untersuchung und meist schlackenreiche Kost und mehr Bewegung.

Hämorriden

Im weiteren Sinn gehören sie auch zu den Erkrankungen des Verdauungssystems. Häufige Ursachen sind chronische Darm-trägheit und Bewegungsmangel, berufs-bedingtes langes Sitzen, bei Frauen auch Schwangerschaft. Die blutgefüllten Kno-ten befinden sich innerhalb des Afters oder treten daraus hervor, erzeugen Schmerzen und neigen zu Blutungen. Da der Patient selbst nicht sicher zwischen Hämorriden und ähnlich verlaufenden anderen, zum Teil ernsten Krankheiten

unterscheiden kann, empfiehlt sich immer die fachmännische Untersuchung.

Zur Grundbehandlung muss auf ausrei-chende Bewegung und bei ballaststoff-reicher Kost auf geregelte Stuhlentlee-rung geachtet werden. In den meisten Fällen empfiehlt sich zusätzlich Ganzkör-per-Shiatsu einmal täglich, unterstützt durch die Meridianübungen 1 bis 6 mor-gens und abends.

Wenn das nicht genügt, muss der Dick-darmmeridian gezielt beeinflusst werden, vor allem sein Verlauf an den Beinen. Zu-sätzlich kommt Massage des Harnblasen-meridians, manchmal des Herz- und Milz-meridians zusammen infrage, am besten aber erst nach genauer Energiediagnose.

Eingeweidebruch

Bruchleiden werden im allgemeinen durch Operation oder Bruchbänder behandelt. Dadurch kann man zwar verhindern, dass erneute Darmteile durch die erweiterten natürlichen Öffnungen in der Bauchwand austreten, die Ursachen kann man aber nicht beeinflussen. Deshalb beobachtet man nach Operationen häufiger Rückfälle.

Eigentliche Ursache bei Eingeweide-brüchen ist die angeborene oder im Laufe des Lebens (falsche Ernährung, Bewe-gungsmangel) erworbene Bindegewebs-schwäche. Sichere Heilung ist nur zu er-warten, wenn diese Schwäche beseitigt und die Muskulatur durch Training ge-kräftigt wird. Shiatsu unterstützt die ur-sächliche Therapie wirkungsvoll.

Wenn noch kein akuter Bruch besteht, aber die Neigung dazu erkennbar ist, be-handelt man durch vollwertige, vor allem kieselsäurereiche Kost mit ausreichend Schlacken für geregelte Darmentleerung, ferner Shiatsu des ganzen Körpers einmal täglich und Meridianübungen 1 bis 6 jeweils einmal morgens und abends. Dadurch kann das Bindegewebe allmählich so gestärkt werden, dass überhaupt kein Bruch auftritt.

Bestand bereits ein Bruch, dann legt man die Handfläche auf die entsprechende Stelle am Bauch und übt mäßigen Druck aus, indem man mit den Fingerkuppen der anderen Hand auf den Handrücken der ersten presst. Zusätzlich kann man den Magen-, Dickdarm- und Dünndarmmeridian am Bauch behandeln. Meridianübungen werden nur durchgeführt, wenn das Bindegewebe sich ausreichend gekräftigt hat oder ein Bruchband angepasst wurde, sonst könnten die gymnastischen Übungen zum akuten Bruch führen.

In jedem Fall muss der Fachmann den Krankheitsverlauf überwachen. Operation wird unvermeidlich, wenn ausgetretene Darmteile auch vom Therapeuten nicht mehr zurückgeschoben werden können.

Leber-Gallenblasen-Leiden

Die Leber erfüllt im menschlichen Organismus etwa 500 zum Teil lebenswichtige Funktionen. Erkrankungen dieses »Zentrallabors« beeinflussen deshalb oft den ganzen Körper und auch unser Seelenleben.

Daher kann die Normalisierung ihrer Funktionen viele andere Krankheiten beseitigen oder zumindest wirksam deren Behandlung unterstützen. Umgekehrt können viele Erkrankungen anderer Organe die Leberfunktionen stören.

Neben der Leber nimmt die Gallenblase mit ihren wenigen Aufgaben sich zwar »bescheiden« aus, aber auch Störungen dieses Organs tragen viel zu anderen Erkrankungen bei. Wegen der Nachbarschaft zur Gallenblase wird häufig zunächst die Leber und dann auch das übrige Verdauungssystem in Mitleidenschaft gezogen.

Zur Behandlung muss immer der Fachmann konsultiert werden. Shiatsu allein genügt meist nicht bei Leber- und/oder Gallenblasenleiden. Diät ist fast immer unentbehrlich, natürliche Heilmittel werden nach Verordnung zusätzlich verabreicht. Eine genaue Energiediagnose ist dann erforderlich, wenn die folgende Standardtherapie das Befinden nicht bald bessert.

Shiatsu gegen Leberleiden

Die japanische Massage richtet sich nicht gegen bestimmte Lebererkrankungen, sondern normalisiert die Leberfunktionen insgesamt. Deshalb kann man durch Shiatsu die Therapie aller Leberleiden wirksam unterstützen. Zuerst muss aber der Fachmann die Diagnose stellen, damit keine Symptome verschleiert werden. Anzeichen von Lebererkrankungen sind vor allem chronische Verdauungsbeschwerden mit Völlegefühl und Blähungen, Schmerzen unter dem rechten Rippenbogen, allgemeine Mattigkeit und Erschöpfungszustände, manchmal Gelbsucht, unter Umständen Appetitmangel, vielleicht mit Heißhunger abwechselnd, häufig auch depressive Verstimmungen.

Zur Shiatsu-Therapie behandelt man grundsätzlich den Lebermeridian. Die Massage beginnt am Hals, den man mit beiden Händen von vorne so umfasst, dass die Fingerkuppen oberhalb der Kinnladen zum Nacken weisen. Mit sanftem Druck behandelt man abwärts zu den Schlüsselbeinen und auf diesen quer nach außen zu den Achselhöhlen. Dann umfasst man mit einer Hand die äußere Schulter auf der anderen Körperseite, sodass die Handfläche und die Finger auf der Schulter ruhen und der Daumen in der Achselhöhle liegt. In Greiftechnik massiert man mit dem Daumen die Mitte des Oberarms innen bis zum Ellbogen.

Dann legt man den Unterarm mit der Innenseite nach oben auf die Oberschenkel und massiert in der Mitte wie am Oberarm in Greiftechnik bis zum Handgelenk. Am anderen Arm behandelt man in gleicher Weise.

Nun kommen die Meridianäste auf der Brust an die Reihe. Dazu legt man die rechte Hand in Höhe der Brustwarzen seitlich außen mit dem Handballen auf den linken Brustkorb, die Handfläche und Finger greifen nach hinten um den Brustkorb herum. Unter Druck mit dem Handballen massiert man abwärts bis zum unteren Rippenbogen und von dort aus schräg nach innen zur Leistenbeuge über den Bauch. Den rechten Brustkorb massiert man entsprechend mit der linken Hand, aber nur bis zum unteren Rippenbogen über der Leber, wo man mit dem Handballen auf das Energiezentrum des Organs presst.

Danach legt man in Sitzstellung den Unterarm nahe der Leistenbeuge quer über die Innenseite eines Oberschenkels und massiert bis zum Knie. Unter dem Knie umfasst man den Unterschenkel so mit beiden Händen, dass die Daumen auf der Rückseite liegen und die Fingerkuppen beider Hände innen neben der Schienbeinkante. Unter stärkerem Druck gleiten sie zum Fußrücken hinab. Zum Abschluss beugt und streckt man Zehen und Fuß so weit wie möglich.

Wenn diese Behandlung nicht genügt, sollten zusätzlich Dünndarm- und Nierenmeridian behandelt werden, am besten aber erst nach genauer Energiediagnose. Auch Ganzkörper-Shiatsu einmal täglich und die Meridianübung 6 morgens und abends stärken die Leberfunktionen.

Shiatsu gegen Gallenblasenleiden

Auch bei Gallenblasenentzündung und Gallensteinen kann Shiatsu-Therapie unterstützend zur Linderung von Schmerzen und Koliken, zur Normalisierung der Organfunktionen und zur besseren Verdauung angewendet werden. Allerdings muss vorher eine fachmännische Diagnose gestellt, zusätzlich zu Shiatsu Diät eingehalten und meist auch noch medikamentös behandelt werden.

Gallensteine können durch Shiatsu nicht aufgelöst, sondern nur die Beschwerden gelindert werden, bei Vereiterung der Gallenblase ist operative Entfernung des Organs oft unbedingt erforderlich.

Normalerweise behandelt man den Gallenblasenmeridian, zusätzliche Massage des Lebermeridians ist oft notwendig.

Die Therapie beginnt am Kopf. Dazu legt man die Handflächen mit den Fingern nach hinten so seitlich an, als halte man sich die Ohren zu. Druck wird vor allem mit den Fingern ausgeübt. Sie gleiten langsam von oben nach unten Richtung Nacken. Dann legt man den Handballen einer Hand auf die andere Schulter beim Halsansatz. Der Handballen liegt auf der Schulterhöhe, die Finger weisen innen neben dem Schulterblatt nach unten, die andere Hand stützt den Ellbogen des massierenden Arms. Langsam schiebt sich die Hand am Innenrand des Schulterblatts so weit wie möglich nach unten und dann quer über das Schulterblatt nach außen fast bis zur Achselhöhle. An der anderen Seite wird entsprechend behandelt.

Nun legt man den einen Handballen oben auf das Schultergelenk, die Finger greifen in die Achselhöhle. Unter Druck des Handballens oben auf der Außenseite des Oberarms massiert man in Greiftechnik zum ˉEllbogen. Dann wird der Unterarm umfasst, sodass die Finger an seiner Oberseite mit den Kuppen bei der Beuge des Ellbogens liegen, während die Handfläche den Unterarm bedeckt und der Handballen seitlich außen Halt findet. Durch Druck mit den Fingerkuppen massiert man auf der Daumenseite abwärts zum Handgelenk. In gleicher Weise behandelt man den anderen Arm.

Jetzt wird der Rücken massiert, an dessen Außenseite der Meridian nach unten zieht. Eine Hand liegt in Höhe der Brustwarze so auf dem Brustkorb der anderen Seite, dass die Handfläche seitlich auf den Rippen liegt und die Fingerkuppen hinten außen auf dem Rücken. Die Hand gleitet unter Druck der Finger nach unten über die Hüfte bis zum Gesäß.

Danach massiert man in gleicher Weise die andere Rückenhälfte. Zum Schluss legt man sich auf den Rücken und streckt die Beine aus. Ein Bein wird mit dem Knie leicht nach innen gedreht, sodass seine Außenseite nach oben zeigt. Das andere beugt man so weit wie möglich und bringt dabei die Außenseite des Beins bis in die Hüftgegend. Der Fuß streicht mit mäßigem Druck langsam das Bein hinunter bis nahe zum Fußknöchel außen.

Im Einzelfall kommt zusätzlich – am besten erst nach genauer Energiediagnose – Massage des Magen- und Milzmeridians in Betracht. Gegen nervöse Gallenblasenbeschwerden sollte der Nierenmeridan zusätzlich behandelt werden. Akute Gallensteinkoliken durch Einklemmung eines Steins in den Gallenwegen lindert man, indem man eine Handfläche unter leichtem Druck auf das Energiezentrum des Meridians unterhalb des rechten Rippenbogens presst. Dadurch werden die Muskeln entspannt, und der Stein kann zurückfallen oder ausgetrieben werden. Fachmännische Hilfe ist aber unbedingt erforderlich.

Gicht

Diese Krankheit betrifft zwar vorwiegend die Gelenke, wird aber durch eine Harnsäure-Stoffwechselstörung oder Nierenleiden ausgelöst und durch Alkohol und eiweißreiche Kost begünstigt. Vererbung ist oft nachweisbar, die Erbanlage allein muss aber nicht zur akuten Erkrankung führen, wenn man durch Diät rechtzeitig und lebenslang vorbeugt.

Shiatsu-Therapie wirkt zusammen mit richtiger Ernährung und vernünftiger Lebensweise vor allem auf den Harnsäurestoffwechsel. Die heftigen, akuten Schmerzanfälle, die meist nachts und bevorzugt am Großzehengelenk auftreten, erfordern im allgemeinen zusätzliche Arzneibehandlung nach Verordnung. Harntreibende Kräutertees sind außerdem zur Vorbeugung und Nachbehandlung unentbehrlich. Hauptsächlich behandelt man bei Gicht den Nieren- und Harnblasenmeridian, wie es später noch ausführlich beschrieben wird. Massagen des Leber- und Milzmeridians werden zur Soforthilfe neben Medikamenten beim akuten Anfall und unterstützend zur Nachbehandlung eingesetzt. Die Erfolge sind oft überraschend, sodass Shiatsu in der naturgemäßen Gichtvorbeugung und -therapie eine wichtige Rolle spielen kann. Fachmännische Überwachung ist erforderlich, eine genaue Energiediagnose durch den Shiatsu-Therapeuten empfehlenswert, um gezielt behandeln zu können.

Nieren- und Blasenkrankheiten

Für Erkrankungen des Urogenitalsystems, das aus Nieren, Harnleiter, Harnblase, Harnröhre und Vorsteherdrüse besteht, spielen vor allem die beiden Organmeridiane Niere und Harnblase eine wichtige Rolle. Ob und welche anderen Meridiane

behandelt werden müssen, hängt von der individuellen Energiediagnose des Therapeuten ab. Er sollte grundsätzlich bei allen Krankheiten dieses Organsystems konsultiert werden.

Behandlung des Nierenmeridians

Verlauf und Massage des Harnblasenmeridians wurden bereits bei Herzbeschwerden beschrieben.

Zur Behandlung des Nierenmeridians legt man die Hände mit den Fingerkuppen nach oben auf die Schlüsselbeine nahe beim Halsansatz und massiert entlang der Knochen nach außen Richtung Schulter. Danach führt man den Daumen einer Hand von vorne in die andere Achselhöhle, während die Handflächen und die Finger die Schulter umfassen. Die Hand gleitet langsam am Arm entlang nach unten bis zum Handgelenk, wobei der Daumen in Greiftechnik die Innenseite des Arms unten behandelt.

Zur Brustmassage ruhen beide Hände in Höhe der Brustwarzen auf dem Brustkorb, sodass die Fingerkuppen zu beiden Seiten neben dem Brustbein liegen. Massiert wird von oben nach unten bis unterhalb der Rippenbögen mit den Fingerspitzen. Dann legt man sich auf den Bauch und schiebt ein Kissen darunter. Von beiden Seiten gleichzeitig führt man die Hände unter den Bauch, sodass sie seitlich des Nabels auf dem doppelten Meridianhalbkreis liegen. Druck wird ausgeübt, indem man die Hände gleichzeitig zur Faust ballt und mit dem Kissen allmählich immer tiefer bis über die Schambeingegend am Unterbauch führt.

Anschließend wendet man sich auf den Rücken und schiebt das Kissen in Hüfthöhe darunter. Von beiden Seiten gleichzeitig führt man die Hände unter die Nierengegend, sodass die Fingerkuppen rechts und links der Wirbelsäule auf dem doppelten Meridianverlauf liegen. Sie gleiten mit dem Kissen langsam tiefer zum Gesäß, wobei die Hände immer wieder zur Faust geballt werden. Auch in der Mitte der Gesäßhälfte bis hinab zu den Oberschenkeln behandelt man die Meridianäste in dieser Weise.

Nun umfasst man im Sitzen einen Oberschenkel so mit beiden Händen, dass die Daumen auf seiner Vorderseite Halt finden, während die Fingerkuppen an der Rückseite außen nebeneinander liegen und Druck von oben nach unten bis zur Kniekehle ausüben. Danach führt man einen Fuß mit der Außenkante zur Innenseite des Unterschenkels beim Knie und massiert durch Druck mit dem Fuß die Wadenmuskulatur hinab zum Knöchel. Am anderen Bein behandelt man entsprechend. Zum Abschluss stellt man einen Fuß mit der Ferse auf den Boden und presst die Innenseite des anderen gegen das Fußgewölbe, wobei der Druck von der Ferse Richtung Zehen erfolgt.

Erkrankung der Nieren

Nieren- und Lebermeridian beeinflussen nach der asiatischen Energielehre ganz entscheidend den gesamten Organismus und auch unser seelisches Befinden. Diese Auffassung von der Bedeutung der Leber und der Nieren kann auch aus westlicher Sicht bestätigt werden. Deshalb wird der Shiatsu-Therapeut bei Nierenerkrankungen oft auch den Lebermeridian mitbehandeln. Das gilt besonders bei chronischen Erkrankungen. In akuten Fällen muss zur Basistherapie immer der Nierenmeridian massiert werden. Zusätzlich kommen noch Herz-, Lungen-, Dickdarm-, Dünndarm-, Magen- und Milzmeridian zur unterstützenden Therapie infrage.

Die gezielte Shiatsu-Anwendung hängt von der exakten Energiediagnose des Fachmanns ab, der ermitteln wird, in welchen Meridianen die Energieströmung gestört ist.

Zur unterstützenden Selbstbehandlung von Nierenleiden gleich welcher Art wendet man am besten einmal täglich Ganzkörper-Shiatsu mit den Meridianübungen 4 und 6 morgens und abends an oder behandelt nur den Nierenmeridian. Dadurch werden die Nierenfunktionen normalisiert und die Erkrankung ausgeheilt.

Allerdings wird Shiatsu allein vor allem bei akuten Nieren- oder Nierenbeckenentzündungen nicht ausreichen. Verzicht auf andere Heilmittel und die meist angezeigte Nierendiät könnte lebensgefährlich werden. Beim Verdacht auf Nierenkrankheiten muss stets der Fachmann unverzüglich konsultiert werden.

Allgemeine Anzeichen von Nierenleiden sind vor allem Druck oder Schmerzen bis hin zu Koliken in der Nierengegend, trüber bis blutiger Urin, Fieber, verminderte Harnausscheidung und Schwellun-

Fortsetzung Seite 162

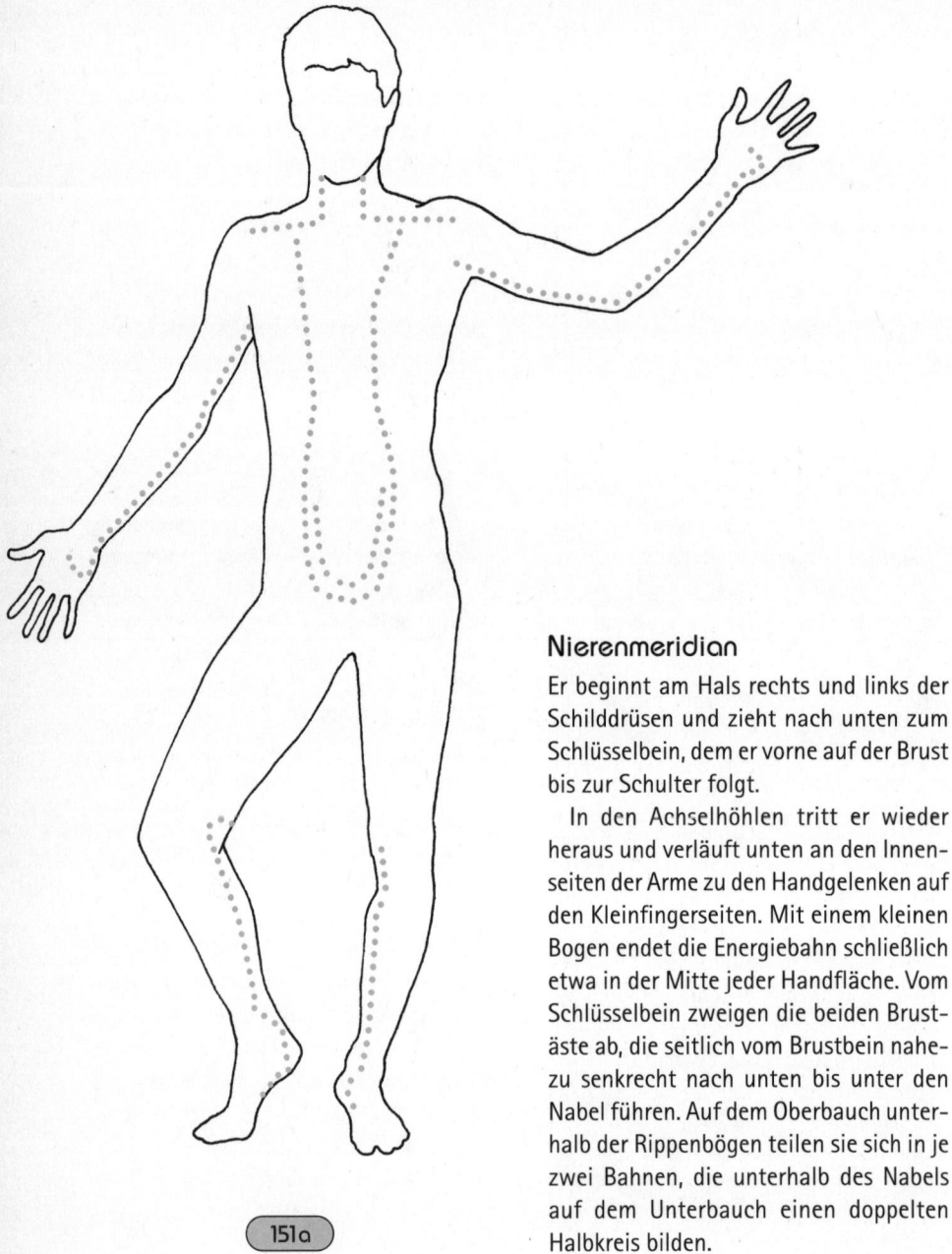

151a

Nierenmeridian

Er beginnt am Hals rechts und links der Schilddrüsen und zieht nach unten zum Schlüsselbein, dem er vorne auf der Brust bis zur Schulter folgt.

In den Achselhöhlen tritt er wieder heraus und verläuft unten an den Innenseiten der Arme zu den Handgelenken auf den Kleinfingerseiten. Mit einem kleinen Bogen endet die Energiebahn schließlich etwa in der Mitte jeder Handfläche. Vom Schlüsselbein zweigen die beiden Brustäste ab, die seitlich vom Brustbein nahezu senkrecht nach unten bis unter den Nabel führen. Auf dem Oberbauch unterhalb der Rippenbögen teilen sie sich in je zwei Bahnen, die unterhalb des Nabels auf dem Unterbauch einen doppelten Halbkreis bilden.

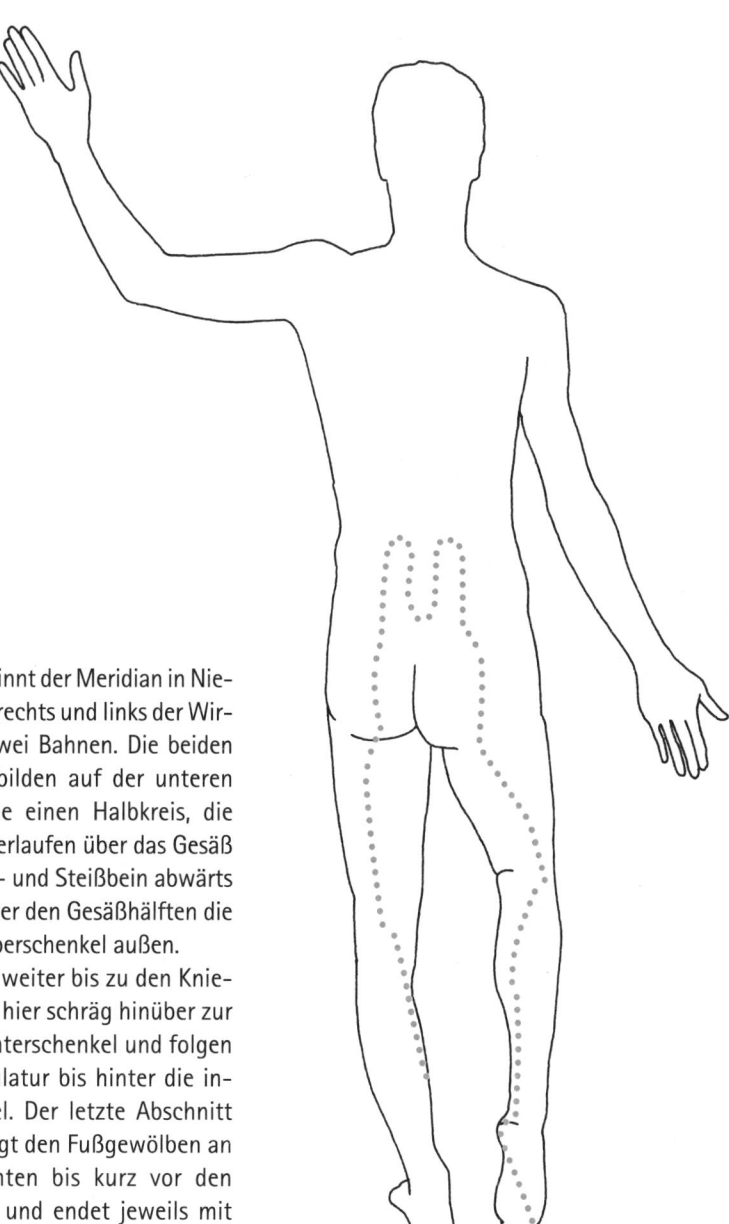

(151b)

Am Rücken beginnt der Meridian in Nie-
ren- (Hüft-)höhe rechts und links der Wirbelsäule mit je zwei Bahnen. Die beiden
inneren Zweige bilden auf der unteren
Lendenwirbelsäule einen Halbkreis, die
beiden äußeren verlaufen über das Gesäß
neben dem Kreuz- und Steißbein abwärts
und erreichen unter den Gesäßhälften die
Rückseiten der Oberschenkel außen.

Hier ziehen sie weiter bis zu den Kniekehlen, wechseln hier schräg hinüber zur
Innenseite der Unterschenkel und folgen
der Wadenmuskulatur bis hinter die inneren Fußknöchel. Der letzte Abschnitt
des Meridians folgt den Fußgewölben an
den inneren Kanten bis kurz vor den
Großzehenballen und endet jeweils mit
einer leichten Kurve nach innen auf den
Fußsohlen vor den zweiten Zehen.

Fortsetzung von Seite 159

gen im Gesicht, aber auch an anderen Körperteilen als Folge der ungenügenden Nierenleistung. Der Blutdruck ist oft erhöht. Diese Symptome können auf Entzündungen des Nierenbeckens oder der Nieren hinweisen. Nierenkoliken, die zu den heftigsten Schmerzen gehören, die ein Mensch erleiden kann, entstehen durch Nierensteine, wenn ein Stein im Harnleiter eingeklemmt wird.

Eigenmächtige Therapie kann bei Nierenleiden zum raschen Nierenversagen führen und – wenn dieses Stadium überlebt wird – lebenslange Behandlung mit der künstlichen Niere erforderlich machen.

Erkrankungen der Harnblase

Entzündungen der Blasenschleimhaut, die auch auf die Harnröhre übergreifen oder in den Harnleitern zu den Nieren aufsteigen können, erfordern immer konsequente Behandlung bis zur sicheren Ausheilung. Sie gehen sonst ins chronische Stadium über, führen zur Reizblase oder erzeugen eine Nierenbeckenentzündung.

Shiatsu allein wird zur erfolgreichen Therapie kaum ausreichen. Normalerweise unterstützt die japanische Massage die Therapie durch pflanzliche und (bei Bedarf) chemische Arzneimittel, indem sie die Organfunktion normalisiert und die Abwehrkräfte gegen die Krankheit stärkt.

Verursacht werden Blasenentzündungen meist durch Erkältung (Zugluft, Durchnässung), also kosmische Energien im Sinne der asiatischen Energielehre. Diese Einflüsse setzen die Abwehrbereitschaft vorübergehend so herab, dass die immer vorhandenen Bakterien sich vermehren können. Typische Symptome sind Beschwerden beim Wasserlassen, insbesondere häufiger Harndrang mit Brennen, Schmerzen und trübem oder blutigem Urin. Außerdem bestehen Fieber, Abgeschlagenheit, Appetitmangel, Kopfschmerzen und andere unspezifische Allgemeinsymptome, die fachmännisch abgeklärt werden müssen.

Wenn eine Erkältung als Ursache der Blasenentzündung ausscheidet, muss man an chronische Stuhlverstopfung, Durchfall, Prostataerkrankungen oder Menstruationsstörungen denken. Sie erfordern dann natürlich zusätzliche Therapie durch Shiatsu und geeignete andere Heilverfahren.

Zur Grundbehandlung massiert man den Harnblasenmeridian einmal, in schweren akuten Fällen bis zu dreimal täglich. Korrekte Anwendung macht sich durch bald nachlassende Beschwerden beim Harnlassen bemerkbar. Trotzdem muss die Therapie noch längere Zeit fortgesetzt werden, denn Beschwerdefreiheit allein bedeutet noch keine Heilung.

Unter Umständen geht die Entzündung beim vorzeitigen Abbruch der Therapie ins symptomarme, oft nicht bemerkte chronische Stadium über, das bleibende Schäden anrichtet. Auch Medikamente müssen nach der Beschwerdefreiheit kurmäßig noch längere Zeit verabreicht werden. Die Dauer der Behandlung bestimmt der Therapeut je nach Krankheitsverlauf.

Genügt die Massage des Harnblasenmeridians allein nicht, können noch Energiestörungen im Dickdarm-, Dünndarm-, Gallenblasen-, Leber- oder Milzmeridian sowie im Drei-Erwärmer-Meridian bestehen. Der Fachmann erkennt sie bei der Energiediagnose und wird zusätzliche Behandlung je nach Einzelfall verordnen.

Prostatavergrößerung

Die Vergrößerung der männlichen Vorsteherdrüse tritt bei 50–80 % aller Männer jenseits des 50. Lebensjahrs auf und kann später in etwa der Hälfte aller Fälle krebsig entarten. Anzeichen sind vor allem Störungen der Harnentleerung, in fortgeschrittenen Fällen zusätzlich Blasenentzündung, schließlich nahezu völlige Harnverhaltung und Schmerzen. Je früher die Therapie beginnt, desto günstiger sind die Erfolgsaussichten. Nicht selten muss das Organ operativ entfernt werden oder ein Dauerkatheter wird für den Rest des Lebens eingelegt – ein sehr quälender Zustand.

Shiatsu kann zusammen mit verschiedenen Arzneimitteln und fleischarmer, rohkostreicher, vitalstoffreicher Ernährung der Prostatavergrößerung vorbeugen und Anfangsstadien heilen. Hauptsächlich müssen dazu Nieren- und Lebermeridian behandelt werden.

Im Einzelfall wird der Shiatsu-Therapeut nach gründlicher Energiediagnose zusätzlich noch Massage am Harnblasen-, Dickdarm-, Dünndarm-, Gallenblasen- oder Milzmeridian verordnen.

Beschwerden der Wechseljahre – Menstruationsstörungen

Die Wechseljahre gelten als Krisenzeiten im Leben von Mann und Frau. Für Frauen bedeutet das Klimakterium das Ende der Gebärfähigkeit, ein neuer Lebensabschnitt beginnt.

Das wirft seelische Probleme auf, die desto leichter bewältigt werden, je gelassener man die organischen Veränderungen akzeptiert und je eher man erkennt, dass auch nach den Wechseljahren ein erfülltes, sinnvolles, erlebnisreiches Leben möglich ist. Körperlich äußern sich die hormonellen Veränderungen im Körper der Frau vor allem durch Blutwallungen zum Kopf, Herzklopfen, Bluthochdruck, Zittern, Gedächtnis-, Konzentrationsschwäche, Neigung zu Übergewicht oder Abmagerung, manchmal auch Erschöpfung.

Beim Mann vollzieht sich die hormonelle Umstellung nur allmählich, meist unmerklich. Körperliche Beschwerden erklären sich deshalb vor allem aus der seelischen Einstellung. Im Vordergrund steht bei ihm die Midlifecrisis mit Neigung zu Depressionen, Angst vor dem Altern und vor Krankheiten oder dem Wunsch, aus dem bisherigen Leben auszubrechen. Diese Krise vergeht im Laufe von Monaten bis Jahren wieder, am schnellsten dann, wenn man die Tatsache des Alterns akzeptiert und die vielfältigen Möglichkeiten des zukünftigen Lebens erkennt. Ausbrechen aus Ehe und Beruf ist in den meisten Fällen keine Lösung und wird hinterher oft sehr bereut. Körperliche Ursachen, aus denen sich die Störungen im männlichen Klimakterium erklären lassen, sind selten.

In jedem Fall erfordern klimakterische organische Störungen eine gründliche Untersuchung, das gilt für beide Geschlechter. Auch die Diagnose »ohne Befund« kann viel zur Normalisierung des Allgemeinbefindens beitragen. Bestehende Krankheiten erfordern gezielte Behandlung nach Verordnung. Manchmal wird (vor allem bei Frauen) vorübergehend eine Hormonbehandlung angezeigt sein. Fehler der Lebensweise und Ernährung sollten jetzt ebenso wie falsche seelische Einstellungen und Erwartungen ausgeschaltet werden, nachdem man mit dem Fachmann darüber sprach. Helfen kann auch eine Psychotherapie.

Shiatsu ist unterstützend während der Wechseljahre immer angezeigt, am besten als Ganzkörpertherapie mit allen Meridianübungen, wie es bereits bei Potenzstörungen empfohlen wurde. Dadurch erleichtert man die rasche, weitgehend beschwerdefreie Umstellung von Körper und Seele auf den neuen Lebensabschnitt. Im Einzelfall wird der Shiatsu-Fachmann gezielte Therapie bestimmter Meridiane je nach Energiediagnose verordnen. Bei Störungen im Bereich des Nervensystems und bei Herzbeschwerden während des Klimakteriums empfiehlt sich oft die Therapie von Herz-, Nieren- und Harnblasenmeridian. Kopfschmerzen und Schwächezustände sprechen gut auf Behandlung des Drei-Erwärmer-Meridians an, hormonelle Störungen auf Massage des Gallenblasenmeridians. Bei Neigung zu Übergewicht in den Wechseljahren, das von nervösen Störungen begleitet sein kann, erzielt man durch Massage des Magen- und Milzmeridians gute Erfolge. Die verschiedenen Anwendungen wurden alle schon weiter vorne bei anderen Krankheiten vorgestellt (siehe Register).

Störungen der Monatsblutung (Menstruation) der Frau oder Ausfluss aus der Scheide treten aus verschiedenen körperlichen oder seelischen Ursachen auf. Zur Klärung muss zunächst unbedingt der Facharzt aufgesucht werden. Nach seiner Diagnose richtet sich die weitere Therapie. Shiatsu allein kommt vor allem bei seelisch-nervösen Ursachen infrage, in anderen Fällen kann die Massage die sonstigen Therapiemethoden unterstützen, die der Arzt verordnet.

Gute Erfolge erzielt man vor allem durch Behandlung des Magen- und Dünndarmmeridians, die normalisierend auf die Eierstockfunktionen wirken. Auch über den Herzmeridian kann man verschiedene Menstruationsstörungen günstig beeinflussen. Blasenmeridian und Drei-Erwärmer-Meridian steuern die Gebärmutterfunktionen und sollten massiert werden, wenn die Menstruationsbeschwerden von diesem Organ ausgehen. Der Milzmeridian lindert alle Menstruationsstörungen aus seelischer Ursache, die weit verbreitet sind, der Nierenmeridian normalisiert das harmonische Zusammenspiel der verschiedenen Hormondrüsen. Am besten gibt man Ganzkörper-Shiatsu oder lässt durch Energiediagnose vom erfahrenen Therapeuten feststellen, welche Meridiane gestört sind, um diese dann nach Anweisung zu behandeln.

Gut bewährt es sich bei allen Menstruationsstörungen, die untere Lendenwirbelsäule ab dem dritten Lendenwirbel abwärts und weiter unten das Kreuzbein zu behandeln. Dazu stützt man die Handflächen in die Hüften, die abgespreizten Daumen liegen vorne auf dem Hüftknochen, die Fingerkuppen am Rücken nahe beieinander neben der Wirbelsäule. Während die Hände langsam nach unten gleiten, üben die Fingerkuppen Druck auf den unteren Rücken aus.

Gegen abnormen Ausfluss aus der Scheide, der stets sofort fachärztlich begutachtet werden muss, empfiehlt sich vor allem die Massage des Dünndarmmeridians und des Drei-Erwärmer-Meridians, kombiniert mit der Meridianübung 1 für den Dickdarm. Das schließt nicht aus, dass zusätzlich nach Verordnung Arzneimittel verabreicht werden müssen.

Schwangerschaft und Stillzeit

Seit der Contergan-Katastrophe geht man während der Schwangerschaft und Stillzeit noch vorsichtiger mit Arzneimitteln um, damit das ungeborene Kind oder der Säugling nicht durch bestimmte Wirkstoffe in den Medikamenten geschädigt wird. Gerade zu Beginn der Schwangerschaft, wenn die sich entwickelnde Frucht noch besonders anfällig für schädliche chemische Einflüsse ist, leidet die Schwangere aber häufig unter Beschwerden, man denke vor allem an das Schwangerschaftserbrechen. Ehe man dagegen Medikamente einnimmt, die immer vom Arzt verordnet werden müssen, empfiehlt sich ein Versuch mit Shiatsu, das mit Sicherheit frei von Nebenwirkungen bleibt.

Meist genügt einmal täglich Shiatsu-Ganzkörpertherapie, um Probleme während der Schwangerschaft zu lindern, sofern sie nach dem Befund des Facharztes keiner besonderen Therapie bedürfen.

Im Einzelfall muss der erfahrene Shiatsu-Therapeut untersuchen, ob bestimmte Meridiane gestört sind, und dann gezielte Massage verordnen. Häufig kommt die Behandlung des Leber-, Gallenblasen-, Magen-, Dickdarm- oder Nierenmeridians infrage.

Örtlich kann man Schwangerschaftsbeschwerden am unteren Rücken seitlich des Kreuz- und Steißbeins beeinflussen, indem man mit den Fingerkuppen wie beim Ausfluss behandelt, dabei aber etwas tiefer bis zum Beginn der Gesäßfalte massiert.

Nach der Geburt kann es sinnvoll sein, die Funktionen der Eierstöcke und anderen inneren Geschlechtsorgane wieder zu harmonisieren, die Durchblutung des ganzen Körpers zu verbessern (Krampfader- und Hämorridenvorbeugung) und das vegetative Nervensystem zu stabilisieren. Dazu empfiehlt sich Massage des Nieren- und Harnblasenmeridians. Außerdem sollten regelmäßig alle sechs Meridianübungen morgens und abends durchgeführt werden.

Bei Bedarf wird nach beendeter Schwangerschaft der erfahrene Shiatsu-Therapeut eine gründliche Energiediagnose vornehmen. Möglicherweise bestehen nämlich auch in anderen Meridianen Energiestörungen, die gezielt behandelt werden müssen. Häufig betreffen sie den Dünndarmmeridian, Drei-Erwärmer-Meridian oder Gallenblasenmeridian.

Bei Stillschwierigkeiten kann Shiatsu versuchsweise ebenfalls angewendet werden, um die Milchdrüsen anzuregen. Später kommt Shiatsu dann nach dem Abstillen des Säuglings wieder infrage, damit die Brüste fest und straff bleiben.

Zur Standardtherapie in solchen Fällen empfiehlt sich die sanfte Massage der Brüste mit den Handflächen und Fingern. Die Hände liegen dabei unter den Brüsten und stützen sie, die Finger greifen seitlich darum herum und üben die Massage auf den Drüsenkörper aus. Zusätzlich massiert man später den Magenmeridian, um die Milchbildung zu verbessern. Die Behandlung beginnt schon einige Zeit vor der Geburt und wird danach fortgesetzt, bis die Brüste sich nach dem Abstillen wieder zurückgebildet haben. Vor der Anwendung müssen Hände und Brüste gründlich gesäubert werden, um eine Infektion zu vermeiden.

Genügt diese Grundbehandlung nicht, kommt nach gründlicher fachmännischer Untersuchung noch die zusätzliche Massage am Herz-, Kreislauf- oder Gallenblasenmeridian infrage.

Auch beim Säugling und Kleinkind kann Shiatsu bereits gegen verschiedene Gesundheitsstörungen angewendet werden. Dazu gelten die Grundregeln der Shiatsu-Ganzkörperbehandlung, die allerdings nur am Bauch und Rücken durchgeführt wird. Die anderen Anwendungen der Ganzkörpertherapie des Erwachsenen entfallen.

Angezeigt ist Shiatsu vor allem bei Husten, Krämpfen, Bauchschmerzen, Durchfall und Erbrechen. Kann das Kind nachts nicht ruhig durchschlafen, empfiehlt sich die Bauchmassage wie Ganzkörper-Shiatsu für Erwachsene und zusätzliche Massage am Hinterkopf. Wenn keine ernste Krankheit vorliegt, verschwinden die Beschwerden bald. In anderen Fällen muss rasch der Kinderarzt konsultiert werden, der die diagnostizierte Krankheit dann gezielt behandelt.

Natürlich muss bei Kindern der Massagedruck sanfter als bei Erwachsenen ausgeübt werden.

Hautkrankheiten

Viele Menschen betrachten die Haut lediglich als eine Art »Sack«, der das Körperinnere gegen die Außenwelt abschließt. Das stimmt nur bedingt. Tatsächlich erfüllt die Haut auch andere, wichtigere Aufgaben, zum Beispiel Regelung der Körpertemperatur und Ausscheidung von Schlacken und Giften. Hauterkrankungen wirken sich demnach häufig auf andere Körperfunktionen aus, umgekehrt können organische Störungen die Haut in Mitleidenschaft ziehen. Auch seelische Einflüsse beeinträchtigen die

Haut, die man deshalb zu Recht als »Spiegel der Seele« bezeichnet.

Nach der asiatischen Energielehre stehen Dickdarm- und Lungenmeridian in direkter Beziehung zu den Hautfunktionen. Eine Bestätigung dafür finden wir in der auch der westlichen Medizin bekannten Tatsache, dass Verdauungsstörungen häufig zu Hautleiden führen. Ganz besonders gilt das bei chronischer Dickdarmträgheit. Deshalb werden Hautkrankheiten grundsätzlich durch Massage der beiden Meridiane behandelt, die gleichzeitig auch Stuhlverstopfung beseitigen kann.

Zur vorbeugenden Pflege der Hautfunktionen und Stärkung ihrer Abwehrkräfte gegen Krankheiten jeder Art empfiehlt es sich, täglich morgens und abends zumindest die Meridianübung 1 für Lungen und Dickdarm, besser aber alle sechs Übungen regelmäßig durchzuführen. Darüber hinaus sollte man für vollwertige Ernährung mit wenig Fleisch und tierischen Fetten und ausreichend Bewegung an der frischen Luft sorgen.

Seelisch bedingte Hautveränderungen, etwa die Stress-Akne, erfordern zusätzlich oder allein die Harmonisierung des Dünndarmmeridians. Genügt das nicht, muss außerdem der Drei-Erwärmer-Meridian beeinflusst werden.

Als Ausscheidungsorgan wird die Haut durch »schlechtes Blut« – das heißt Anhäufung von Schlacken und Giftstoffen, die über die Nieren nicht genügend ausgeschieden werden – besonders belastet. In solchen Fällen empfiehlt sich die Normalisierung der Ausscheidungsfunktionen durch Massage des Nieren- und Harnblasenmeridians.

Gegen krankhafte Hautveränderungen, die aus Verdauungsstörungen entstanden, muss vor allem an eine Verbesserung der Leber-Gallenblasen-Funktionen gedacht werden. Die Leber ist das zentrale Entgiftungsorgan des Körpers, wo Giftstoffe chemisch umgebaut werden, sodass sie über die Nieren ausscheidungsfähig sind. Mit der Galle werden Schlacken in den Darm abgegeben und dann mit dem Kot aus dem Körper entfernt.

Massage des Leber- und Gallenblasenmeridians kann die Therapie von Hautleiden deshalb oft überraschend gut unterstützen, weil sie die Ursachen beseitigt. Im Einzelfall kann man die Verdauungsarbeit noch durch zusätzliche Behandlung von Magen- und Milzmeridian wirksam normalisieren und dabei die Hautfunktionen verbessern.

Häufig wiederkehrende, ernstere oder chronische Hautleiden erfordern gründliche Untersuchung durch den Fachmann und neben Shiatsu oft noch andere innerlich und/oder äußerlich anzuwendende Heilmittel.

Zur Selbsthilfe kann Shiatsu für die Haut in erster Linie als »Hautpflegemittel« empfohlen werden. Anstelle der eingangs genannten Massage von Lungen- und Dickdarmmeridian eignet sich dazu Shiatsu-Ganzkörpertherapie täglich oder zumindest zweimal wöchentlich, kombiniert mit den Meridianübungen 1 bis 6 täglich morgens und abends. Der Zeitaufwand zahlt sich bald durch gesunde, straffe Haut aus, die jung und frisch wirkt und keine Kosmetika benötigt.

Erkrankungen der Bewegungsorgane

Auch in der westlichen Medizin spielt die Massage bei Rheuma und ähnlichen Krankheiten der Muskeln, Gelenke und Knochen eine wichtige Rolle. Die übliche Massagetechnik behandelt aber vorwiegend oberflächlich und örtlich das Symptom.

Durch Shiatsu dagegen werden die verursachenden Energiestörungen in den einzelnen Meridianen beseitigt. Die Therapie wirkt also ganzheitlich und heilt die Ursachen aus. Deshalb können auch chronische Krankheiten des Stütz- und Bewegungsapparats, die sonst nur durch schmerzstillende Arzneimittel oder Operationen behandelt wurden, oft noch gebessert oder vollständig geheilt werden.

In schweren Fällen muss allerdings der erfahrene Shiatsu-Therapeut aufgesucht werden, falsche Behandlung könnte die Krankheit eher verschlimmern. Selbsthilfe ist vornehmlich bei gelegentlichen rheumatischen Erscheinungen angezeigt, von denen kaum ein Mensch im Lauf seines Lebens verschont bleibt. Neben Shiatsu empfiehlt sich meist die Anwendung anderer biologischer Heilmittel gegen Rheumatismus, vor allem bewährter Kräutertees und -salben.

Mit den häufigsten Erkrankungen des rheumatischen Formenkreises und einigen ähnlichen Leiden wollen wir uns nun näher befassen. Die Gicht gehört im weiteren Sinne auch dazu, wurde aber bereits bei den Stoffwechselstörungen behandelt.

Fast alle der im Folgenden empfohlenen Meridianmassagen erklärten wir bereits bei anderen Krankheiten ausführlich, neue Anwendungen werden hier erläutert.

Hexenschuss und Kreuzschmerzen

Spontan auftretende heftige Schmerzen, die sich oft aus einer ungeschickten Bewegung erklären, bezeichnet der Volksmund als Hexenschuss. Sie zwingen durch Versteifung meist zu einer gewissen Schonhaltung. Zwar klingt der Schmerz normalerweise in einigen Tagen vollständig wieder ab, aber er kann häufig wiederkehren, denn die verursachende Schädigung der Bandscheiben der unteren Lendenwirbelsäule wird ohne Behandlung immer schlimmer. Schließlich kann es sogar zu Lähmungen der Beine kommen, wenn eine Nervenwurzel zwischen den Wirbeln eingeklemmt wird. Dann lässt sich sofortige Operation meist nicht vermeiden. Aus diesem Grund gehört der Hexenschuss in fachmännische Behandlung, damit rechtzeitige Therapie eine Verschlimmerung verhindert.

Auch der Ischiasschmerz erklärt sich häufig aus einer Reizung der Nervenwurzeln, die der unteren Lendenwirbelsäule entspringen. Kreuzschmerzen treten akut oder allmählich am unteren Rücken auf und sind oft – ähnlich wie Hexenschuss – aus Bandscheibenschäden oder anderen Erkrankungen der Wirbelsäule zu erklären. Aber auch Krankheiten der Bauch- und Beckenorgane, bei Frauen vor allem der inneren Geschlechtsorgane, Fettleibigkeit mit Hängebauch oder Eingeweidesenkungen bei zu schlaffer Bauchmuskulatur führen zu Kreuzschmerzen.

Die Ursachen müssen je nach Einzelfall unbedingt bald vom Fachmann diagnostiziert und gezielt behandelt werden. Das gilt vor allem bei chronischen oder dauernd wiederkehrenden Schmerzen im Kreuz.

Die meisten der schmerzhaften Veränderungen an der Lendenwirbelsäule und ihren Bandscheiben lassen sich durch »Einrenkung« schlagartig bessern. Diese Form der physikalischen Therapie wird auch im Westen als Chiropraktik betrieben und ist sehr zu empfehlen. Allerdings darf sie nur vom erfahrenen Fachmann durchgeführt werden. Unsachgemäße Manipulationen rufen schlimmstenfalls eine Querschnittslähmung hervor.

Auch Shiatsu kennt eine Art Chiropraktik durch bestimmte passive Bewegungen der Beine, die veränderte Wirbel und Bandscheiben sofort wieder in die richtige Position rücken. Dazu gilt aber die gleiche Warnung wie für die westliche Chiropraktik: Nur der erfahrene Fachmann darf diese Technik ausüben.

Aus dem gleichen Grund sollten Patienten mit Hexenschuss oder Kreuzschmerzen auch keine Meridianübungen durchführen, bevor die akute Krankheit ausgeheilt wurde. Danach allerdings können sie vorbeugend morgens und abends mit gutem Erfolg die Übungen 1 bis 6 regelmäßig anwenden.

Für den Hausgebrauch empfiehlt sich Shiatsu bei Hexenschuss und Kreuzschmerzen vor allem zur Vorbeugung und

Nachbehandlung nach erfolgreicher Einrenkung durch den Fachmann.

Die Therapie erfolgt entweder als Ganzkörper-Shiatsu oder beeinflusst Dickdarm-, Dünndarm-, Harnblasen-, Nieren- und Milzmeridian einzeln oder zusammen. Vorher sollte möglichst durch fachmännische Energiediagnose ermittelt werden, welche Meridiane wirklich gestört sind, dann kann man gezielter behandeln. Besonderen Wert sollte man bei der Massage auf die sorgfältige Behandlung des unteren Rückens legen.

Alle Kreuzschmerzen, die nicht auf Wirbelsäulen- oder Bandscheibenveränderungen zurückzuführen sind, müssen je nach Befund gemäß den Anweisungen des Fachmanns gezielt behandelt werden.

Andere Wirbelsäulenerkrankungen

Viele Menschen klagen auch über Schmerzen im Bereich des oberen Rückens. Sie deuten meist auf rheumatische Erkrankungen der Wirbelsäule oder degenerative Veränderungen der Bandscheiben hin. Weitere Ursachen sind Stauchungen und Prellungen der Wirbelsäule bei Unfällen, falsche Haltung oder Überanstrengung. Schließlich können Geschwülste an der Wirbelsäule bestehen oder Erkrankungen innerer Organe mit Schmerzen in den Rücken ausstrahlen, zum Beispiel Gallenblasen-, Nierenleiden und Rippenfellentzündung. Ein Kapitel für sich sind die Wirbelsäulenverkrümmungen.

Alle wiederkehrenden oder dauernd bestehenden **Rückenschmerzen** erfordern gründliche fachmännische Untersuchung und Behandlung der Ursachen. Selbstmassage ohne Diagnose ist nur zur Soforthilfe erlaubt. Nach der Untersuchung kann Shiatsu dann allein oder unterstützend mit guten Erfolgsaussichten bei den Rückenschmerzen angewendet werden, die sich aus Wirbelsäulenveränderungen erklären. Energiediagnose ist anzuraten, denn die Beschwerden können durch verschiedene Meridianstörungen ausgelöst werden.

Im Gegensatz zur üblichen Massage beschränkt sich Shiatsu nicht auf die erkrankte Körperzone, sondern normalisiert ganzheitlich die Energieströmungen im Körper. Zunächst legt man sanft die Handfläche auf das schmerzende Gebiet am Rücken. Dabei sollte sich der Schmerz nicht verstärken. Durch leichte, gleitende Massage mit den Fingerkuppen auf dem Rücken in Sitzstellung erzielt man Linderung, die aber noch nicht mit der Heilung verwechselt werden darf.

Anschließend legt man beide Handflächen mit den Fingern schräg nach innen unten beim Nabel auf den Bauch und massiert die hier befindlichen wichtigen Energiezentren durch Wellentechnik. Danach wird Ganzkörper-Shiatsu in der gewohnten Weise durchgeführt.

Bei **Knochenerkrankungen** gleich welcher Art sind nach der asiatischen Energielehre immer Nieren- und Harnblasenmeridian beteiligt. Deshalb kann es in akuten Fällen angezeigt sein, anfangs vor allem diese beiden Meridiane ein- bis zweimal täglich zu behandeln und erst nach eingetretener Besserung zu Ganzkörper-Shiatsu überzugehen.

Shiatsu-Massage des ganzen Körpers empfiehlt sich auch vorbeugend etwa zweimal wöchentlich. Zusätzlich führt man dann regelmäßig morgens und abends alle sechs Meridianübungen durch. Auf diese Weise lassen sich akute Rückenschmerzen als Folge von Wirbelsäulen- und Bandscheibenerkrankungen verhindern oder Rückfälle nach erfolgreicher Therapie vermeiden.

Die Meridianübungen sind nicht angezeigt bei akuten Rückenschmerzen, da sie im ungünstigsten Fall zur Verschlimmerung führen könnten. Alle chiropraktischen Einrenkungsversuche bleiben dem Fachmann vorbehalten, um ernste Nebenwirkungen zu vermeiden.

Gelegentlich gehen Erkrankungen im Bereich der Wirbelsäule auch mit Verdauungs- oder Durchblutungsstörungen einher. Am besten ermittelt das der Therapeut durch gründliche allgemeine Untersuchung und Energiediagnose. Zur vollständigen Heilung kann dann die zusätzliche Massage des Dünndarmmeridians und/oder des Drei-Erwärmer-Meridians erforderlich sein.

Verkrümmungen der Wirbelsäule nach vorne und hinten oder zur Seite, die über das normale Maß hinausgehen, können angeboren oder schon im frühsten Kindesalter erworben sein, zum Beispiel durch zu frühes Gehen und Stehen. Im späteren Leben entstehen sie meist durch schlechte Haltung, Fehlbelastungen oder Erkrankungen der Wirbel. Manche Patienten spüren nie etwas von der Verkrümmung, die allenfalls zufällig entdeckt wird. Oft bestehen aber chronische

Schmerzen im Rücken und Funktionsstörungen innerer Organe, weil bei der Verkrümmung die Nervenwurzeln geschädigt werden können. In einigen Fällen ist die Verkrümmung auch äußerlich sichtbar, man denke an den Buckel.

Die übliche Behandlung führt selten zu bleibenden Erfolgen. Bessere Ergebnisse kann die fachmännisch und frühzeitig durchgeführte Chiropraktik erbringen. Shiatsu-Selbstbehandlung ist nur zur Vorbeugung erlaubt und besteht meist in täglicher Durchführung der sechs Meridianübungen am Morgen und Abend, bei Bedarf unterstützt durch Massage des Nieren- und Harnblasenmeridians oder Ganzkörper-Shiatsu zwei- bis dreimal wöchentlich. Dadurch beugt man gleichzeitig vielen inneren Funktionsstörungen vor.

Falsch durchgeführt, droht bei den Übungen allerdings auch eine Verschlechterung des Zustands.

Je früher man mit der Vorbeugung oder Behandlung nach Anweisung des Therapeuten beginnt, desto günstiger sind die Aussichten auf Besserung oder Heilung. Einen Buckel kann aber auch Shiatsu oder Chiropraktik nicht mehr beseitigen.

Zur Vorbeugung gehört auch, dass man im Alltag stets auf gute Haltung achtet und die Wirbelsäule nicht falsch belastet. Kinder sollten zum Beispiel nicht zu früh schwere Schultaschen tragen, der Schulranzen ist wirbelsäulenfreundlicher.

Und Eltern sollten falschen Ehrgeiz zügeln und das Kleinkind nicht zu früh zum Sitzen, Gehen oder Stehen zwingen, sonst werden Wirbelsäulenverkrümmungen und Haltungsschäden vorprogrammiert.

Mäßige, aber regelmäßige sinnvolle sportliche Betätigung während des ganzen Lebens bietet zusätzlichen Schutz vor Wirbelsäulenschäden.

Steifer Hals und Peitschenschlagphänomen

Als Peitschenschlagphänomen bezeichnet man die plötzliche Überstreckung der Halswirbelsäule. Sie erklärt sich meist aus Verkehrsunfällen. Wenn ein Fahrzeug von hinten auf ein anderes aufprallt, wird die Wirbelsäule bei der Bewegung kräftig und übermäßig gestreckt, sofern nicht richtige Nackenstützen den Aufprall abfangen. Sogar beim schnellen Bremsen kann es nach Beugung der Halswirbelsäule nach vorne zur entgegengesetzten Überstreckung kommen. Symptomatisch sind Nackenschmerzen, eingeschränkte Beweglichkeit, Kopfschmerzen, Ohrensausen, Augenschmerzen, Taubheit in den Armen und manchmal Erbrechen.

Zur Behandlung des Peitschenschlagphänomens muss unbedingt der Fachmann aufgesucht werden. Erst nach seiner Untersuchung, die ja ohnehin wegen möglicher Forderungen an den Unfallverursacher so rasch wie möglich erfolgen muss, darf man die Verletzung durch Shiatsu allein oder kombiniert mit anderen Heilverfahren behandeln. Am besten überlässt man die erste Anwendung dem erfahrenen Shiatsu-Therapeuten und massiert nach seinen Anweisungen später dann selbst.

Zur örtlichen Massage des Nackens legt man die Hände so rechts und links am Kopf an, dass die Daumen seitlich der

Halswirbelsäule am unteren Rand der Schädelbasisknochen auf der Muskulatur liegen. Dabei kann es zu Schmerzen kommen, deshalb muss sehr behutsam von oben nach unten massiert werden.

Dann beugt man den Kopf ein wenig vor und legt beide Daumen vorsichtig direkt auf die Halswirbelsäule. Nun wird unter sanftem Druck Wirbel um Wirbel von oben nach unten gedrückt. Unter allen Umständen muss vorher sichergestellt sein, dass keine Fraktur an der Halswirbelsäule besteht, sonst könnte jede Bewegung schlagartig tödlich enden oder zur Querschnittslähmung des ganzen Körpers ab den Schultern führen.

Neben lokaler Shiatsu-Therapie am Nacken empfiehlt sich zusätzlich die Behandlung einzelner Meridiane. Häufig führt das Peitschenschlagphänomen zu Störungen im Drei-Erwärmer-Meridian, Dünndarm- und/oder Gallenblasenmeridian. Sie werden durch die weiter vorne bereits ausführlich vorgestellten Massagetechniken behandelt, am besten nach vorheriger umfassender Energiediagnose. Wird nur örtlich am Nacken behandelt, heilt die Verletzung oft nicht vollständig aus oder die Beschwerden kehren häufig zurück. Schmerzen und Versteifungen im Nacken, die nicht auf einen Unfall zurückzuführen sind, erklären sich oft aus rheumatischen Ursachen (Zugluft, Entzündungen) oder Fehlhaltungen des Kopfs (zum Beispiel einseitige berufliche Belastung bei Sekretärinnen). Die Beweglichkeit wird eingeschränkt, die Schmerzen strahlen in Schultern und Arme aus, manchmal besteht wegen der gestörten Durchblutung

Taubheit in den oberen Gliedmaßen, bei Nervenwurzelschädigung kann es zur Lähmung kommen, die meist sofortige Operation erfordert. Die Störungen wirken sich auch ins Gehirn aus, häufig durch Kopfschmerzen, Migräneanfälle, Schwindel, Ohrensausen und andere unangenehme Folgen. Manchmal entsteht Nackenschmerz mit Versteifung auch als Folge von Gehirnkrankheiten (Geschwülste, Hirnhautentzündung) oder Wundstarrkrampf. Beim bloßen Verdacht muss unverzüglich der Arzt konsultiert werden.

Shiatsu-Massage eignet sich bei Nackenschmerzen und -versteifungen rheumatischer Ursachen zur Soforthilfe, bei chronischen Beschwerden neben anderen Heilverfahren zur unterstützenden Therapie. Fachmännische Untersuchung ist immer anzuraten, wenn Schmerzen häufig wiederkehren oder dauernd bestehen.

Die örtliche Massage am Nacken entspricht der beim Peitschenschlagphänomen. Gewöhnlich reicht sie aber nicht aus, um die Krankheit dauernd zu heilen. Meist bestehen nämlich Energiestörungen im Drei-Erwärmer-Meridian, Dünndarm-, Gallenblasen- oder Milzmeridian, die zusätzlich beseitigt werden sollten.

Am besten führt man Ganzkörper-Shiatsu durch, bis alle Beschwerden verschwunden sind. Zur Vorbeugung empfiehlt sich dann regelmäßiges Training morgens und abends durch die sechs Meridianübungen. Erst durch die ganzheitliche Behandlung können die Ursachen ausgeheilt werden. Dabei beseitigt man gleichzeitig Folgekrankheiten, zum Beispiel Kopfschmerzen und Durchblutungsstörungen.

Zusätzlich muss man im Alltag natürlich darauf achten, dass jede Fehlhaltung und Fehlbelastung vermieden wird.

Muskelkater und Muskelkrämpfe

Schmerzhafte Verkrampfungen der Muskeln mit vorübergehend eingeschränkter Beweglichkeit erlebt wohl jeder Mensch im Laufe seines Lebens. Sie betreffen den ganzen Körper oder beschränken sich auf einzelne Regionen. Verursacht werden sie häufig durch Zugluft (Muskelrheuma), Überanstrengungen (Muskelkater) oder ungenügende Durchblutung der Muskulatur (zum Beispiel bei Arterienverkalkung).

Unzureichende Verdauung der Nahrung oder falsche Kost führen zu Mangelzuständen (vor allem Kalzium-, Magnesiummangel), die ebenfalls Verkrampfungen hervorrufen können. Reizungen der Nervenwurzeln erzeugen Verspannungen der versorgten Muskulatur, etwa die Rückenschmerzen. Schließlich können noch am Muskel selbst bestehende Erkrankungen mit Verspannungen einhergehen.

Selbstbehandlung ist möglich bei rheumaartigen akuten Muskelschmerzen und Muskelkater, die bald wieder abklingen. In allen unklaren Fällen dagegen muss vorher durch gründliche Untersuchung die Ursache abgeklärt und dann nach Verordnung gezielt behandelt werden. Das gilt insbesondere bei häufig wiederkehrenden oder dauernden krampfhaften Muskelverspannungen.

Zur Shiatsu-Therapie bewegt man das betroffene Glied zunächst passiv mit der Hand, sodass der verspannte Muskel langsam gedehnt wird. Dann behandelt man in Greiftechnik mit sanftem Druck den betroffenen Muskel. Genügt das nicht, ermittelt man durch Abtasten genau den verkrampften Muskelabschnitt und behandelt ihn direkt durch Shiatsu-Massage mit dem Handballen unter sanftem, kreisendem Druck.

Bestehen die Verspannungen am Unterschenkel, dann wird mit den Fingerkuppen kräftig in die Kniekehle gepresst und der große Zeh mit der Hand so weit wie möglich nach oben gezogen. Diese Behandlung wiederholt man bei Bedarf mehrmals täglich, bis alle Beschwerden verschwunden sind. Nach Besserung sollte man zusätzlich zur örtlichen Therapie Ganzkörper-Shiatsu anwenden.

Wenn die ganze Muskulatur des Körpers verspannt ist, wird von Anfang an Ganzkörpermassage durchgeführt. Zusammen mit den sechs Meridianübungen bewährt sie sich auch gut zur Vorbeugung von Muskelkater vor körperlicher Anstrengung. Andere Ursachen von Muskelverspannungen werden zum Teil auch durch Shiatsu behandelt, das setzt aber eine genaue Energiediagnose des Fachmanns und dessen Anleitung voraus. Bei Bedarf müssen zusätzlich andere Heilmittel verabreicht werden.

Gelenkentzündungen

Akute und chronische Entzündungen der Gelenke erfordern immer fachmännische Verlaufskontrolle.

In manchen Fällen müssen zeitweise starke Arzneimittel nach Verordnung eingenommen werden, damit sich keine ernsten Folgekrankheiten an Herz oder Nieren einstellen. Abnutzungserscheinungen der Gelenke werden ebenfalls nach Anweisung des Therapeuten behandelt. In allen diesen Fällen kann Shiatsu angezeigt sein, um die Therapie zu unterstützen.

Gelenkentzündungen (**Arthritis**) machen sich mit Schwellung und Schmerzen bemerkbar, Fieber kann bestehen, manchmal tritt ein flüchtiger Hautausschlag auf. Sie betreffen ein Gelenk oder mehrere gleichzeitig.

Die Gelenkabnutzung (**Arthrose**) beginnt schleichend mit leichten, bald vorübergehenden Schmerzen und Schwellungen an einem oder mehreren Gelenken, Knirschen im Gelenk bei Bewegungen und allmählich zunehmender Einschränkung der Beweglichkeit.

Zur örtlichen Shiatsu-Therapie behandelt man das erkrankte Gelenk nicht direkt. Vielmehr wird es nur mit einer Handfläche gestützt, während man mit den Fingerkuppen der anderen Hand die Umgebung des Gelenks mit den dort verlaufenden Muskeln und Meridianen durch sanften Druck behandelt.

Die Krankheitsursachen können allein dadurch aber kaum ausgeheilt werden. Dazu bedarf es zusätzlicher Massage der gestörten Meridiane. Häufig ist zum Beispiel die Behandlung des Harnblasen- und Nierenmeridians angezeigt, um die Ausscheidung von Giftstoffen und Schlacken anzuregen. Die westliche Naturheilkunde erzielt das durch harntreibende Rheumatees, die bei Bedarf zusätzlich zu Shiatsu angewendet werden können.

Bestehen Verdauungsstörungen, kommt auch die Massage des Dickdarm- und Dünndarmmeridians in Betracht. Betrifft die Entzündung viele Gelenke gleichzeitig, sollten die Energieströmungen im Dünndarm- und Gallenblasenmeridian harmonisiert werden, bei Kniegelenkentzündung normalisiert man den Milzmeridian. Gegen Gelenkschwellungen hat sich oft auch die Massage des Drei-Erwärmer-Meridians bewährt.

Zur Vorbeugung und Vermeidung von Rückfällen nach Besserung empfehlen sich alle sechs Meridianübungen ein- bis zweimal täglich, am besten lebenslang. Auch Arthrosepatienten sollten die Übungen regelmäßig durchführen und müssen dabei unter Umständen auch leichtere Schmerzen in Kauf nehmen, um den Rest der Beweglichkeit zu erhalten.

Steife Schulter

Versteifungen im Schultergelenk treten akut oder schleichend aus verschiedenen Ursachen auf. Häufig stellt man fest, dass Zugluft auf die Schulter einwirkte (offenes Autofenster), Nervenwurzeln durch Halswirbelsäulenveränderungen gereizt werden oder die Sehnen an der Schulter verhärtet und verkalkt sind. Auch Fehlbelastungen durch Beruf und Sport, Gelenkabnutzung oder -entzündung und ähnliche Ursachen führen zur verminderten Beweglichkeit der Schultergelenke mit Schmerzen und Schwellungen.

Örtliche Behandlung erfolgt durch die schon weiter vorne beschriebene Massage an Schultern und Armen (siehe Kapitel »Partnermassage«), die aber sanfter als üblich erfolgen muss und zu unterbrechen ist, wenn stärkere Schmerzen auftreten.

Die weitere Behandlung richtet sich nach der individuellen Energiediagnose des Fachmanns. Meist wird der Therapeut, den man nach Soforthilfe immer aufsuchen sollte, Störungen im Herz-, Kreislauf-, Magen-, Milz- oder Nierenmeridian feststellen und deren gezielte Behandlung verordnen. Stattdessen kann auch Ganzkörper-Shiatsu umfassend ganzheitlich die Krankheit bessern. Je früher die Shiatsu-Massage beginnt, desto günstiger sind die Aussichten darauf, die ungehinderte Beweglichkeit der Schulter wieder vollständig herzustellen. Im Einzelfall können andere naturgemäße Heilverfahren die Massage ganz wesentlich unterstützen.

Verstauchungen

Die Verstauchung eines Gelenks entsteht durch gewaltsame, übermäßige Beugung oder Streckung. Dabei werden die Gelenkkapselbänder gezerrt oder zerreißen und Blut tritt unter die Haut, ohne dass eine offene Verletzung besteht. Häufig beobachtet man das am Fuß (Umknicken)

oder an der Hand (meist Fall auf die gebeugte oder gestreckte Hand).

Symptomatisch sind Gelenkschwellungen, Bluterguss und Schmerzen bei jeder Bewegung.

Die »klassische« Soforthilfe durch feuchtkalte Gelenkauflagen und Einreibung fertiger Salben oder Öle kann wirksam durch Shiatsu unterstützt werden. Dazu legt man eine Hand auf das Zentrum der Schmerzen, mit der anderen massiert man sanft Muskeln und Meridiane in der Umgebung des verstauchten Gelenks. Dabei massiert man nur mit den Fingerkuppen.

Die Behandlung darf den Schmerz nicht verstärken. Es empfiehlt sich, mehrmals täglich in dieser Weise zu behandeln, bis der Schmerz und die Schwellung vollständig abgeklungen sind und das Gelenk wieder voll beweglich geworden ist.

Wenn Selbsthilfe bei Verstauchungen nicht innerhalb von zwei Tagen zur deutlichen Besserung führt, sollte der Fachmann konsultiert werden. Das gilt auch dann, wenn man häufig ein Gelenk verstaucht (Bänderschwäche). In der akuten Phase muss das kranke Gelenk geschont werden.

Augen- und Ohrenkrankheiten

Alle Erkrankungen der Augen und Ohren müssen fachmännisch (oft vom Facharzt) untersucht und nach seinen Anweisungen behandelt werden. Shiatsu-Massage eignet sich vornehmlich zur Stärkung der Funktionen dieser Sinnesorgane, indem sie ihnen wieder ausreichend Energie zuführt. Außerdem kann sie bei Überanstrengung der Augen zur raschen Erholung und Vorbeugung der Sehschwäche und ständigen Überforderung beitragen.

Bei akuten oder chronischen Erkrankungen unterstützt Shiatsu die Heilung. Falsche Selbstbehandlung in unklaren Fällen ohne vorherige ärztliche Untersuchung führt schlimmstenfalls zum Verlust des Seh- oder Hörvermögens.

Shiatsu für die Augen

Das Auge wird von verschiedenen Energiemeridianen beeinflusst. Die Hornhaut steht in Beziehung zum Lebermeridian, die Netzhaut zum Drei-Erwärmer-Meridian. Für das »Weiße« der Augen ist der Lungenmeridian und für die Pupillen der Gallenblasenmeridian zuständig. Das innere Auge und die Augenwinkel werden vom Herzmeridian versorgt, die Ränder der Augenlider schließlich vom Milzmeridian. Aber auch Störungen in anderen Meridianen können zu Beschwerden an den Augen beitragen, sodass sich Ganzkörper-Shiatsu zur Stärkung und Normalisierung ihrer Funktionen am besten eignet. Zusätzlich empfehlen sich die Meridianübungen 4 für Nieren und Harnblase und 6 für Leber und Gallenblase ein- bis zweimal täglich.

Die unterstützende Shiatsu-Therapie bestehender Augenkrankheiten richtet sich nach den Ursachen und dem Ergebnis einer Energiediagnose des Fachmanns. Bei Druckgefühl und Schmerzen in den Augen müssen zum Beispiel meist der Kreislaufmeridian und der Drei-Erwärmer-Meridian behandelt werden, gegen Augenstörungen infolge von Zuckerkrankheit hilft vor allem die Massage des Magen- und Milzmeridians. Entstehen Sehstörungen durch seelisch-nervöse Ursachen, dann massiert man in der Regel mit guten Erfolgen am Herz- und Dünndarmmeridian.

Zur örtlichen Therapie behandelt man zusätzlich sanft rund um die Augen und durch Auflegen der Handflächen direkt auf die Augenlider. Dabei darf aber nie zu stark gepresst werden.

Einige Beispiele für die Selbstmassage der Augen lernten wir bereits kennen (siehe »Kopf-Gesicht-Massage« im Kapitel »Selbstmassage«).

Diese Übungen empfehlen sich vor allem bei müden, überanstrengten Augen. Heilung bestehender Augenkrankheiten ist allein durch lokale Anwendungen kaum zu erzielen.

Shiatsu für die Ohren

Auch hier richtet sich die Therapie stets nach den vom Fachmann diagnostizierten Krankheitsursachen. Häufig entstehen Ohrenkrankheiten durch Schnupfen oder Entzündung der Nasennebenhöhlen. Auch bei Arterienverkalkung, Bluthochdruck und Abwehrschwäche infolge ungenügender Verdauung kann es zu Störungen im Bereich eines oder beider Ohren kommen. Als Anzeichen treten Ohrenschmerzen, Ohrensausen, Ausfluss aus den Ohren, Schwerhörigkeit, Schwindel, Kopfschmerzen auf.

Verschiedene Meridiane können bei Erkrankungen der Ohren gestört sein und müssen harmonisiert werden. Zur örtlichen Behandlung empfiehlt sich die Massage am Kopf, bei den Ohren und am Nacken. Dabei behandelt man die am Kopf und Nacken verlaufenden Äste des Drei-Erwärmer-Meridians, des Gallenblasen- und Harnblasenmeridians. Die Techniken wurden bereits weiter vorne bei verschiedenen anderen Erkrankungen (siehe Register) und bei der Kopfmassage (siehe »Shiatsu am Kopf und am Nacken« im Kapitel »Partnermassage«) ausführlich beschrieben.

Genügt diese lokale Shiatsu-Therapie, die vom Fachmann verordnete andere Heilmittel nicht überflüssig macht, im Einzelfall nicht, empfiehlt sich zusätzlich Massage des Dünndarm- und Magenmeridians.

Der Magenmeridian muss besonders dann behandelt werden, wenn Erkrankungen in der Nase und an den Ohren bestehen. Gegen Ohrenschmerzen kommt auch die Massage am Herz- und Lungenmeridian in Betracht, der Kreislaufmeridian sollte behandelt werden, wenn die Ohrenstörungen durch Arterienverkalkung oder Bluthochdruck entstanden sind.

Ganzkörper-Shiatsu beeinflusst auch die Funktionen der Ohren günstig und empfiehlt sich insbesondere, wenn die Hörfähigkeit mit zunehmendem Alter nachlässt. Beim Hörsturz, einer ausgeprägten Schwerhörigkeit als Folge lokaler Durchblutungsstörungen, muss vor allem der Kreislaufmeridian massiert werden. Zusätzlich erfordert der plötzliche Hörsturz aber andere Heilverfahren, die innerhalb der ersten Tage einsetzen müssen, um das Hörvermögen wieder zu bessern.

Störungen des Nervensystems und seelische Beschwerden

Entzündungen und Schmerzen der Nerven, Lähmungen und andere von den Nervenbahnen ausgehende Störungen gehören in der westlichen Medizin auch heute noch zu den Krankheiten, die oft nur unzulänglich behandelt werden können.

Ein typisches Beispiel dafür sind die sehr schmerzhaften Neuralgien der Gesichtsnerven (Fazialis-, Trigeminusneuralgie), die nicht selten jahrelang ohne nennenswerten Erfolg behandelt werden und die Betroffenen an den Rand der Verzweiflung treiben können.

Natürlich kann in solchen Fällen auch die asiatische Heilkunde keine »Wunder« versprechen. Aber aus Erfahrungen mit der Akupunktur weiß man zum Beispiel, dass sich orientalische Heilverfahren auch dann noch bewähren können, wenn alle üblichen Methoden versagt haben. Verstehen kann man das nur, wenn man die asiatische Energielehre und das Prinzip der Ganzheitstherapie begriffen hat.

Das Gleiche gilt auch für die verschiedenen seelischen Erkrankungen, die heute weit verbreitet sind. Zwar verkennt die asiatische Medizin nicht die Bedeutung falscher Erziehung, ungelöster seelischer Konflikte oder Enttäuschungen bei der Entstehung seelischer Krankheiten.

Als Ganzheitsmedizin berücksichtigt sie aber auch den Einfluss gestörter Körperfunktionen und der Energiemeridiane auf das Seelenleben.

Ob und in welcher Form Shiatsu allein oder unterstützend bei Nervenleiden und seelischen Krankheiten angezeigt ist, vermag nur der erfahrene Therapeut nach gründlicher Diagnose zu entscheiden. Die Selbstbehandlung sollte stets nach seinen Anweisungen erfolgen.

Nervenentzündungen und Nervenschmerzen

Sie äußern sich durch dauernde oder häufig wiederkehrende, an- und abschwellende, brennende oder schneidende Schmerzen, die von Rötungen des betroffenen Gebiets, manchmal auch von Krämpfen oder Lähmungen, begleitet werden. Die Ursachen lassen sich nicht immer sicher ermitteln. Unter anderem kommen Vitamin-B-Mangelzustände, Mineralstoffmangel, Reizungen der Nervenwurzeln, Nervenschäden durch Verletzung oder ständigen Druck, rheumatische Ursachen (vor allem bei Ischias) und Vergiftungen (auch Alkoholmissbrauch) und Stoffwechselstörungen (wie Zuckerkrankheit) in Frage. Seltenere Ursachen sind Geschwülste im Verlaufsgebiet eines Nervs oder seelische Einflüsse.

Zur Shiatsu-Therapie kommt oft nur die Ganzkörpermassage in Betracht, da sie gleichzeitig alle betroffenen Meridiane harmonisiert. Gezieltere Behandlung kann im Einzelfall am Harnblasen-, Nieren-, Dünndarm-, Leber- und Milzmeridian erfolgen, das hängt von der Energiediagnose ab.

Lokal behandelt man die schmerzenden Körpergebiete durch Shiatsu-Massage ähnlich wie bei Gelenkentzündung oder Verstauchung. Dadurch kann man zwar Schmerzlinderung, meist aber keine vollständige Heilung erzielen. Neuralgien des Gesichts- und Trigeminusnervs können örtlich durch die weiter vorne schon beschriebene Gesichtsmassage (siehe »Shiatsu am Kopf und am Nacken« im Kapitel »Partnermassage«) gelindert werden.

Lähmungen

Grundsätzlich unterscheiden wir zwei Formen der Lähmung, nämlich die krampfartige mit dauernder Zusammenziehung der Muskulatur und die schlaffe mit Erschlaffung der betroffenen Muskeln. Die Lähmung kann vollständig (Paralyse) sein oder die Fähigkeit zu willkürlichen Bewegungen nur teilweise vermindern (Parese), einzelne Glieder oder den gesamten Körper betreffen.

Die zahlreichen möglichen Ursachen vermag nur der Fachmann zu ermitteln. Häufig führen zum Beispiel Verletzungen der Nerven, Infektionskrankheiten am Gehirn und einzelnen Nerven oder des Rückenmarks (wie Kinderlähmung), Schlaganfall oder Mangelkrankheiten (vor allem Vitamin-B-Mangel) zur Lähmung. Außerdem kennen wir seelisch hervorgerufene (oft hysterische) Lähmungen.

Aus der Sicht der asiatischen Medizin erklären sich Lähmungen aus einem Mangel oder Überschuss an Energie in den betroffenen Körpergebieten. Er muss sediert oder tonisiert werden. Welche Meridiane betroffen sind, ergibt sich

immer erst aus der unerlässlichen Energiediagnose des Therapeuten. Ganzkörper-Shiatsu kann in vielen Fällen allein oder zur unterstützenden Behandlung angezeigt sind. Örtlich behandelt man Lähmungen so wie Muskelkrämpfe (siehe »Schwerer Kopf und schwere Glieder« im Kapitel »Selbstmassage«).

Ob eine Lähmung wieder vollständig zurückgebildet werden kann, hängt wesentlich auch davon ab, dass die Therapie frühzeitig und gezielt beginnt. Man darf diese Behandlung nie durch Selbsthilfeversuche unnötig verzögern. Shiatsu-Selbstmassage kommt – sofern die Lähmung sie überhaupt zulässt – immer erst nach der Untersuchung zum Einsatz.

Nervosität

Unruhe, Gereiztheit, Überempfindlichkeit, Schlafstörungen und Müdigkeit bis hin zu Erschöpfungszuständen kennzeichnen die verbreitete Nervosität (Nervenschwäche).

Ihre Ursachen lassen sich oft schwer ermitteln. Nicht selten sind nervöse Störungen anlagebedingt, oder das Nervensystem ist aus anderen Ursachen vermindert belastbar. Auch Mangelernährung, falsche Lebensweise, Stress und chronische Überarbeitung sind häufige Gründe für Nervosität.

Oft wird die Bedeutung des Lymphsystems übersehen, dessen Fehlfunktionen sich durch Abwehrschwäche und Nervosität bemerkbar machen können. Ferner führen schwere organische und Infektionskrankheiten sowie Überfunktion der

»Temperaments-« (Schild-)drüsen zur Nervosität. Schließlich sind nervöse Störungen aus seelischen Konflikten und ungelösten Sorgen des Alltags weit verbreitet.

Beruhigungsmittel, Schlaftabletten und Medikamente, die das Seelenleben beeinflussen, können zwar vorübergehend zur Besserung führen, aber die Ursachen meist nicht beseitigen. Dafür werden sie von zum Teil ernsten Nebenwirkungen begleitet und führen bei Langzeitgebrauch zur suchtartigen Abhängigkeit.

Sinnvolle Behandlung der Nervosität besteht in der »Ordnungstherapie« nach Pfarrer Kneipp, das bedeutet vollwertige, naturbelassene Ernährung, vernünftige Lebensweise mit ausreichend Schlaf und Erholung ohne dauernden, übermäßigen Stress und Verarbeitung seelischer Konflikte oder Überwindung krankheitsfördernder falscher Lebenseinstellungen und -erwartungen. Wasseranwendungen, Sport und Heilkräuter unterstützen diese in den meisten Fällen angezeigte Reform der Lebensumstände ebenso wie Yoga, autogenes Training und Shiatsu. Erst durch Kombination verschiedener Naturheilmethoden erzielt man bleibende Besserung. Fachmännische Untersuchung muss organische Ursachen ausschließen oder zur gezielten Therapie aufdecken.

Im Allgemeinen wendet man Shiatsu gegen Nervosität einmal täglich als Ganzkörpermassage an und führt zusätzlich alle sechs Meridianübungen morgens und abends durch. Einzelne Meridiane können gezielt erst nach der Energiediagnose des Fachmanns behandelt werden. Häufig betroffen ist der Herzmeridian (vor allem bei nervösen Herzbeschwerden), während bei Störungen des Lymphsystems vor allem der Milzmeridian entsprechend behandelt werden sollte.

Gegen Schilddrüsenüberfunktion kommt häufig zur unterstützenden Therapie Massage am Gallenblasenmeridian und/ oder Drei-Erwärmer-Meridian, unter Umständen auch des Kreislauf-, Nieren- oder Harnblasenmeridians in Betracht.

Seelische Krankheiten

Chemische Arzneimittel, die das Seelenleben beeinflussen, können bei psychischen und psychosomatischen Krankheiten im Einzelfall angezeigt sein, um dem Patienten in der akuten Phase einer schwereren Krankheit Linderung zu verschaffen. Heilen lassen sich seelische Krankheiten durch Arzneimittel aber nicht, denn nur die Symptome werden dadurch unterdrückt. Die Ursachen bestehen weiter, wenn man die Besserung nicht zur gezielten Psychotherapie nutzt.

Wir wissen heute noch wenig von den Zusammenhängen zwischen Körper und Seele. Fest steht, dass seelische Störungen sich auf Körperfunktionen auswirken (psychosomatische Krankheiten) und umgekehrt organische Erkrankungen und Stoffwechselstörung des Gehirns auch das Seelenleben in Mitleidenschaft ziehen. Ganzheitliche Therapie seelischer Krankheiten sollte daher immer Körper und Seele einbeziehen.

Psychotherapeutische Möglichkeiten kennt auch die asiatische Medizin. Zum Teil sind sie schon weit älter als die bei uns bekannten Formen der seelischen Behandlung, man denke an Yoga-Übungen. Zur körperlichen Behandlung eignen sich neben der bereits bei Nervosität genannten Ordnungstherapie verschiedene Shiatsu-Techniken. Das gilt besonders für alle psychosomatischen Krankheiten. Ernstere seelische Störungen dagegen erfordern immer fachmännische Diagnose, wobei es von Vorteil ist, wenn der Psychotherapeut auch die asiatische Energiediagnose beherrscht.

Einige Beispiele für die unterstützende Shiatsu-Therapie seelischer Störungen durch Selbstmassage wollen wir anführen:

● Angstzustände sprechen gut auf die Behandlung des Nierenmeridians an, das gilt besonders dann, wenn sich die Angst zur wahnhaften Besessenheit gesteigert hat.

● Seelische »Verkrampfungen«, etwa Hemmungen, Minderwertigkeitsgefühle oder Verhaltensstörungen, die im Einzelfall mit körperlichen Krämpfen einhergehen können, werden durch Massage des Gallenblasenmeridians oft gebessert.

● Der Gallenblasenmeridian sollte auch bei seelisch verursachten Kopfschmerzen, Migräneanfällen und hysterischen Schmerzen in den Augen behandelt werden.

● Abnorme Angst vor Krankheiten (zum Beispiel vor Krebs), die man als Hypochondrie bezeichnet, deutet oft auf Energiestörungen im Drei-Erwärmer-Meridian hin. Das gilt besonders dann, wenn sie von Kopfschmerzen begleitet wird.

● Psychosomatische Krankheiten und Funktionsstörungen am Verdauungssystem, oft begleitet von Angstzuständen, beeinflusst Massage des Magenmeridians, bei Bedarf unterstützt durch Harmonisierung des Milzmeridians.

● Herzneurosen und andere psychisch bedingte Herzschmerzen und -anfälle lindert man über den Kreislaufmeridian.

● Neurotische Störungen und hysterische Anfälle können ebenso wie allgemeine Unruhe und Gereiztheit mit Behandlung des Herzmeridians gebessert werden.

● Antriebs-, Willensschwäche und seelisch-nervöse Erschöpfungszustände – häufig von depressiven Verstimmungen begleitet – lindert die Behandlung des Lebermeridians oft überraschend gut.

Im Einzelfall kann diese auf Erfahrungen basierende Standardtherapie natürlich auch ganz anders aussehen, wenn die Energiediagnose entsprechende Befunde ergab. Unklare Fälle werden am besten wie die Nervosität durch Ganzkörper-Shiatsu und alle sechs Meridianübungen behandelt.

Shiatsu-Behandlung durch den Therapeuten

Der Schwerpunkt dieses Buches liegt auf der Shiatsu-Selbstbehandlung zur täglichen Gesundheitsvorsorge und alleinigen oder ergänzenden Behandlung von Krankheiten.

Damit sind die therapeutischen Möglichkeiten der Shiatsu-Massage aber keineswegs erschöpft. Der erfahrene Shiatsu-Therapeut kann im Einzelfall noch eine Reihe anderer Techniken anwenden und deshalb bei einer größeren Zahl von Erkrankungen helfen.

Leider gibt es bei uns erst wenige Shiatsu-Therapeuten und noch keinen Berufsverband. Der interessierte Leser muss sich deshalb selbst bei seinem Arzt, Heilpraktiker oder Masseur nach Therapeuten in seiner näheren Umgebung erkundigen.

Die Shiatsu-Ganzkörpermassage durch den Therapeuten dauert insgesamt durchschnittlich 45 Minuten. Anschließend soll der Patient noch etwa 15 Minuten entspannt ruhen. Zur Behandlung wechselt der Patient nach Bedarf in die vier verschiedenen Grundstellungen. Der Therapeut behandelt nicht nur durch Handflächen- und Fingertechniken, sondern wendet unter anderem auch Ellbogen-, Unterarm- und Knietechniken an, die zur Selbstbehandlung nicht geeignet sind.

Register

Halbfette Seitenzahlen verweisen auf eine ausführliche Erläuterung des Begriffs und kursive Seitenzahlen auf Abbildungen.